郁证发微

上册

六十论

蒋健 著

人民卫生出版社
·北京·

版权所有，侵权必究！

图书在版编目（CIP）数据

郁证发微六十论：全 2 册 / 蒋健著. —北京：人
民卫生出版社，2021.12
ISBN 978-7-117-32536-3

Ⅰ.①郁… Ⅱ.①蒋… Ⅲ.①郁证 - 中医临床 - 经验
- 中国 Ⅳ.①R256

中国版本图书馆 CIP 数据核字（2021）第 242973 号

| 人卫智网 | www.ipmph.com | 医学教育、学术、考试、健康，购书智慧智能综合服务平台 |
| 人卫官网 | www.pmph.com | 人卫官方资讯发布平台 |

郁证发微六十论
Yuzheng Fawei Liushilun
（上、下册）

著　　者：蒋　健
出版发行：人民卫生出版社（中继线 010-59780011）
地　　址：北京市朝阳区潘家园南里 19 号
邮　　编：100021
E - mail：pmph @ pmph.com
购书热线：010-59787592　010-59787584　010-65264830
印　　刷：保定市中画美凯印刷有限公司
经　　销：新华书店
开　　本：710×1000　1/16　总印张：39.5　总插页：2
总 字 数：605 千字
版　　次：2021 年 12 月第 1 版
印　　次：2022 年 1 月第 1 次印刷
标准书号：ISBN 978-7-117-32536-3
定价（上、下册）：129.00 元

打击盗版举报电话：**010-59787491　E-mail：WQ @ pmph.com**
质量问题联系电话：**010-59787234　E-mail：zhiliang @ pmph.com**

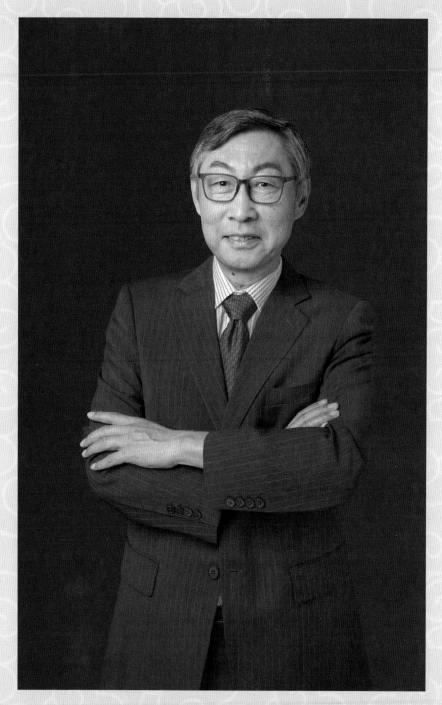

蒋健 教授

作者简介

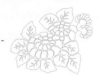

  蒋健(1956年4月—),字奕安,号石羽全人,1956年出生于苏州。医学博士,上海中医药大学附属曙光医院主任医师,二级教授,博士研究生导师。中医药传承与创新"百千万"人才工程(岐黄工程)岐黄学者,第六批全国老中医药专家学术经验继承工作指导老师,上海市名中医,上海市领军人才,上海市重点学科中药临床药理学负责人。兼任全国中医药高等教育学会临床教育研究会副理事长,中华中医药学会中药临床药理分会副主任委员,世界中医药学会联合会消化病专业委员会、中药上市后再评价专业委员会、医案专业委员会、临床疗效评价专业委员会、伦理审查委员会副会长。上海市文史研究馆馆员,全国政协委员。享受国务院政府特殊津贴。

  崇奉"大内科"理念,具有全科诊疗技能,中西融通,擅长疑难杂症的诊治,临证经验丰富。善用经方、时方与验方,注重经方新用,着力挖掘时方验方的临床运用价值。学术上开拓创新,发皇古义,融会新知,根据当今疾病谱的变化,系统地构建了郁证诊疗体系,提出了"郁证脾胃病学""无郁不作眩""怪症必有郁""郁痛:不舒则痛,舒则不痛""郁证虚劳论""郁证亚健康论""郁证痰瘀论"等一系列创新观点。志在努力创建"解郁派",以期为现代中医发展注入新的时代元素。

  连续承担科技部"十一五""十二五""十三五"重大新药创制项目。主编"十二五""十三五"国家卫健委规划教材《中医临床经典概要》,担任全国中医药行业高等教育"十三五"规划教材、全国高等中医药院校规划教材(第十版)《中医内科学》[张伯礼、吴勉华主编,获首届全国教材建设奖全国优秀教材(高等教育类)特等奖]副主编。出版《伤寒论汤证新解》《金匮要略汤证新解》等学术著作30部。获得新药发明专利授权4项。发表学术论文351篇。

序 言

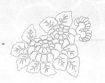

　　蒋健先生是中医学家、临床家、教育家。先生对人生之郁、郁证做有思想的学术研究,拓宽扩充了病因学与发病学的范畴,创建了《郁证脾胃病学》。我于20世纪90年代承担过国务院中医学与中药学学科学位建设工作,共计3届12年,深切感受到中医理论与临床研究创新能力不足。近十多年的中医教育仍重于知识积累,缺乏独立之精神、自由之思想、原发创新性。今阅读蒋先生《郁证发微六十论》确系临床实用新论,丰富了临床基础学说,倍感亲切,此书乃中医学理论创新佳作,必然造福桑梓而嘉惠医林。

　　中医药学是全球唯一全面系统传承的医药学。华夏文明善于吸纳东西方古今一切文化精华与科技成就,具有强韧的生命力。无论是汉唐的盛世国泰民安,抑或南北朝五代十国经济凋敝、战乱瘟疫流行,城乡医生们挺立于前沿,敢于担当,救民于水火,医药的发展总是与时俱进。

　　业医者应秉持"精勤不倦,博极医源",医源即医学启源,源头是中原黄河文化,积考东周《太史天元册》载有:"五运终天,布散真灵。"真者冲和之气为脏腑经络营卫诸气之总名,后世称元气,出入升降维护生命健康;灵者心神之气为感知、理解、想象、情感、哲思的神气,勇气胆识、风骨等体现人性的生灵智慧。"五运终天"其上者丙丁火,下者壬癸水,东者甲乙木、西者庚辛金,居于中央者戊己土。主中央辅四旁,怡情志,顾润燥,纳化常。五志喜怒思悲恐,中央土运主"思"。思与郁、郁证的关系至为重要。土为水火阴阳之过渡,又是木金东西之过渡,恰合三五生成之规律。思者有思想、思考、思虑、思绪、思念等思的表达;尚有哲思、情思、反思等怎样思的观念方法。冯友兰先生对人生哲学讲要"先思想想想",指出要有正确的思想方法,然后对"人生做系统的反思的思想"。这确是对待郁、郁证与六郁的哲学。医学是人学,儒家仁学是社会生活的主流意识,重人伦礼归于仁,又礼之用和为贵,让人人都献出一点爱,创建和睦相处、情思顺畅、公正平等和谐的社会;道学重自然,倡导无朴纯素,儒道互补天道自然一体,让自然成为自然,前者是稼禾草木生长化收藏的自然,后者是社会世间人际关系的自然。

郁乃人生大忌,尤其隐郁暗耗气血而伤神,情思不遂日久,内外病因多元散发,患者背负苦难心结,导致气机升降出入失常而神机化灭,出现多类多维的精神障碍。另人生禀气清、静、明,社会价值观的异化,纵财、纵权、纵势、纵众取宠,禀气杂而不纯,确也是多种疾病隐喻幽暗致郁的病因,而郁证是首犯于脾胃纳化失常情志不遂的疾病。我是做老年医学的医生,必当在查房结束前,问道:"您有什么需要我帮您做的事吗?"一些患者提出约谈要求,答应约谈本身就是一种抚慰,认真聆听患者倾诉多年积压胸膺的委屈、坎坷、挫折的痛苦,这些确是致郁隐喻的病因。

《郁证发微六十论》的撰著法于经旨,上溯《黄帝内经》仲景学说,以郁、郁证、病郁为主,以观象议病理法方药为内涵,其"郁证形态论"与"隐性郁证论"展示象、易、气、神的关联性,整体观范畴与分析还原的辩证统一。"隐性郁证论"提出"披衣郁证"又分为普衣、花衣、怪衣以观生灵之象,通过发病原因、情志表征、体质禀赋和人格特质、精神障碍类疾病的认识、四诊及诊断性治疗进行鉴别。其发病机制重视与遗传禀赋、人格及患者的心理防御、认知能力及述情障碍相关。隐性郁证是当今最为常见且易漏诊误诊的一种精神障碍性疾病。西医学多注重躯体症状的处理而忽视心理精神障碍作为疾病"罪魁祸首"的作用。中医只有认识到隐性郁证的诊疗特点,才能真正发挥"以人为本"的医学理念,积极探索防治方案,谋求理法方药的新知,以共识的疗效为终极目标。本书重视东学西学兼容、中医西医汇通互补。其各论部分广泛涉及郁证脾胃病、心病、肝病、肾病、脑病、杂病、妇科病以及不孕不育症。还设有郁证漫论对于若干疑难病证的病因病机、诊断治疗做认真分析,给予治则治法方药的建议,贵在古法新论,善言古者必有验于今。本书着力于创新说,示规矩,提高疗效,为中医学科进步起到助力的作用。

中医药学具有科学与人文双重属性,符合数字化、新世纪、高概念特征。中华民族优秀的传统文明天人合一宇宙观,生生不息的民族特质,和而不同的终极理想,厚德载物包容开放的精神是一种存在、一种运动,它不仅是过去的,而且是承接过去、今天、未来的历史流程,我们必须竭蹶尽责地继承。草拟《传承》诗一首,献给蒋健先生学术团队的年轻学人:

> 晚云余霞心气定,清游自带竹林风。
> 静读不虚兰室净,自然滹养纯素情。
> 国医国药知国是,天和人和儒道行。
> 吾老吾已自知老,致远后薪谱新章。

吾虽大病一场,目前尚在康复中,不敢懈怠。只要生命烛光还在燃烧,能够照亮脚下的路就要前行。蒋健先生撰著《郁证发微六十论》即将付梓,邀我作序是对我的信任与勉励。相信本书创新郁证学说得以深化研究造就新学派。谨志数语,乐观厥成。

中央文史馆馆员

中国工程院院士

中国中医科学院名誉院长

王永炎　时年八十二岁

于致远书屋

己亥孟冬

序言

蒋健先生中医学家、临床家、教育家。先生对人生之郁，郁证做有思想的学术研究，扩宽扩充了病因学与发病学的范畴，创建了郁证脾胃病学。我于上世纪九十年代承担世行贷款中医学与中药学及科学位建设与教材中医理论临床研究创新能力不足，赴约多年的中医教育学于识浅陋，虽至独处之理神、自由之思想，愿激创性性。当今阅读蒋先生郁证发微六十论确信循实用阅读之，本着了临床基础学习，情感触物，乃中医学理创新作性，必然福泰祥和嘉惠医林。

中医药学是全证统一全面系统传承的科学。中医文明基于眼的东西而方古一和文化精华与科技成就有强烈的生命力。为论证昔盛重汉唐的盛世国泰民安，种或而此纲五代十国经济漂零，或乱或痛疾疾行的抗生于若沿渊了犯当教民于水火，医药的发展是是时很建，业建起重精神影不磨。性报医源。源即医学教源，源生梳于原黄河文化，积及亲国...

太史天元册暗藏有"五运终天，布散真灵"。真者冲和之元气为脏腑经络置之诸之本者，后世称元气，出入升降细护生命健康。灵者心神之气为感知、理解、想象、情感思的神气，麦气阴阳、水火风寒之气者主堅水、而者庚子、居于中宫戊土。五志喜怒思想想，中宫火火阴阳之过渡，又是木金重而之过渡检合三气生成之规律。思者有思想、思虑、思虑、思虑、思考等思的表性、情思、反思等表性烟思的观点之方法。过又了是生人生哲学堅思想思想思的反的思想。道德是对特别郁的教学者医是人学、仁堅人化礼归于仁义礼之理用和方善性阿理相近，让人人都献出一点亲是社会创建...公正平等和谐的社会，生态是的道学重身然得身元科纯素、德道互辅天道自然主道量一体，社自然成之自然、前者是称天本生自然收藏的自然，后者是社会世間人际关系的自...

郁乃人生大忌，尤其隐郁暗耗之血而伤神情思不遂日久，内外病因多元散发，患者发病苦难心结等致气机升降出入失常而另别人生重气清、静、明，社会价值观的异化，私财私利隐病幽暗隐耗表现于脾胃纳化失常的...病症。我做老年病学的医生，必当虚事来薪，向蒋先生有什么富堂我似郁似的重坊坟坷控抖的病等隐之致郁隐的病因。

蒋证发微六十论阐释阐发正于理韵，上塑黄帝内经、仲景学说，以郁、郁证、病郁为本，以观虑说是理述方、论之为内韵，其郁证形态论与隐性郁证形式表、易、态、神的关联性，特性观虑说与别证述久为多普生、花衣、怪衣似观证之表，通过发病原因、情态表征、体质重赋和人特质、精神障碍虑意病...四

前　言

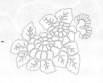

　　疾病谱无不刻有时代的烙印而具有历史的特征。如今已不是伤寒的时代，也不是温病的时代，而是进入了七情不遂导致郁证泛滥的时代。

　　当代经济社会在不到短短半个世纪内发生了翻天覆地的变化，物质生活得到了很大提高。但随着平均主义被打破而差别扩大，信仰断裂缺失或缺少精神追求，衍生出诸多心态失衡。快速的生活节奏使得各种人群的学习压力、工作压力、竞争压力、生存压力变得空前巨大。传统文化不断受到多元化价值观的挑战而影响日渐式微，新旧家庭观、道德观、是非观、荣辱观、文化观、处世哲学价值观处于不断地交替、摩擦、错位、碰撞、冲突、挣扎与撕裂的过程中，人们的内心深处充斥着各种矛盾、疑虑及压抑，不时陷于怀疑、激愤、迷茫、彷徨、恐惧、孤独、无奈、冷漠及焦虑的心境之中。以上诸种精神心理因素已成为损害人们心身健康的常见缘由，疾病谱正在悄然发生着巨大的变化，七情不遂所致郁证及郁证性病证越来越多，犹如硕大的海下冰山正在不知不觉地离"泰坦尼克号"越来越近。

　　现代医学开始重视心身问题不足百年，迄今尚未真正实现生物-心理-社会医学模式的转换，现存诊疗体系继续朝着追求高精尖诊断学与治疗学发展方向惯性狂奔。从事精神卫生或心理专科的医生本来就量少势单力薄，综合医院非精神卫生或心理专科的医生既不擅长又不屑于（互为因果）抑郁障碍、焦虑障碍、躯体形式障碍类疾病的诊治，故此，现代医学体系远远无法满足临床的需要。

　　中医学以《黄帝内经》为滥觞发展至今，历来十分重视情绪对机体的影响，十分擅长对于郁证性病证的防治。中医所谓郁证及郁证性病证包括但远远不限于抑郁障碍、焦虑障碍、躯体形式障碍类疾病，如果将后者比喻为是冰山浮在海平面以上的极小一部分,中医郁证及郁证性病证则相当于是潜伏在海平面以下体积庞大的冰山主体,这个庞大的群体由于病情相对较轻,够不上用抑郁焦虑等相关量表进行评估,也够不上用抗抑郁药抗焦虑药进行治疗,结果导致这类患者因各种躯体不适而走投无路,前来投奔中医。

令人不无遗憾的是,当代中医并未将传统中医有关郁证及郁证性病证因机证治深刻认识的宝贵遗产全盘继承下来,在很多场合,以为所治并非郁证性病证,却不知其实就是郁证性病证,疗效或中或不中,既中也以一般中医理论予以解释,难以琢磨出其中的证 - 治 - 效规律。究其原因,就在于当代中医在有关郁证及郁证性病证的认知方面还存在诸多不足之处。

在养生方面,知道节饮食、慎起居、调情志,却不知其中以调情志最为重要;知道养生,却不知养生的关键在于养心;知道"恬惔虚无,真气从之,精神内守,病安从来"的至高境界,却不知"志闲少欲,心安不惧,形劳不倦,气从以顺"的实用道理。

在治未病方面,知道"未病先防",却不知因郁致病、防郁致病是治未病最为首要的所在;知道"上工治未病",却不知"大医重调志"。

在生理方面,知道女子七七、丈夫八八、生老病死,却不知根据不同年龄阶段调摄情志;知道脏腑的生理功能,却不知脏腑生理与五脏藏神的功能是密不可分的,调理脏腑与调摄五脏之神动辄分而割之。

在病因方面,知道"内伤七情",却不知情志病因既有内因(内源性情志病因)还有外因(外源性情志病因),外源性情志病因如同外感六淫一样可以导致疾病,回避外来七情不遂与回避外感六淫同样重要;知道情志病因为内因,却不知郁证性心理性格禀赋特质是内源性情志病因的根本决定要素;知道情志病因有内因有外因,却不知内因与外因常可交互作用而互相影响;知道"风为百病之长",却不知"郁为万病之首";知道"巅顶之上惟风可至",却不知壮实之躯惟情可伤;知道"风寒湿三气杂至合而为痹",却不知七情五志单一即可致病;知道"女子以肝为先天",却不知男子同样也以肝为先天;知道外感热病有"伏邪",却不知情志病因同样也有"伏邪",倘若怀抱悒郁经久不释,或情志不遂因素接连叠加,一旦超出机体的调节或承受能力,有朝一日终能因郁致病。

在病机方面,知道"正气存内,邪不可干;邪之所凑,其气必虚",却不知良好的精神心理情绪状态是正气的源泉；知道"五脏六腑皆令人咳，非独肺也"，却不知"心脾胆肾皆令人郁，非独肝也"；知道"见肝之病，知肝传脾，当先实脾"，却不知"见肝之病，知肝传脾，当先治肝""见肝之病，知肝累心，当先宁心""见肝之病，知肝犯胆，当先清胆"；知道"无痰不作眩""无虚不作眩"，却不知"无郁不作眩"；知道"不通则痛，通则不痛""不荣则痛，荣则不痛"，却不知"不舒则痛，舒则不痛"；知道"怪症必有痰""怪症必有瘀"，却不知"怪症必有郁"。

在四诊方面，知道"望而知之谓之神"，却不知望诊主要是查体察心、"观人勇怯"，通过望其眼神及其面部表情即可大致判断是否患有郁证；知道闻诊为嗅气味和听机械性声音，却不知闻诊"听声音"主要是应听取能够反映其"心事"与"活思想"及能够反映其心理性格特征的内容；知道问诊的内容与顺序，却不知问诊与闻诊交互在医患双方问答之间，有机结合难以截然划分，因问得闻，因闻得问，问中有闻，闻中有问，边闻边问，闻问结合，以了解患者有无情志致病因素及其与病情的因果逻辑关系。

在病证方面，知道脏躁、梅核气、百合病为郁证，却不知大部分病证的"病因病机"项多有"情志不和"的病因表述，"辨证"项多有情志类临床表现，"治疗"项多有从郁论治方药，"预防和护理"项多有嘱患者"精神愉快，情绪稳定"内容；知道显性郁证、单纯郁证、因郁致病等狭义郁证形态，却不知隐性郁证、病郁同存及因病致郁等广义郁证形态。

在证候方面，知道郁证有心情抑郁、情绪不宁、胸胁满闷胀痛、易怒烦躁、悲伤欲哭等情志类表现，却不知郁证更多有头痛、眩晕、不寐、多寐、心悸、健忘、奔豚、嘈杂、纳呆、呕恶、胃痞、胃痛、嗳气、泛酸、畏寒、阳痿、遗精、虚劳、尿频、月经失调、不孕不育等繁杂多样的躯体类表现；知道朱丹溪"气血冲和，万病不生，一有怫郁，诸病生焉，故人身诸病，多生于郁"的警戒提示，却不知在临床上辨识人身诸病多生于郁的普遍现象；知道"风性善行而数变"，却不知"郁证擅变如神灵"。

在辨证方面，知道"谨守病机，各司其属"，却不知肝胆枢机，心脾二阳；知道"有者求之，无者求之"，却不知隐性郁证是由并不显现的七情不遂或由患者隐匿的郁证性气质禀赋所导致的临床不易察觉的郁证，可以缺少情志类表现但有躯体类症状,是披着普通病证外衣的郁证,对此难以做到"无者求之";知道"盛者责之,虚者责之",却不知郁证并非总是非虚即实、非实即虚或虚实夹杂,无问虚实,皆责之郁;知道"必先五胜,疏其血气,令其调达,而致和平",却不知调和五志,畅其气机,从郁论治,郁解病除;知道小柴胡汤证"但见一证便是,不必悉具",却不知治疗郁证而采用从郁论治的法则,同样可以"但见一证便是,不必悉具";知道疑症、难症、杂症、怪症,却不知很可能多是郁证的表现而已。

在治疗方面,知道疏肝理气解郁为狭义从郁论治的方法,却不知清肝泻肝、柔肝补肝、镇肝平肝、养心安神、清心泻火、宁心定志、镇静安神、养血活血宁心、补心健脾、交通心肾坎离、泻南补北、清胆化痰等均为广义从郁论治的方法;知道"同病异治",却不知同一郁证可有多种解郁方法;知道"异病同治",却不知郁证可有多脏腑、多系统纷繁复杂的临床表现,九九归一都可采用从郁论治;知道"观其脉证,知犯何逆,随证治之"之常法,却不知治疗郁证有时需要"观其脉证,知犯何逆,治不随证,但从郁解"之变法;知道"必伏其所主,而先其所因",却不知郁证无论其临床表现如何变化多端,从郁论治即是"审因论治"根本大法,是"凌驾"于一般意义随证施治之上最为本质的辨证论治;知道"甚者独行"、单纯郁证但解其郁,却不知"间者并行"、病郁同存需要病郁同治;知道"圆机活法",却不知如若一般辨证论治山穷水尽,转从郁证角度进行诊疗或可柳暗花明;知道开方处药从郁论治,却不知运用非药物情志疗法治疗郁证的重要性。

由于当今中医对郁证及郁证性病证因机证治的认知存在如上诸多不足之处,导致临床误诊漏诊、误治漏治甚多,影响疗效获取。

有感于斯,不揣鄙陋,孜孜汲汲,积年努力,成此《郁证发微六十论》。

本书由总论、各论、郁证现代医学论及郁证漫论四部分组成。第一部分总论首先从《黄帝内经》溯源,系统挖掘整理出迄今尚未被引起足够重视的有关郁证病因病机、临床表现特征及诊断治疗的论述;拓展分析《伤寒杂病论》中郁证相关的证治,借以厘清郁证的概念与形态、四诊方法、有关痰湿与相火比较特殊的郁证性病机以及从郁论治的范畴。第二部分各论由郁证脾胃病论、郁证心病论、郁证肝病论、郁证肾病论、郁证脑病论、郁证杂病论、郁证妇科病论及郁证不孕不育论组成,论证临床诸多常见病证都有可能是郁证的表现或属于郁证性病证;每论谨守"发皇古义,融汇新知,衷中参西,述而不作"的原则要旨。第三部分从现代医学角度略略介绍与郁证相关的神经递质、动物实验方法、抗抑郁药物类型与机制、中药抗抑郁现代药理新知见,初步探讨了抑郁障碍、焦虑障碍、躯体形式障碍的中医临床特征。第四部分郁证漫论对部分病证内容进行展开叙述,以便进一步加深对其郁证本质与治疗方法的理解。

本书内容曾陆续刊登于《上海中医药杂志》《中医药临床杂志》等杂志,对其持续不懈的支持表示衷心感谢!同时对人民卫生出版社赐予机会化零为整蔚然成集表示衷心感谢!笔者赐墙及肩,书中错误疏漏欠妥之处在所难免,至诚欢迎指教。

蒋　健

庚子于海上玉一斋

目 录

第三部分　郁证现代医学论

附篇　郁证漫论

第一部分

总论

一、郁证《黄帝内经》论

《黄帝内经》由《素问》八十一篇和《灵枢》八十一篇两部分组成，提出了中医学的阴阳五行、藏象经络、病因病机、病症诊治以及养生、运气等学说，奠定了中医生理、病理、诊断以及治疗的理论基础。笔者经过数十年临床以后，重读《黄帝内经》，发现书中虽无郁证的病名，却早已系统论述了郁证的病因病机、临床表现、诊断以及治疗等丰富内容。

1. 郁证病因

《黄帝内经》提出了情志病因学说，而且将情志致病看作与外感邪气致病处于同等重要，甚至更加重要的地位。这是祖国医学对世界医学最伟大的贡献，在西汉以前便道破了心身医学的奥秘。与此形成鲜明对比的是，现代医学真正开始认识并重视精神心理因素致病至多不过是短短百年以内的事情，半个多世纪前才刚刚开始重视生物 - 心理 - 社会的医学模式。

（1）情志病因学说

① **喜怒常情，不节致病**：《灵枢·邪客》："天有风雨，人有喜怒。"《素问·阴阳应象大论》："天有四时五行，以生长收藏，以生寒暑燥湿风。人有五脏化五气，以生喜怒悲忧恐。"人有喜怒悲忧恐等精神心理现象，犹如自然界存在风雨寒暑一样，乃属天经地义。喜怒哀乐乃人之常情，为人类固有的情感变化及心理活动。并且，多数人存在心情可受气候变化影响的情况，此亦人与自然一体、天人相应之理。

然而,如果情志活动超过人体所能调节的程度时,便如四季不时之邪一样,可以引起疾病的发生。《灵枢·百病始生》:"夫百病之始生也,皆生于风雨寒暑,清湿喜怒。"

到了宋代,陈言在《三因极一病证方论》中始将病因归为外感六淫(外因)、内伤七情(内因)以及饮食劳倦(不内外因)之三因学说。明代张景岳《景岳全书·郁证》写道:"凡五气之郁,则诸病皆有,此因病而郁也;至若情志之郁,则总由乎心,此因郁而病也。"清代李用粹《证治汇补》也写道:"有病久而生郁者,亦有郁久而生病者。"其所论都是以《黄帝内经》情志病因学说为滥觞,其所说因郁致病、因病致郁即是现代医学所谓心身疾病或身心疾病的概念。

② **七情五志,可伤五脏**:《素问·阴阳应象大论》首提怒伤肝、喜伤心、思伤脾、忧伤肺、恐伤肾,即五脏均可被相关情志活动所伤。《素问·宣明五气》指出这与心藏神、肺藏魄、肝藏魂、脾藏意、肾藏志五脏所藏有关。《素问·调经论》还指出这与心藏神、肺藏气、肝藏血、脾藏肉、肾藏志五脏所藏有关。《灵枢·本脏》进一步指出这与五脏所藏精神血气均有关:"五脏者,所以藏精神血气魂魄者也"。《灵枢·九针论》补充这与五脏精气所并有关:"五并,精气并肝则忧,并心则喜,并肺则悲,并肾则恐,并脾则畏,是谓五精之气并于脏也。"

通过上述反复叠加递进的论述,《黄帝内经》将情志活动与五脏生理功能紧密地联系在一起,于是,不仅将五脏看作是一般的肉体器官,更看作是具有活的灵魂的肉体器官,这便是情志因素可以导致疾病发生的生理病理基础,也是中医治疗能够做到通过调节脏腑功能而调节情志,或通过调节情志而调节脏腑功能的理论基础。相对于仅仅将组织器官看作是肉体而没有灵魂的西医学而言,这是最本质的区别点。

③ **情志伤脏,心君为主**:《黄帝内经》关于五志伤五脏的说法,只是借用了中国古代哲学的五行学说而已。但其核心强调的是,情志活动均可伤及五脏,或五脏均参与情志活动,五志伤及五脏并非一一机械对应的。五脏之中,心与情志活动的关系最为密切,这是因为心为君主之官,"神气舍心(《灵枢·天年》)"之故。如《灵枢·邪气脏腑病形》:"愁忧恐惧则伤心";《灵枢·百病始生》:"忧思伤心",此之谓也。

在《素问·灵兰秘典论》中,黄帝问岐伯:"愿闻十二脏之相使,贵贱",岐伯对曰："心者,君主之官也,神明出焉。肺者,相傅之官,治节出焉。肝者,将军之官,谋虑出焉。胆者,中正之官,决断出焉。膻中者,臣使之官,喜乐出焉。脾胃者,仓廪之官,五味出焉。大肠者,传道之官,变化出焉。小肠者,受盛之官,化物出焉。肾者,作强之官,伎巧出焉。三焦者,决渎之官,水道出焉。膀胱者,州都之官,津液藏焉,气化则能出矣。凡此十二官者,不得相失也。故主明则下安,以此养生则寿,殁世不殆,以为天下则大昌。主不明则十二官危,使道闭塞而不通,形乃大伤,以此养生则殃,以为天下者,其宗大危,戒之戒之。"这段内容说明情志活动可影响所有脏腑的功能,但以心君为主,君明臣安则体寿无殃。

(2) 情志禀赋学说:早在西汉之前的古代中医就发现,同样经历负性生活事件,有人发病,有人不发病,这其实与个体禀赋有关。也就是说,情志致病因素是否致病及其致病样式,除了与七情内伤的程度有关以外,还与个体的心理特质、人格特征、性格类型、体质特点及遗传因素有关。《黄帝内经》有关情志致病事关禀赋的学说是对情志病因学说的深入阐述和完美补充。

① 先天禀赋,受之父母:《灵枢·天年》:"(人之始生)以母为基,以父为楯;失神者死,得神者生也。"即每人均接受来自父母的基因,疾病也不例外。例如《素问·奇病论》提到"巅疾"即得之于在母腹中时,说明一些疾病具有遗传因素,得之于父母禀赋。《素问·经脉别论》所谓人之"勇怯",其实也是禀赋使然。

张景岳《类经》解释禀赋为:"夫禀赋为胎元之本,精气之受于父母者是也……此外如饥饱劳逸,五情六气,无不各有所关,是皆所谓禀赋也。"明确指出人之性情可出于禀赋;《类经》又说情志可因禀赋而异:"五脏六腑,共为十一,禀赋不同,情志亦异,必资胆气,庶得各成其用,故皆取决于胆也。"明代王肯堂《证治准绳·杂病》也发挥道:"人生气禀不同,得气之清,则心之知觉者明,得气之浊,则心之知觉者昏。"清代林珮琴《类证治裁·健忘论治》甚至谈到禀赋所致情志病的治疗方药:"或禀赋不足,神志虚扰,定志丸、孔圣枕中丹。"总之,情志因素是否致病,尚因禀赋而异。基于《黄帝内经》禀赋理论的这一情志病因学说,具有极大的临床指导意义。

② 怵惕之恐,"心小"易病:在同等程度七情不遂致病因素作用下,是否致病取决于个体调节情志活动的能力。而这种能力来源于两个方面,一是后

天修养所得,二是与个体志意强弱先天禀赋有关。

《灵枢·本脏》:"人之血气精神者,所以奉生而周于性命者也。""志意者,所以御精神,收魂魄,适寒温,和喜怒者也。""志意和则精神专直,魂魄不散,悔怒不起,五脏不受邪矣。"意和精神、气血一样,都是生命的物质基础和保障;志意(意志)坚强则能驾驭精神魂魄喜怒,如此则不易受情志因素影响而得病。

在《灵枢·本脏》篇中黄帝问:"有其不离屏蔽室内,无怵惕之恐,然犹不免于病者,何也"?岐伯答曰:此与个体心有大小、志有坚脆有关,心小志脆者容易发病,心大志坚者不易发病。因事关禀赋艰涩难懂,黄帝听了还不明白,又问了一遍。岐伯耐心再答如下:"五脏六腑,邪之舍也,请言其故。五脏皆小者,少病,苦燋心,大愁忧。五脏皆大者,缓于事,难使以忧。五脏皆高者,好高举措。五脏皆下者,好出人下。五脏皆坚者,无病。五脏皆脆者,不离于病。五脏皆端正者,和利得人心。五脏皆偏倾者,邪心而善盗,不可以为人平,反复言语也。"

以上黄帝想要知道的是,有些人曾经忧患交加、褴褛筚路、历经沧桑(深忧、大恐、怵惕之志)而能长寿;相反,有些人生活安逸未受外邪侵袭,似乎也并无外来诸般显在烦恼(不离屏蔽室内,又无怵惕之恐)却反而不免于病甚或夭折,这是什么原因呢?岐伯分别以人有心有大小、志有坚脆以及人有五脏小大、高下、坚脆、端正、偏倾作答。在《灵枢·阴阳二十五人》中将人分为木、火、土、金、水形之人,亦具此义。这些实际就是与禀赋密切相关的要素,相当于现今所谓体质、性格、人格、心理特质之类,与遗传也有一定的关系。

情志不遂是否致病,禀赋有时甚至可以起到决定性的作用。具有坚强志意禀赋者,虽有深忧大恐怵惕之志,皆能大事化小小事化了,付之一笑而不影响身体健康;相反,意志脆弱禀赋者,尽管深居简出生活无忧,仍然不免最终因病求医。所谓"心小"者,即多思多虑、疑神疑鬼、心结难解、无故悲伤者,即使并无外在负性生活事件,仍可自内生出烦恼与恐惧,情志不遂而得郁证。

(3) 情志伏邪学说:《素问·脉要精微论》有云:"彼秋之忿,为冬之怒。""忿"义为心绪散乱,心中乱麻一团,情绪糟糕;忿是怒的初级状态,怒是忿的极端状态。情志伤人,有时并不立即发病;外邪六淫有伏邪,内伤七情也有伏邪;犹如外感热病有潜伏期一样,内伤七情致病也可有潜伏期,秋忿冬怒,久郁发病。"秋""冬"代表时间变化。芸芸众生不如意事常八九，一般多能自行调节排遣，时过境迁便可释然；倘若怀抱悒郁经久不释，一旦超出机体的调节能力，终能因郁致病。在这种场合下，"秋忿"与"冬怒"分别相当于隐性郁证和显性郁证以及从隐性郁证转化为显性郁证。历代注家多从气候转换角度解释"彼秋之忿，为冬之怒"，这种脱离文字本义转弯抹角地臆测曲解，反失其真。

综上所述，《黄帝内经》虽并未有"禀赋"字眼出现，但以上一系列论述的内容实质都是有关禀赋的内涵，后世禀赋学说即发祥于《黄帝内经》。所谓郁证禀赋，就是具有与生俱来的郁证易感体质和/或性格，情志郁结不遂犹如伏邪埋在体内，在某种特定时候可能为一些区区小事而触发郁证。

● 2. 郁证病机证候

郁证的病机主要是气机紊乱，可以发生多脏腑多系统纷繁复杂的临床表现，许多是表现为隐性郁证的躯体症状。

(1) 气机紊乱，症象多端：《灵枢·寿夭刚柔》："风寒伤形，忧恐忿怒伤气。"是说外感邪气致病主要伤及形体，七情不遂致病主要伤及气机。情志因素致病的病机特点是气机紊乱，气机作为生命活动状态的概括，一旦紊乱便可产生异常繁杂的临床病症。《素问·举痛论》："百病生于气也。怒则气上，喜则气缓，悲则气消，恐则气下，寒则气收，炅则气泄，惊则气乱，劳则气耗，思则气结。"《黄帝内经》进一步指出，情志不遂导致气机运转失常可以引起有多种病症，诸如口苦、噫、言无音、梦、狂忘、喜忘、薄厥、少气、喘喝、胸盈仰息、呕血、飧泄、腹胀、经溲不利、阴缩挛筋、精时自下、流淫、筋纵、偏沮偏枯、脱肉、毛悴色夭、四肢不举、胁骨不举、腰脊不可俯仰屈伸、骨酸痿厥等，难以枚举。

《素问·玉机真脏论》："然其卒发者，不必治于传，或其传化有不以次，不以次入者，忧恐悲喜怒，令不得以其次，故令人有大病矣。因而喜大虚则肾气乘矣，怒则肝气乘矣，悲则肺气乘矣，恐则脾气乘矣，忧则心气乘矣，此其道也。故病有五，五五二十五变及其传化。传，乘之名也。"说明情志因素所致之病有多种传乘转化，症象变化多端，给诊断带来很大的困难。

(2) 隐性郁证，或涉禀赋：《灵枢·贼风》："黄帝曰：今夫子之所言者，皆病人之所自知也。其毋所遇邪气，又毋怵惕之所志，卒然而病者，其故何也？唯有因鬼神之事乎？岐伯曰：此亦有故，邪留而未发，因而志有所恶，及有所慕，血气内乱，两气内搏。其所从来者微，视之不见，听而不闻，故似鬼神。"

由于这段对话蕴含特别重要的内涵，有必要展开解释一下。黄帝问：一般患者得病大抵都能知道原因，但有些患者并无外邪所中，本人也未自觉有明显的七情不遂，突然生病是什么道理？岐伯回答：其实生病是有原因的，通常是由情志致病因素（志有所恶所慕）潜伏（邪留而未发）所引起的，只不过发病起始比较隐匿（其所从来者微）而医患双方都没有觉察到（视之不见，听而不闻）罢了。以上帝臣对话蕴含两层深意：一是再次证实情志致病因素作为"伏邪"留存体内，最终可以导致气血紊乱而发病；二是因情志伏邪所致之病所从来者微而隐匿，难以觉察，有似鬼神所作一般。因此，这段内容清楚不过地证明，临床存在隐性郁证，临床存在情志伏邪；暗示情志伏邪及其发病或与郁证性禀赋有关。

隋朝巢元方对莫名其妙发病且病情怪异者，称为"中恶"或"中鬼毒之气"，明确指出乃"精神衰弱"所致。《诸病源候论·中恶病诸候》载："中恶者，是人精神衰弱，为鬼神之气，卒中之也。夫人阴阳顺理，荣卫调平，神守则强，邪不干正。若将摄失宜，精神衰弱，便中鬼毒之气。"所谓"精神衰弱"，就是诸如癔症类郁证性禀赋；所谓"中恶"就是指莫名其妙发病突然；所谓"鬼神（如鬼使神差）"，就是形容似乎无因可查之隐性郁证和/或临床表现怪异。张仲景在描述郁证脏躁及百合病特点时也用了"象如神灵所作""如有神灵"类词。其来源都是《黄帝内经》，可知《黄帝内经》"鬼神"论主要是指郁证类病证。

● 3. 郁证身心诊断

《素问·移精变气论》："闭户塞牖，系之病者，数问其情，以从其意，得神者昌，失神者亡。"接诊应在独立的诊室，注意保护患者的隐私；病患必有前因后果，需通过详细询问了解病情，尤其有无为情所伤、为情所系；问病过程的语言开导、顺情从欲，即已构成心理咨询治疗手段的组成部分；如能得到患者信任或病情不是特别严重，便易获效。此接诊方式方法尤其适用于郁证患者的诊疗。

（1）察体尚需观心：《素问·经脉别论》明确提出："诊病之道，观人勇怯，骨肉皮肤，能知其情，以为诊法也。"接诊时除对骨肉皮肤进行体格检查外，还需要了解患者的心理性格状况,强调察体还需观心,这才是正确的诊查方法。

《灵枢·邪气脏腑病形》对诊法提出了更高的要求:"见其色,知其病,命曰明;按其脉,知其病,命曰神;问其病,知其处,命曰工。""故知一则为工,知二则为神,知三则神且明矣。"《难经·六十一难》据此归结为:"望而知之谓之神,闻而知之谓之圣,问而知之谓之工,切脉而知之谓之巧。"

所谓"望而知之谓之神"即通过望诊见色知病,显然绝不是指诸如黄疸、癥瘕、臌胀、水肿、出血之类显而易见的疾病,而是如张仲景《金匮要略·百合狐惑阴阳毒病脉证治》中所说的"身形如和(即身体外观上看不出有何异常)"之百合病类情志性疾病——郁证尤其是隐性郁证。有经验的医者仅凭观察患者的眼神、面部表情或精神状态,即可知是否为郁所困。事实上郁证病证往往体格检查并无异常发现,在很大程度上需要取决于问诊,但当患者表现为"其所从来者微,视之不见,听而不闻"的隐性郁证,或患者不愿向医者倾诉衷肠公开隐情,或甚至连患者本人也并未有意识到自己的病为情所困时,医者通过望诊进行判断显得更为重要。望而知郁是"望而知之"最重要的含义之一。

(2) 毋犯"五过""四失":《素问·疏五过论》中黄帝告诉雷公何为诊疗之"五过",简直就是情志病郁证的诊疗大典。其中谈道:

一过:"凡未诊病者,必问尝贵后贱,虽不中邪,病从内生,名曰脱营。尝富后贫,名曰失精,五气留连,病有所并。医工诊之,不在脏腑,不变躯形,诊之而疑,不知病名。身体日减,气虚无精,病深无气,洒洒然时惊,病深者,以其外耗于卫,内夺于荣。良工所失,不知病情,此亦治之一过也。"一些患者看似躯体无异,实是因人生际遇跌宕起伏所致的郁证性虚劳。

二过:"凡欲诊病者,必问饮食居处,暴乐暴苦,始乐后苦,皆伤精气,精气竭绝,形体毁沮。暴怒伤阴,暴喜伤阳,厥气上行,满脉去形。愚医治之,不知补泻,不知病情,精华日脱,邪气乃并,此治之二过也。"诊病需要了解患者的喜怒苦乐,阴阳精气皆可因此而伤,甚至躯体可以因此毁沮。

三过:"善为脉者,必以比类奇恒,从容知之,为工而不知道,此诊之不足贵,此治之三过也。"医生如不谙世事人情,便无法体察了解患者内心的感情经历,无以善诊。

四过:"诊有三常,必问贵贱,封君败伤,及欲侯王。故贵脱势,虽不中邪,精神内伤,身必败亡。始富后贫,虽不伤邪,皮焦筋屈,痿躄为挛。医不能严,不能动神,外为柔弱,乱至失常,病不能移,则医事不行,此治之四过也。"概同"一过";对人生际遇变化导致情志内伤所引起的疾病,医生如不善于调动患者的精神心理力量(动神)以抗病,必至病深无救。

五过:"凡诊者,必知终始,有知余绪,切脉问名,当合男女。离绝菀结,忧恐喜怒,五脏空虚,血气离守,工不能知,何术之语。尝富大伤,斩筋绝脉,身体复行,令泽不息。故伤败结积,留薄归阳,脓积寒炅。粗工治之,亟刺阴阳,身体解散,四肢转筋,死日有期。医不能明,不问所发,唯言死日,亦为粗工,此治之五过也。"医生如果不知男女悲欢离合等情志因素所致之病,仅凭一般医技医术治标不顾本,疗病不医心,则病不得瘥。

黄帝最后总结道:"凡此五者,皆受术不通,人事不明也。故曰,圣人之治病也,必知天地阴阳,四时经纪,五脏六腑,雌雄表里,刺灸砭石,毒药所主,从容人事,以明经道,贵贱贫富,各异品理,问年少长,勇怯之理,审于分部,知病本始,八正九候,诊必副矣。"优秀的医生应将疾病与患者所处的生活环境及际遇变化联系起来,知晓世态人情,注重社会心理对疾病的影响。

诊疗"四失"类似"五过"。《素问·征四失论》:"诊不知阴阳逆从之理,此治之一失矣。受师不卒,妄作杂术,谬言为道,更名自功,妄用砭石,后遗身咎,此治之二失也。不适贫富贵贱之居,坐之薄厚,形之寒温,不适饮食之宜,不别人之勇怯,不知比类,足以自乱,不足以自明,此治之三失也。诊病不问其始,忧患饮食之失节,起居之过度,或伤于毒,不先言此,卒持寸口,何病能中,妄言作名,为粗所穷,此治之四失也。"其中尤其是"不适贫富贵贱之居""不别人之勇怯""诊病不问其始",反复告诫医者,诊疗如罔顾七情致病的事实,不仅"何病能中",甚则"足以自乱"。

综上所述,《黄帝内经》初步构建了郁证相关的诊治方法,强调医者必须懂得人情世故,必须具备必要的心理学知识,必须了解情志因素致病的来龙去脉。

4. 郁证非药物情志疗法

《黄帝内经》作为医学典籍鼻祖,但全书仅示13方,似乎很少涉及治疗。

《素问·汤液醪醴论》清晰地表明了本书的定位："帝曰：上古圣人作汤液醪醴，为而不用，何也？岐伯曰：自古圣人之作汤液醪醴者，以为备耳，夫上古作汤液，故为而弗服也。"可见《黄帝内经》重点在于讨论养生以防生病、治未病、疗心病的理念；对于郁证的治疗，尤其重视非药物情志疗法。

（1）制服邪气，必本于神：《素问·汤液醪醴论》中谈到今世之病服汤液醪醴不必已，"必齐毒药攻其中，镵石针艾治其外""形弊血尽而功不立"，究其原因就是"神不使也"——即患者精神不进，志意不治，精坏神去，嗜欲无穷，忧患不止，精气弛坏，营泣卫除，故神去之而病不愈也。紧接着指出："病为本，工为标，标本不得，邪气不服，此之谓也。"意即患者的抗病能力与其精神状态是密切相关的，医生帮助患者调适心态，从而调动其自身内在的抗病能力，这是治疗获效的重要前提。

《素问·血气形志》又指出人有形乐志苦、形乐志乐、形苦志乐、形苦志苦及形数惊恐等不同病态，治疗时需要注意调节患者心身两个方面，分别选用灸刺、针石、熨引、百药以及按摩醪药；尤其对惊恐等情志疾病的治疗，应采取按之摩之使其舒适，再予醪饮（酒或药酒）使其微醉忘忧，等等，要"形""志"结合，身心两调，调志治心即为"本于神"之本义。

针灸治疗也是如此。《灵枢·本神》："凡刺之法，先必本于神。"《素问·针解》："必正其神者，欲瞻病人目，制其神，令气易行也。"《素问·调经论》："按摩勿释，出针视之，曰我将深。适人必革，精气自伏，邪气散乱，无所休息，气泄腠理，真气乃相得。"通过医患眼神交流及针刺配合语言暗示引导，唤起患者的注意力，有助于提高患者体内的正气能量而驱散邪气，这也是"本于神"的内涵之一。

（2）劝说开导，同情安慰：相当于今之心理咨询。《灵枢·师传》："夫治民与自治，治彼与治此，治小与治大，治国与治家，未有逆而能治之也，夫惟顺而已矣。顺者非独阴阳脉，论气之逆顺也，百姓人民皆欲顺其志也。"治病如治国，需要同情关爱，从其意而顺其气。要求医者对患者态度和蔼，充满同情心，帮助患者消除顾虑及负性情绪，使患者保持良好的精神状态，顺畅其气机，以便更好地配合治疗战胜疾病。

《灵枢·师传》还说："人之情，莫不恶死而乐生。告之以其败，语之以其善，导之以其所便,开之以其所苦,虽有无道之人,恶有不听者乎?"医生应耐心向患者解释病情,善言相劝,解除患者思想负担,增强战胜疾病的信心。

(3) 祝由疗法,或可获效:祝由是古代祝祷治病方法,后世称用符咒禳病的为祝由科。曾被认为是迷信之术,其实祝由疗法与现代心理疗法属类有相通之处,通过暗示或转移患者的注意力,是可以用来治疗一些与心理精神有关的疾病的。

祝由疗法有时有效有时无效。《素问·移精变气论》:"往古人居禽兽之间,动作以避寒,阴居以避暑,内无眷慕之累,外无伸宦之形,此恬惔之世,邪不能深入也。故毒药不能治其内,针石不能治其外,故可移精祝由而已。当今之世不然,忧患缘其内,苦形伤其外,又失四时之从,逆寒暑之宜,贼风数至,虚邪朝夕,内至五脏骨髓,外伤空窍肌肤,所以小病必甚,大病必死,故祝由不能已也。"大意是说身壮病浅、心态恬惔者,可以移精祝由;起居逆于寒暑、外邪深入,又兼忧患,则祝由难效。《灵枢·贼风》中又说对于因志所恶所慕发病,其所从来者微而似鬼神者,可祝由而已。

总的来说,祝由适用于情志因素致病者,祝由效果受祝由方法及患者被暗示性强弱等因素影响。

(4) 情志相胜,因案设计:基于五行生克学说的"情志相胜法",是古代中医特有的治疗情志病郁证重要的非药物情志疗法。《素问·阴阳应象大论》指出:怒伤肝,悲胜怒;喜伤心,恐胜喜;思伤脾,怒胜思;忧伤肺,喜胜忧;恐伤肾,思胜恐。医生根据情志病患者的不同病情,设计出具体的方案,其实施通常需要患者家人的配合。使患者开悟人事、卸除心结、幡然醒悟、调整心态并纠正不良情绪,常可获得不药而愈的惊奇效果。

成书于1228年的金代张从正的《儒门事亲》中有很多治愈情志病郁证的"情志相胜法",因人设计的案情有如剧情,内容精彩,无愧为是古代中医心理治疗大师,指导其临床实践的基础理论均是出自《黄帝内经》。

● 5. 小结

《黄帝内经》论述了自然 - 生物 - 心理 - 社会的整体医学模式,其中最重要的内容之一就是系统提出了郁证的因机证治。在病因方面,该书最早指出情志不遂可对人体造成伤害,详尽介绍了情志病因学说、情志禀赋学说、情志伏邪学说。在病机证候方面,指出郁证的病机特点为气机郁滞或紊乱;郁证的临床表现"五五二十五变",有时可能隐匿而难以察觉到。在诊断方面,反复强调诊断察体尚需观心,毋犯"五过""四失",需将疾病与社会心理紧密相连。在治疗方面,提出"病本工标"的观点,重视以非药物情志疗法医心疗心,调动患者自身内在的抗病能力愈疾。重读掩卷,不禁令人肃然。

二、郁证《伤寒杂病论》论

张仲景《伤寒杂病论》计十六卷,十卷论伤寒外感热病(《伤寒论》),六卷论杂病(《金匮要略》)。非常难能可贵的是,其早在公元 3 世纪初就注意到了心身医学问题,在著作中首次提出了郁证及郁证相关的病脉症治。

1. 神志情志表现及其分类

张仲景《伤寒杂病论》多处记载了神志情志类表现,按神志正常与否可以分成神志异常类和情志心理类(表 1)。神志异常类即神志昏迷或精神错乱,可见于现代医学的昏迷及躁狂症、精神分裂症类疾病,习惯上不属于郁证的范畴。情志心理类即主要为情感、行为、言语、睡眠、记忆、感知觉障碍以及躯体症状,但神志清晰和逻辑思维基本正常,属于郁证的范畴。相当于现代医学的抑郁症、神经症类疾病或具有心身医学特征的疾病。谵语、郁冒等部分症状或可在两类中交叉出现。

表 1 《伤寒杂病论》神志情志分类及其临床表现

神志情志分类	临床表现
神志异常类	妄语如狂、癫痫、捻衣摸床、如见鬼状、不识人、**狂**(惊狂、癫狂)、**谵语**、**郁冒**
情志心理类情感障碍	烦惊(惊)、怵惕、忧惨、悲伤欲哭、善太息、默默、畏、多嗔、心中懊恼、心愦愦、心如噉蒜状、身体(肢节、四肢、关节、骨节)疼烦、口燥烦、恍惚心乱、其人如狂(如狂状)、**郁冒**、**烦躁(烦、烦乱、烦满)**、**心气虚**
行为障碍	躁烦(躁)、欲行不能行
言语障碍	语言难出(不得语)、郑声、独语、**谵语**

续表

神志情志分类	临床表现
睡眠障碍	欲寐(欲卧、但欲眠睡)、嗜卧(多眠睡)、不得眠(不得卧、不得睡)、卧寐不安(卧起不安)、梦失精、女子梦交
记忆障碍	喜忘
感知觉障碍 躯体症状	其人欲蹈其胸上、腹重如带五千钱、奔豚气、咽中如有炙脔、身如虫行皮中状或如有物在皮中状、两耳无所闻、腹不满而其人言我满 **或然症**

粗体字注:

狂与如狂:狂,神志不清晰;如狂,神志清晰,属于情志心理类表现。

谵语:谵语如伴神识不清则属于神志异常类;如仅表现为情感高涨、精神异常兴奋而无神识不清,则属情志心理类。

郁冒:或为眩晕,或为神识昏蒙。

烦:本义热头痛,引申为烦躁、烦恼、烦闷。《史记·乐书》:"水烦则鱼鳖不大。"张守节正义:"烦,犹数搅动也。"张仲景所用"烦"字未必全是烦躁、烦恼之义,一些躯体症状加用"烦"字表示程度、频度或搅扰的意思。

烦躁:金成无己《伤寒明理论·烦躁》:"所谓烦躁者,谓先烦渐至躁也,所谓躁烦者,谓先发躁而迤逦复烦者也。"

烦乱:清代徐彬《金匮要略论注》:"烦而乱则烦之甚也",为心情烦闷,思绪混乱。

心气虚:《备急千金要方》作"心气不定",既可表示病机,也可表示心烦不安。《金匮要略·五脏风寒积聚病脉证并治》:"邪哭使魂魄不安者,血气少也;血气少者属于心,心气虚者,其人则畏,合目欲眠,梦远行而精神离散,魂魄妄行。"

或然症:有如百合病类不定愁诉,相当于各种躯体症状(详见**郁证相关或然症**)。

● 2. 郁证病脉症治

迄今为止,世人习惯只将脏躁、百合病、梅核气看作是郁证表现。其实,诸如奔豚气、不寐、虚烦懊恼、烦惊谵语甚则部分"或然症"同样具有郁证的本质特征,也是属于郁证的范畴。

(1) 郁证脏躁:"妇人脏躁,喜悲伤欲哭,象如神灵所作,数欠伸,甘麦大枣汤主之(妇人杂病)。"是方养心安神,补脾和中;用于脏躁,症见喜悲伤欲哭,数欠伸,心中烦乱,健忘,失眠,盗汗等。

(2) 郁证百合病:"百合病者,百脉一宗,悉致其病也。意欲食,复不能食,常默默,欲卧不能卧,欲行不能行,饮食或有美时,或有不用闻食臭时,如寒无寒,如热无热,口苦,小便赤,诸药不能治,得药则剧吐利,如有神灵者,身形如和,其脉微数(百合病)。"治疗方剂有百合地黄汤、百合知母汤、百合鸡子汤、滑石代赭汤、百合滑石散、百合洗方及瓜蒌牡蛎散。这类方剂滋阴清热安神；用于百合病阴虚内热，症见沉默寡言，心烦不寐，口苦尿赤等。

(3) 郁证梅核气："妇人咽中如有炙脔，半夏厚朴汤主之（妇人杂病）。"是方行气化痰解郁；用于痰气互结之梅核气，症见梅核气，胸胁胀闷，嗳气太息，恶心呕吐等。

(4) 郁证奔豚气："奔豚气上冲胸，腹痛，往来寒热，奔豚汤主之（奔豚气）。"治方除奔豚汤外，还有茯苓桂枝甘草大枣汤、桂枝加桂汤、桂苓五味甘草汤、桂苓五味甘草去桂加干姜细辛半夏汤等。以上方剂平冲降逆，温阳化饮，用于奔豚气，症见奔豚气或伴随腹痛、往来寒热、脐下悸、多唾口燥、手足厥逆、手足痹，其面翕热如醉状、小便难、时复冒、咳满、渴、呕等。

根据我们的研究，奔豚气病皆从惊恐得之，具有情志因素致病特点；临床表现符合郁证的特征；易感人群具有郁证的气质禀赋；历来从郁论治者过半；其发生机制与精神神经功能障碍有关，故据此可将奔豚气病视作郁证范畴。

(5) 郁证虚烦不寐："虚劳虚烦不得眠，酸枣仁汤主之（虚劳病）。""少阴病，得之二三日以上，心中烦，不得卧，黄连阿胶汤主之（303）。"二方皆具滋阴清热，除烦安神之功；用于不寐，症见不寐伴心烦，心悸，盗汗，头晕目眩，咽干口燥等。

不寐之与郁证，如影随形。临床多见《国际睡眠障碍分类》第 2 版（ICSD-2，2005 年）之精神障碍所致失眠以及《中国精神障碍分类方案与诊断标准》第 3 版（CCMD-3，2001 年）之部分因精神障碍所致失眠者，概属郁证性不寐。至于虚劳，多有因七情五志所致者，为郁证之变形。因此，虚劳不寐基本可视作为郁证的表现。

(6) 郁证虚烦懊侬："发汗吐下后，虚烦不得眠，若剧者，必反复颠倒，心中懊侬，栀子豉汤主之；若少气者，栀子甘草豉汤主之；若呕者，栀子生姜豉汤主之（76）。""伤寒下后，心烦腹满，卧起不安者，栀子厚朴汤主之（79）。""伤寒，医以丸药大下之，身热不去，微烦者，栀子干姜汤主之（80）。""酒黄疸，心中懊侬，或热痛，栀子大黄汤主之（黄疸病）。"栀子豉类方清热除烦；用于虚烦懊侬，症见心中懊侬，不寐，烦躁不安，或胸中窒，或心中热痛，或腹满腹痛等。

笔者认为,如同酸枣仁汤、黄连阿胶汤主治"虚烦不得眠"属于郁证方证一样,栀子豉汤类方主治"虚烦不得眠"同样也是属于郁证的方证,只不过病机上存在一定差异而已。栀子豉汤证的心烦懊恼、坐立不安等情志类表现正是郁证的典型表现,其证虽可起于伤寒、下利、酒疸等,但在诊疗(包括误治)过程中出现了因病致郁或病郁同存。栀子豉汤证尚有少气、呕吐、咽燥口苦、腹满而喘、发热或身热不去、汗出或但头汗出、身重、饥不能食等症,这些均可属于隐性郁证或广义郁证的躯体表现。现代以栀子豉汤类方或联合其他方药治疗郁证性病证的临床报道不在少数。

(7) 郁证烦惊谵语:"伤寒八九日,下之,胸满烦惊,小便不利,谵语,一身尽重,不可转侧者,柴胡加龙骨牡蛎汤主之(107)。"是方具有和解清热,重镇安神的功效,用于少阳枢机不利,心神被扰;症见烦惊谵语,心悸,胸胁苦满,小便不利,一身尽重不可转侧等。

笔者认为柴胡加龙骨牡蛎汤证属于典型的郁证。从临床表现看,谵语尚且能够自觉胸满、烦惊、身重,可见并无神识不清,属于郁证的表现(部分焦虑症、癔症等神经症也可出现谵语),烦惊以及类似小柴胡汤证之胸胁苦满,亦属郁证表现;此证具有少阳枢机不利导致心神被扰的郁证性病机;后世直至当代用该方治疗郁证性病证有效。

(8) 郁证或然症:《伤寒杂病论》在描述疾病表现时,常对一些不定愁诉用"或""欲""似""乍"以及"如(象如)"等字眼表示,不妨将之统称为"或然症(或欲然症、似然症、乍然症)"。经比较分析发现,《伤寒杂病论》中"或然症"存在两种类型:郁证无关或然症与郁证相关或然症。

① 郁证无关或然症:是指基于某种病机演变的病情变化。如"少阴病,二三日不已,至四五日,腹痛,小便不利,四肢沉重疼痛,自下利者,此为有水气。其人或咳,或小便利,或下利,或呕者,真武汤主之(316)。"真武汤温阳利水,主治阳虚水泛证;其基本病机是脾肾阳虚,水气内停,其或然症都可以此基本病机及其演变作出解释。小青龙汤证(40)、通脉四逆汤证(317)亦属此类。

② 郁证相关或然症:是指基于郁证性病机的纷繁多样的不定愁诉,具有情志病因病机特点及其临床表现特征。如百合病"百脉一宗,悉致其病",即是

症状百出之意;所谓"如有神灵者"就是临床表现具有"作"（zuō，源自吴方言，有无理取闹、折腾、无端生事之意）的特点，由一组（群）反复变幻无常的躯体症状所组成。脏躁"象如神灵所作"同样如此。奔豚气病、栀子豉汤证均有广泛而多样的郁证相关或然症。当或然症中具有情志类表现或有明确情志致病因素可查时，不难判断其为显性郁证；当或然症中缺乏情志类表现而以一系列躯体症状为主或无明确情志致病因素可查时，或为难以判断的隐性郁证，小柴胡汤证即为后者。

小柴胡汤和解少阳;用于少阳枢机不利，气机不畅。归纳《伤寒杂病论》中小柴胡汤的适应证有以下多种:脉浮细而嗜卧……胸满胁痛(37);往来寒热，胸胁苦满，嘿嘿不欲饮食，心烦喜呕，或胸中烦而不呕，或渴，或腹中痛，或胁下痞硬，或心下悸，小便不利，或不渴、身有微热，或咳者(96);往来寒热休作有时，嘿嘿不欲饮食，藏府相连，其痛必下，邪高痛下，呕(97);身热，恶风 颈项强，胁下满，手足温而渴者(99);胸胁满而呕，日晡所发潮热，微利(104);头汗出，微恶寒，手足冷，心下满，口不欲食，大便鞭，脉细(148);胁下鞭满，干呕不能食，往来寒热……脉沉紧(266);胁下鞭满，不大便而呕，舌上白苔(230);脉弦浮大而短气，腹都满，胁下及心痛，久按之气不通，鼻干不得汗，嗜卧，一身及目悉黄，小便难，有潮热，时时哕，耳前后肿(231);口苦，咽干，目眩(263);潮热，大便溏，小便自可，胸胁满(229);伤寒瘥以后更发热(394);妇人中风，发热恶寒，经水适来，得之七八日，热除而脉迟，身凉，胸胁下满，如结胸状，谵语(143，妇人杂病);妇人寒热发作有时，经水适断(144，妇人杂病);妇人伤寒发热，经水适来，暮则谵语如见鬼状，必自愈(145，妇人杂病);呕而发热(379，呕吐病);诸黄，腹痛而呕者(黄疸病);产妇郁冒，脉微弱，大便反坚，但头汗出，呕不能食(妇人产后病);妇人在草蓐自发露得风，四肢苦烦热，头痛(妇人产后病);下血谵语，热入血室，但头汗出(妇人杂病)……

四逆散证以及生姜半夏汤证亦属郁证性或然症。"少阴病，四逆，其人或咳、或悸、或小便不利、或腹中痛、或泄利下重者(318)。"四逆散透邪解郁，疏肝理气;用于肝郁气滞及阳郁厥逆证及肝脾不和证。"病人胸中似喘不喘，似呕不呕，似哕不哕，彻心中愦愦然无奈者(呕吐病)。"生姜半夏汤温阳散结化饮;主治痰饮搏结，气机郁阻证。

郁证性或然症具有以下特征：

或多或少具有情志类表现，如嘿嘿、谵语、彻心中愦愦然无奈者、心烦、躁烦等；

多由显现或不甚显现的七情内伤所致；

具有功能性、多样性、广泛性、复发性及怪异性等纷繁复杂的郁证临床表现特点，甚至有"阿是症状"，涉及多脏腑多系统；

躯体症状一般多是披着普通病证外衣的隐性郁证和／或广义郁证，如痛无定处、喘咳、恶寒、心悸、不欲饮食、喜呕、身有微热、泄利下重、哕等；

具有气机郁滞的郁证性病机性质。如小柴胡汤证与四逆散证都是属于少阳枢机不利类病机，小柴胡汤和四逆散都具有疏肝理气解郁的作用。生姜半夏汤所主治的痰饮病机也可以是郁证的病机。

● 3. 郁证相关类其他方证

还有一些方证或多或少涉及郁证，其中部分可能属于病郁同存，包括因郁致病和因病致郁。

（1）张仲景用于治疗郁证相关病证的其他方剂：以下方证中或多或少含有情志相关临床表现。

① 和解少阳枢机类（柴胡汤类方）：和解少阳，主治少阳枢机不利。如大柴胡汤主治中有心下急，郁郁微烦，热结在里，往来寒热，心中痞硬，心下满痛（103、136、165；腹满病）；柴胡桂枝干姜汤主治中有胸胁满微结，但头汗出，往来寒热，心烦（147）；柴胡桂枝汤主治中有肢节烦疼，微呕，心下支结（146）等。

② 调和营卫阴阳类（桂枝汤类方）：调和营卫阴阳，主治营卫阴阳失调。如桂枝汤主治中有气上冲，心下闷，烦或烦热，身痛不休（12、13、15、24、57、240、387；妇人产后病）；葛根汤主治中有气上冲胸，口噤不得语（痉病）；桂枝加龙骨牡蛎汤主治中有男子失精，少腹弦急，阴头寒，目眩，发落，为清谷亡血，女子梦交（虚劳病）；桂枝加黄芪汤主治中有身重身瞤，胸中痛，腰以上汗，如有物在皮中状，剧者不能食，身疼重，烦躁；小建中汤主治中有心中悸而烦，虚劳里急，衄，腹中痛，梦失精，四肢酸疼，手足烦热，咽干口燥（100、102；虚劳病、黄疸

病、妇人杂病);炙甘草汤主治中有七情太过之脉结代(元代滑寿《诊家枢要·附录·诸脉条辨》:"或七情太过……俱不忌代脉。")、心动悸(177)等。

③ **活血化瘀类(抵当汤类方):**活血化瘀,主治瘀血。如抵当汤(丸)主治中有小便自利,其人如狂,喜忘,发热,消谷善饥,如热状,烦满,口燥但欲漱水不欲咽,胸满,腹不满而其人言我满(125、126、237、257;瘀血病、妇人杂病);桃核承气汤主治中有其人如狂,血自下,少腹急结(106);枳实芍药散主治中有产后腹痛,烦满不得卧(妇人产后病);旋覆花汤主治中有肝着,常欲蹈其胸上,但欲饮热。

④ **化痰蠲饮类(五苓散类方):**行气化痰蠲饮,主治痰饮痰浊。如五苓散主治中有大汗出,胃中干,烦躁不得眠,小便不利,微热,消渴,烦,瘦人脐下有悸,吐涎沫而癫眩,水逆,头痛,身疼痛,热多欲饮水(71、72、73、74、141、156、386;痰饮病);苓桂术甘汤主治中有心下逆满,气上冲胸,起则头眩,身为振振摇,胸胁支满,短气(67;痰饮病);大陷胸汤主治中有膈内拒痛,短气躁烦,心中懊侬,心下硬痛,头微汗出,不大便,舌上燥而渴,日晡所小有潮热,从心下至少腹硬满而痛不可近(134、135、136、137);猪苓汤主治中有咳,呕,渴,心烦,不得眠(319)等。

⑤ **镇惊安神类(桂甘龙牡汤类方):**镇惊安神,主治心神不敛。如桂枝甘草龙骨牡蛎汤主治中有烦躁(118);桂枝去芍药加蜀漆牡蛎龙骨救逆汤主治中有惊狂,卧起不安(112;惊悸)等。

⑥ **消痞开郁类(泻心汤类方):**辛开苦降,主治气机郁滞证。如甘草泻心汤主治中有心烦不得安,默默欲眠,目不得闭,卧起不安,不欲饮食,恶闻食臭,其面目乍赤乍黑乍白(狐惑病);泻心汤主治中有心气不足,心下痞(吐衄病、妇人杂病);大黄黄连泻心汤、半夏泻心汤、生姜泻心汤、附子泻心汤、黄连汤主治中有气机郁滞所致心下痞诸症等。

⑦ **温阳化气类:**温阳化气,主治阳虚证。如甘姜苓术汤主治中有身体重,腰中冷,如坐水中,形如水状,腰以下冷痛,腹重如带五千钱(五脏风寒病);肾气丸主治中有妇人烦热不得卧,倚息,消渴,小便多,短气,虚劳腰痛,少腹拘急,小便不利(妇人杂病、消渴病、痰饮病、虚劳病);吴茱萸汤主治中有烦躁欲死(309);茯苓四逆汤主治中有烦躁(69)等。

（2）后世用于治疗郁证相关病证的其他方剂：如当归芍药散、当归四逆汤、旋覆代赭汤、小陷胸汤、桂枝加附子汤、桂枝加芍药汤、桂枝加厚朴杏子汤、枳实薤白桂枝汤等。

4. 张仲景对郁证诊治的学术贡献

（1）**提出八种主要的郁证病脉症治**：尽管《黄帝内经》对情志致病及其诊疗有详尽阐述，但真正提出郁证病脉症治第一人者非张仲景莫属，足为后世垂范。不仅提出了脏躁、百合病、梅核气等典型郁证，凡奔豚气、虚烦不寐、虚烦懊侬、烦惊谵语以及小柴胡汤类郁证相关或然症（躯体症状），皆是郁证范畴；对病郁同存证治也颇多涉及。所出示的治疗原则与方药，沿用至今。

（2）**确立九种治疗郁证原则**：一是养心安神，适应于心神失养，代表方如甘麦大枣汤；二是镇惊安神，适应于神不守舍，代表方如柴胡加龙骨牡蛎汤、桂枝甘草龙骨牡蛎汤、桂枝去芍药加蜀漆牡蛎龙骨救逆汤；三是和解少阳枢机，适应于肝气郁结，代表方如大小柴胡汤、四逆散；四是养阴清热除烦，适应于心肾不交或阴虚火旺，代表方如百合汤类、酸枣仁汤、黄连阿胶汤、栀子豉汤类；五是调和营卫阴阳，适应于阴阳气血不和，代表方如桂枝汤类；六是化痰蠲饮，适应于痰饮痰浊，代表方如半夏厚朴汤、五苓散、茯苓桂枝白术甘草汤类；七是活血化瘀，适应于瘀血，代表方如抵当汤丸、桃核承气汤等；八是消痞开郁，适应于气机郁滞之心下痞诸证，代表方是诸泻心汤；九是温阳化气，适应于阳虚证，代表方如甘姜苓术汤、肾气丸。以上方剂被后世临床证实具有治疗郁证的作用，其中不少被现代药理证实具有一定的抗抑郁、抗焦虑作用。

（3）**垂示郁证或然症临床特征**：郁证性或然症可见于百合病、奔豚气病、小柴胡汤证、四逆散证、栀子豉汤证以及生姜半夏汤证等。以百合病为对照，不难发现小柴胡汤等或然症为郁证所致，事实上小柴胡汤等方剂确可治疗郁证。有医家对小柴胡汤或然症从病机证候转换角度进行分析，虽或有一定的逻辑性，但未从郁证的病因病机、临床特点及其方剂功能主治等角度着想。郁证相关或然症举之可十推之可百，仅据《伤寒杂病论》的小柴胡汤证或然症已多达

50项以上,如再加上后世运用小柴胡汤所治郁证性病证的临床表现,显然已远远超出了从病机证候转换角度所能解释的范畴。但如从郁证角度来看,或然症完全符合郁证广泛多样、纷繁多样的临床特点,无论或然症如何千变万化,从郁论治方药可以不变应万变。

(4) 暗示郁证存在多种形态:一是单纯郁证(显性郁证、狭义郁证),如脏躁、百合病、梅核气等。二是病郁同存,如狐惑病以蚀喉蚀阴为主,然则"默默欲眠,目不得闭,卧起不安,不欲饮食,恶闻食臭,其面目乍赤乍黑乍白"实乃狐惑病伴随郁证表现而并非狐惑病本来必有表现。病郁同存有因郁致病者和因病(包括失治误治)致郁者,尤其后者在《伤寒杂病论》中多不胜举。三是隐性郁证,如小柴胡汤证郁证相关或然症,均属于隐性郁证和 / 或广义郁证的表现。

● 5. 小结

张仲景《伤寒杂病论》中的郁证病脉症治不仅有脏躁、百合病、梅核气,还有奔豚气、虚烦不寐、懊恼、烦惊谵语及"郁证相关或然症"。"郁证相关或然症"是郁证的躯体症状,属于隐性郁证和 / 或广义郁证的范畴。提出养心安神、镇惊安神、和解少阳枢机、养阴清热除烦、调和营卫阴阳、化痰蠲饮、活血化瘀、消痞开郁、温阳化气等治疗郁证的大法,并创制了诸多有效的方剂,不知救治后世郁证患者凡几。

 主要参考文献

[1] 石景洋,张彦丽,张霄,等 . 栀子豉汤治疗抑郁证患者 44 例疗效观察[J]. 中国实验方剂学杂志,2012,18(18):316-318.
[2] 张金茹 . 小柴胡汤治疗抑郁症 40 例[J]. 北京中医,2003,22(5):38-39.

三、郁证形态论

郁者,滞而不通之谓也,泛指因外邪、情志等多种因素结聚而不得发越所致的各种病证。《素问·六元正纪大论》篇最早有木、火、土、金、水"五郁"论;《丹溪心法·六郁》提出气、血、痰、火、湿、食"六郁"论;《景岳全书·郁证》则认为,"凡诸郁滞,如气、血、食、痰、风、湿、寒、热,或表或里,或脏或腑,一有滞逆,皆为之郁"。

综上可见,郁是泛指导致疾病的多种病因和/或病机,而郁证则是专指情志不遂、气机郁滞所导致的一类病证。此类病证以精神神经系统表现为主,诸如心悸怔忡、失眠多梦、心神不宁、神情恍惚、精神抑郁、烦躁易怒、两胁胀痛、嗳气太息、咽中梗阻、妇女月经不调、乳房胀痛结块,等等。中医较西医学更早地注意到了情志因素致病的临床事实,并构建了一系列有关郁证的诊疗方法。

癫狂也有诸如沉默寡言、感情淡漠、语无伦次、静而多喜,或狂躁刚暴、喧扰不安、骂詈毁物、动而多怒等精神神经系统的表现,且癫狂与郁证同属现代医学精神病学精神障碍类疾病,部分郁证在发展到一定阶段时也许可以转化为癫狂。但不同点在于,郁证一般神志尚清晰,逻辑思维活动基本正常,相当于现代医学的抑郁症、神经症类疾病;癫狂则精神错乱,相当于现代医学的躁狂症、精神分裂症类疾病。因此,中医将郁证和癫狂看作是两类不同的病证,癫狂不属于郁证范畴。

当代中医在迄今有关郁证定义的束缚下,似乎停留于只将诸如心情抑郁、脏躁、百合病、梅核气、失眠等少数病证视为郁证,致使对临床上存在多种多样的郁证形态视而不见或未予重视。要改变这种偏颇的状况,首先必须对郁证以及郁证形态重新定义。笔者以为,凡是情志因素所导致的病证,凡是病证具有或伴有或导致出现情志变化的临床表现,具有气机郁滞病机的一类病证均可视作郁证,有关病证均属于郁证的范畴。所谓情志变化,是泛指除精神错乱以外的精神神经系统明显或不甚明显的障碍表现,包括现代医学的抑郁症、神经症等精神障碍类疾病。在此基础上,本篇着重从形态学探讨单纯郁证与病郁同存,因郁致病与因病致郁,显性郁证与隐性郁证,狭义郁证与广义郁证。

1. 单纯郁证与病郁同存

一般认为,由于郁证为情志性功能性疾病,通常需要通过各种检查排除器质性疾病。然而情况并非如此简单:器质性疾病可以继发与情志有关的自主神经功能紊乱,而功能性疾病与情志性疾病既有关联又有区别。

从郁证与疾病的关系来看有两种情况:一种是"单纯郁证",需要依靠各种检查排除器质性疾病才能诊断;另一种是"病郁同存",即疾病与郁证同时存在。为此,郁证的诊断,首先需要判别是单纯郁证还是病郁同存。

病郁同存又有两种情况:一种是器质性疾病与郁证同时独立存在,两者之间并无因果关联;另一种是器质性疾病与郁证具有因果关联。具有因果关联的病郁同存又有两种情况:一种是因郁致病,另一种是因病致郁。

需要说明的是,病郁同存之"病",主要是指现代医学的器质性疾病,也包括头痛、咳嗽、胃痞、泄泻、热入血室等中医病证之病。中医病证同样具有疾病的含义与属性。部分中医病证可归属于现代医学的某种疾病,但并非所有的中医病证均能与现代医学疾病一一对应。不能与现代医学疾病对应的中医病证未必一定就是功能性疾病,也未必就不是疾病,只不过现代医学在目前尚无法给出确凿诊断罢了。

● 2. 因郁致病与因病致郁

当代中医只知强调因情志不遂而致郁证,其实古代中医早就认识到了郁证既有"因郁致病"者,又有"因病致郁"者。张景岳在公元 1624 年所著的《景岳全书·郁证》中即明确提道:"凡五气之郁,则诸病皆有,此因病而郁也;至若情志之郁,则总由乎心,此因郁而病也。"清代李用粹在《证治汇补》中亦曰:"有病久而生郁者,亦有郁久而生病者。"

所谓因郁致病是指由情志不遂影响脏腑气血而导致的一类病证。例如,暴受惊恐、心虚胆怯、神魂不安可引发不寐;郁怒伤肝、肝失疏泄、横逆犯土可引发胃痛、泄泻,等等。所谓因病致郁是指由脏腑气血郁滞不通,进而影响情志的一类病证。例如,素有胸痹、头痛、喘证等痼疾,久病不愈,以致忧思不解、惶恐不安,导致肝郁气滞、心神失养,进而由疾病引发为或伴发郁证。

西方医学直至现代方逐渐认识到许多疾病与心理(情志)有关,将其称之为"心身疾病"或"身心疾病"。如长期精神紧张、焦虑或情绪波动者易罹患消化性溃疡、肠易激综合征等;反之,如带状疱疹后遗神经痛、癌性疼痛等诸多慢性疼痛迁延不愈,可致患者出现抑郁症或焦虑症,运用抗抑郁药物或抗焦虑药物可缓解疼痛,等等。

身心疾病是因机体生理变化而引发了个体在心理、行为上的变化,这些变化与当事人的社会认知无关,其心理、行为的变化不受自我意识的控制,相当于"因病致郁"。而心身疾病的发展过程恰好相反,是由于当事人对于发生在自己生活、学习和工作环境中的各类事件的价值观念发生变化,如恶性事件的不良刺激,使自我认识发生改变,导致出现心理失衡,最终影响身体生理变化,相当于"因郁致病"。此类疾病统称为身心疾病,相当于病郁同存。

因郁致病(心身疾病)与因病致郁(身心疾病)是具有因果关联的病郁同存(统称身心疾病)的两种表达方式,在郁证的发生发展过程中是互为因果、相互影响的。只有将因病致郁也看作是中医郁证的形态之一,才有可能使得中医郁证形态趋于完整。

3. 显性郁证与隐性郁证

并非所有的郁证在临床上均容易被辨识。为此,有必要提出显性郁证与隐性郁证的概念。

显性郁证是指一般意义上的中医郁证,即由显现的七情变化所导致的临床容易辨认的郁证,如悲伤、抑郁导致脏躁、百合病等。现代医学精神障碍类疾病如心境障碍中的抑郁发作、恶劣心境,神经症性障碍中的恐惧症、惊恐障碍、广泛性焦虑障碍,以及心理因素相关障碍中的睡眠障碍等,一般都属于显性郁证。

隐性郁证是指由并不显现的七情变化以及患者具有隐匿的郁证倾向的气质禀赋或人格特征所导致的临床不易察觉的郁证。从病因学来看,其情志性病因并不显露于外而难以察觉,或为轻微的七情所伤,或为宿主具有多思善虑、狐疑内向、易受暗示的郁证气质、人格和禀赋(在 9 种基本中医体质类型中以气郁质患者为多见),在看来并不属于显性郁证病因的刺激下罹患了郁证。

再从临床表现来看,隐性郁证阙如传统的、典型的、已知的郁证表现,而是表现为现代医学所谓的形形色色的躯体形式障碍,主要包括精神障碍类疾病中的躯体形式障碍(躯体化障碍、疑病症、躯体形式自主神经功能紊乱、躯体形式疼痛障碍)、神经衰弱、部分癔症、性功能障碍、与文化密切相关的精神障碍(例如在我国由迷信所致的精神障碍);或表现为非显性精神、心理因素引起的自主神经功能紊乱。另外,还有各类由隐性郁证病因所致的原发性高血压、消化性溃疡、神经性皮炎、月经不调等各系统的身心医学疾病(这些疾病往往可以表现为或伴有隐性郁证)。

据某医院调查分析,6.8%的癔症患者发病前精神因素并不明显,可能与接受暗示和自我暗示有关;27%的患者具有癔症的性格特征。Benedikt等通过研究发现,躯体形式障碍患者普遍存在异常神经质的特性。

隐性郁证的存在与判断与医患双方均有关系。从患者方面来看,不同禀赋的个体对相同类型与强度情志刺激因素的敏感性和应激性(情志易感阈值)不尽相同,可分别表现为显性郁证或隐性郁证。从医者方面来看,隐性郁证的判断或检出能力在很大程度上取决于其心理学及精神神经病学造诣:面对同一隐性郁证患者,造诣较低者也许无法判断出来,但造诣较高的医生就能够判断出来,甚至可以将隐性郁证直接判断为显性郁证。

隐性郁证是相对于显性郁证而言的,两者并非一成不变,而是互相消长、互相转化。由于郁证具有情绪波动起伏的特点,因此,当患者情绪波动不明显时即表现为隐性郁证,而当患者情绪波动明显时则表现为显性郁证。部分性格要强的患者,一旦当其放弃竭力掩饰而将心病和盘托出或精神崩溃时,隐性郁证可瞬间转变为显性郁证。

4. 狭义郁证与广义郁证

狭义郁证是指一般传统意义上的郁证,即由情志不遂、气机郁滞病机所导致的诸如心情抑郁、脏躁、百合病、梅核气、失眠等病证。显而易见,狭义郁证大多属于单纯郁证和/或因郁致病的显性郁证。广义郁证是相对狭义郁证而言的,除包括狭义郁证以外,还将病郁同存、因病致郁、隐性郁证等统统纳入了郁证的范畴。

无论狭义郁证还是广义郁证,其情志不遂、气机郁滞的病因病机特点则一。诚如清代张璐《张氏医通·诸气门》所述:"郁证多缘于志虑不伸,而气先受病。"清代叶天士《临证指南医案》亦云:"情志之郁,由于隐情曲意不伸,故气之升降开阖枢机不利。"

《素问·阴阳应象大论》最早指出广义郁证的脏腑病机:肝"在志为怒",心"在志为喜",脾"在志为思",肺"在志为忧",肾"在志为恐"。认为情志活动以五脏精气为物质基础,情志性疾病非独与肝、心或脾有关,与五脏病证莫不相关。《丹溪心法·六郁》更是道出广义郁证的秘密,明言百病皆可由郁而生:"气血冲和,万病不生,一有怫郁,诸病生焉,故人身诸病,多生于郁。"明代徐春甫《古今医统大全》谓:"郁为七情不舒,遂成郁结,既郁之久,变病多端。"亦道出狭义郁证因郁致病演变成广义郁证的病理经过。清代周学海《读医随笔》也认为:"凡病之气结、血凝、痰饮、跗肿、臌胀、痉厥、癫狂、积聚、痞满……皆肝气之不能舒畅所致也。"通过实际举例指出了属于广义郁证的种种临床表现及其病机演绎归结。

在中医学"三因"病因学说中,唯内伤七情最能导致人身气机失畅,引起气血津液代谢失常及脏腑功能紊乱,进而引发各式各样的病证。此即广义郁证的病因病机逻辑。

广义郁证的临床表现特点可以参考有关学者的归纳:一是功能性,即以神志、精神症状为主,并无器质性疾病;二是多样性,即临床表现多种多样,或可见情志异常,或可见躯体症状;三是广泛性,临床表现可累及多脏腑、多系统;四是复发性,当有一定强度的不良情志刺激时,即可引起疾病复发。笔者谨就广义郁证的临床表现补充如下几点。

首先是对"功能性"持有不同见解。由于存在病郁同存以及因郁致病、因病致郁的情况,故广义郁证患者可以同时兼见器质性疾病(西医)或病证(中医)的相关临床表现,无需赘述。

其次是对"多样性"和"广泛性"临床表现的理解。郁证的躯体症状可以是诸如梅核气、失眠等狭义郁证的临床表现,更可以是一些诸如疼痛、乏力、胸闷、气短、纳呆等经各种实验室检查均无异常发现的躯体形式障碍表现,为现代医学中隶属于精神障碍范畴的"医学难以解释的症状"(medically unexplained symptoms,MUS),也可以是精神、心理因素引起的各式各样的自主神经功能紊乱或失调的临床表现。这些"多样性"和"广泛性"的临床表现特点,实际上就是广义郁证的临床表现特点。

第三,笔者认为郁证临床表现具有"怪异性"。即郁证某些临床表现十分怪异,不符合医学常识和逻辑,运用一般病理生理学知识难以作出合理的解释。因此,"怪异性"也是广义郁证的临床表现特点之一。中医诊治的所谓疑难杂症,其中相当部分实际上就是属于广义郁证范畴的疾病。

综上所论,属于广义郁证的病证及其临床表现十分广泛而多见,包括了精神神经障碍类疾病的各种躯体形式障碍、"医学难以解释的症状"、自主神经功能失调、各种怪症,等等。另外,阳痿、遗精、偏头痛、心悸、胸痹、脾胃病、痛经、口苦、小便频数、嗳气、脘腹痞胀、多汗肢麻等临床看似平常的病证,都有可能属于广义郁证而需从郁论治。

无论单纯郁证还是病郁同存,无论因病致郁还是因郁致病,无论显性郁证还是隐性郁证,只要直接或间接、主动或被动、原因或结果与情志心理不遂有关,或与气郁质体质禀赋有关的疾病,均属广义郁证病证的范畴。

● 5. 小结

探讨郁证的形态学,是为了更好地满足中医临床郁证诊疗日益增长的需求。随着现代医学的进步以及社会生态压力的陡增,越来越多的郁证患者求诊于中医,但迄今中医学有关郁证的诊疗技术却显得有一些相形见绌。如果不识郁证形态,何论中医治疗?!

因郁致病,解郁在先;因病致郁,疗病医心。显性、狭义郁证,疏肝养心、安神定志,注重调畅气机;隐性、广义郁证,看病见人、形神统一,强调精神内守。阳痿、遗精、尿频、形寒,切勿只知一味补肾;奔豚、惊恐种种怪异,须知因郁;慢性不定疼痛,可能缘于内心痛苦;百般愁诉哀怨,或因掩藏一世悲伤;胸痹、心悸、痞满、倦怠,或只出于内心倦怠;口苦、口甘、嗳气、厌食,却是源自悲观厌世。人生内心纠结纷繁,诊室呈现千姿百态。正所谓:

> 四气五味沉浮间,
> 君臣佐使升降潜;
> 人生多郁生百病,
> 岐黄仁术治等闲。

主要参考文献

[1] 王琦.9 种基本中医体质类型的分类及其诊断表述依据[J].北京中医药大学学报,2005,28(4):1-8.

四、隐性郁证论

从郁证诸般形态之间的关系来看,大致上,显性郁证可以理解为狭义郁证,广义郁证可以理解为显性郁证(狭义郁证)与隐性郁证之和,隐性郁证即是显性郁证(狭义郁证)之外构成广义郁证的最重要的部分。隐性郁证是临床最为多见、也是最难识别的郁证形态,容易漏诊误诊。据世界卫生组织"综合医疗机构中的心理障碍"全球合作研究报道,有 99.1% 的心理障碍患者以躯体不适为主诉而就诊。大量隐性郁证患者表面上所诉的是种种躯体不适,但隐藏在临床表象背后的却是深埋在内心的诸多痛苦。在目前生物医学的模式下,现代医学只注重躯体症状的处理,常忽视心理精神状态作为疾病"罪魁祸首"的作用。中医只有深刻认识到隐性郁证的临床诊疗特点,才能更好地发挥"以人为本"的治疗理念,才能进一步提高隐性郁证患者的生存质量和幸福指数。

1. 隐性郁证的"伪装外衣"

隐性郁证是由并不显现的七情变化、隐匿的郁证倾向的体质禀赋或人格特征所导致的临床不易察觉的郁证。种种躯体不适症状掩盖了郁证的特征性表现,犹如披着一件伪装的"外衣",因此不妨将隐性郁证称为"披衣郁证"。隐性郁证(披衣郁证)的"伪装外衣"主要有以下 3 种。

(1)"普衣郁证":某些隐性郁证从表面看,其具有一般普通病证的临床表现,犹如披着普通疾病的"外衣",笔者称其为"普衣郁证"。许多看似普通寻常的中医病证(症),其实就是披着普通病证"外衣"的隐性郁证,诸如某些汗证、忽冷忽热、潮热、低热、手足心热、口干、乏力、消瘦、头痛、头晕、颤证、耳鸣、目糊、目胀、咽干、咽痛、咳喘、气短、呼吸困难、胸闷、心悸、胸痹、健忘、入睡困难、早醒、多梦、吞咽困难、恶心、呕吐、泛酸、呃逆、纳呆、胃痛、腹痛、腹胀、腹泻、便秘、胁痛、腰酸、排尿困难、性欲减退、关节痛、背痛、肌肉酸痛、感觉异常(灼热感、刺痛感、瘙痒感、沉重感、肿胀感、蚁行感等)、皮肤瘙痒、肛门坠胀、肛门隐痛、月经紊乱、阴吹等。

笔者临证也观察到一些隐性郁证以口苦、嗳气、尿频、奔豚气、阳痿、遗精、麻木、疼痛、畏寒、胸痛等为主要表现,其广泛涉及心脑系病证、肺系病证、脾胃系病证、肝胆系病证、肾系病证、头面五官病证、气血津液病证、肢体经络病证、痔科病证以及妇科病证,几乎所有系统的所有常见病证都有可能是"普衣郁证"。种种普通病证的临床表现犹如日常普通的"衣服",其中裹藏着郁证的真"面目"。

(2)"花衣郁证": 某些隐性郁证从表面看具有"异彩缤纷"的临床表现,犹如隐藏在花花绿绿的"外衣"下,笔者称其为"花衣郁证"。临床表现的多样性和广泛性正是郁证的特点,其不仅症状繁复,且有"阿是症状"。

"花衣郁证"多见于精神障碍性疾病,其躯体化障碍的临床表现复杂多样,可累及多个系统,难以运用某种内科疾病进行一元化解释。种种异彩纷呈的临床表现犹如色彩斑斓的"衣服",其中裹藏着郁证的真"面目"。

(3)"怪衣郁证": "怪衣郁证"从表面看具有怪异的临床表现,犹如隐藏在"奇装异服"下,笔者称其为"怪衣郁证"。此类郁证的某些症状十分怪异,或症状本身并不算怪异,但患者将此与某种原因"强行关联",或症状的持续存在不合理、难以用现有的医学理论解释(但从郁证角度来看并非不可解释)。临床所见的许多"疑难杂症"其实属于郁证的范畴。种种奇形怪状的临床表现犹如"奇装异服",其中裹藏着郁证的真"面目"。

● 2. 隐性郁证的诊断要点

由于隐性郁证存在伪装的"外衣",加上此类患者通常会竭力掩饰精神心理方面存在的问题,导致诊断存在一定的困难。运用现代医学有关精神神经症状及功能的测量量表有助于隐性郁证的诊断,但运用这些量表诊断需要专业资质和一定的培训,且使用麻烦耗时,难以进行筛选使用,临床应用多有不便之处。为此,笔者结合"郁证诊断论"中的内容,分发病原因、情志类表现、体质禀赋和人格特质、精神障碍类疾病、四诊要点以及诊断性治疗6大类,制成了郁证诊断一览表(表2)。只要符合表中除量表以外的其他任何1项,即可拟诊郁证;符合1项以上,基本可以临床确诊。需要注意的是,隐性郁证的诊断需要更加关注表中括号中内容。

表2 郁证诊断一览表

诊断注意点			主要表现(隐性郁证)
发病原因			因情志不遂发病或病情加重(隐性郁证表现为轻微的或不甚明显的或既往的七情损伤,隐匿的内心冲突、心理情结或负性生活事件及创伤经历)
情志类表现			精神抑郁,心烦易怒,悲伤欲哭等(隐性郁证常表现为失眠或嗜睡,持续性神疲乏力,性欲减退,学习或工作压力大,兴趣索然等)
体质禀赋和人格特质			多见于气郁质及多思善虑、伤感寡欢、胆怯内向、易受暗示的性格特征者或偏执人格者,具有一定的家族禀赋倾向
精神障碍类疾病			躯体化障碍、疑病症、躯体形式自主神经功能紊乱等躯体形式障碍,神经衰弱,癔症,医学难以解释的症状,隐匿性抑郁症,非显性精神心理因素引起的自主神经功能紊乱及其躯体形式障碍,各种心身疾病(隐性郁证尤以"普衣郁证"为多见)
四诊要点	望诊		眼神忧郁哀伤或瞳光寒峻,表情僵硬,面部线条欠柔和,不善笑,默默状
	闻诊		唉声叹气,不由自主地深吸气,自主嗳气
	问诊	"很久以前"	喜从多年以前的病史开始详诉
		"顷刻狂泻"	将海量病情信息倾吐于一时,内容呈碎片化、断裂化
		"重复唠叨"	重复诉说病情或再三询问同一问题
		"疑病过忧"	过度担忧健康或夸大躯体症状,反复求医问药
		"答非所问"	无法直截了当、简明扼要地回答问题(隐性郁证者则刻意回避"内心敏感地带"话题,害怕触及"痛处")
		"纷繁杂乱"	愁诉多样而广泛,分不清"主要不适"与"次要不适"或每次回答不一(隐性郁证尤以"花衣郁证"多见)
		"怪异症状"	症状怪异或不符合常识与逻辑(隐性郁证尤以"怪衣郁证"多见)
		"阿是症状"	随医生问到何处,多有不适(隐性郁证尤以"花衣郁证"多见)

续表

诊断注意点		主要表现（隐性郁证）
四诊要点	切诊	汉密尔顿抑郁量表、汉密尔顿焦虑量表、简明精神病评定量表、症状自评量表、明尼苏达多相人格调查表、艾森克个性问卷等量表
诊断性治疗		从郁论治有效，包括中西医药物治疗及非药物治疗

注：切诊以现代医学的有关量表代替；隐性郁证的诊断注意圆括号中的内容。

● 3. 隐性郁证治疗中的常见问题

隐性郁证是一种难治性疾病。隐性郁证具有隐蔽性，给识别和辨证带来不少困难，也相应地给治疗带来不少困难。相对而言，"花衣郁证"与"怪衣郁证"较之"普衣郁证"反而容易识别。其中前者多表现为复合证候、复杂证候甚或难以归纳的证候，难以进行常规辨证论治；"普衣郁证"容易误按一般普通病证进行辨证论治，容易陷于治疗无效或效果不明显的境遇。因此，在治疗隐性郁证时，辨证论治切不可机械教条，需要圆机活法。

需要强调的是，即便部分隐性郁证患者辨证论治有效，也难以完全排除"安慰剂效应"的可能性。尽管如此，由于"安慰剂效应"同样能够减轻疾苦，故不能将"安慰剂效应"视作药物无效的同义词。事实上，对郁证患者常用的心理咨询、疏导、安慰、同情、劝说、精神分析疗法、催眠疗法、认知疗法、行为疗法以及中医情志疗法等非药物治疗方法，在本质上均具有"安慰剂效应"的属性。问题在于，"安慰剂效应"有"主动"和"被动"之分。"主动安慰剂效应"是指医生在明了郁证诊疗特点的基础上自觉运用的结果，乃是基于心理学的治疗方法；而"被动安慰剂效应"是指某种干预措施偶然见效，而医生自以为是巧妙治疗的结果，可能由此生出种种似是而非的治疗方法甚或混淆视听的学术观点。

相关疾病的从郁论治包括但不限于疏肝理气解郁、养心安神定志等方法，其内涵十分丰富而复杂。由于郁证是因情志不遂、气机郁滞所导致的一类病证，故任何与调节情志、疏通气机有关的方药均可治疗郁证；由于情志与五脏相关，故任何与调理脏腑气血功能有关的方药均能治疗郁证；由于存在病郁同存的情况,故任何与减缓病情(包括器质性疾病)有关的方药均能治疗郁证。纵观文献,治疗郁证的理法方药具有很大的离散度。

从郁论治的效果亦并非一概能够立竿见影,原因很复杂,至少有三点值得考虑。一是从郁论治疗程不足。郁证是一种需要持续治疗的疾病,即使一时无效,也不能因此轻易否定隐性郁证的诊断,坚持一段时间的治疗以后,许多患者的病情可逐渐地得到改善。二是从郁论治的方药或其剂量选择失当。例如对隐性郁证运用中药从郁论治无效之后,再用氟哌噻吨美利曲辛(黛力新)等抗抑郁、抗焦虑西药治疗则多能取效,即是明示。三是在病郁同存尤其是因病致郁的情况下,单纯从郁论治或显不足,需要病郁同治甚或治病为先。

● 4. 隐性郁证的现代机制

中医隐性郁证主要包括精神障碍类疾病中的躯体形式障碍、神经衰弱、部分癔症、性功能障碍、与文化密切相关的精神障碍、精神障碍范畴的"医学难以解释的症状"(medically unexplained symptoms,MUS)、非显性精神心理因素引起的自主神经功能紊乱,以及各类由精神心理因素所致的身心医学疾病。

遗传因素及气质禀赋是隐性郁证发生的重要因素。性格内向、敏感多疑者易产生紧张、焦虑和抑郁的情绪,进而通过影响边缘系统网状结构-下丘脑-垂体,促使相关神经递质分泌,引起交感和副交感神经失衡,导致自主神经功能紊乱,表现为多系统躯体的症状。

研究发现,躯体形式障碍中躯体化障碍患者及未分化型躯体形式障碍患者,其双侧大脑半球葡萄糖代谢存在异常,呈现出明显的大脑功能不对称性改变。隐匿性抑郁症患者交感神经皮肤反应(sympathetic skin response,SSR)波潜伏期延长、波幅降低,表明自主神经功能受到损害是出现躯体症状与自主神经系统症状的病理之一。

心理防御机制可使人与负性情绪隔离,但不成熟的心理防御机制是导致躯体形式障碍的原因,在内心冲突无法得到有效解决时,最终以躯体症状的形式表现出来。诸多躯体症状的产生实际上是存在于潜意识中的内心矛盾或冲突以及不良情绪体验的代替。躯体形式障碍患者在自我感受情绪和言语表达方面存在障碍(述情障碍),其情绪体验没有上传至大脑皮层并通过语言符号表达出来,而是通过自主神经通路,以躯体症状的形式表达出来。当负性情绪不能通过言语和动作等方式发泄时,便可被压抑入潜意识中,转而以躯体症状的形式表现出来,形成所谓的"器官语言"。躯体不适的实际感受通过转移患者自我的注意力,从而达到缓解内心冲突及不安情绪的目的。部分患者通过呈现躯体不适可从潜意识中获益,如免除内心的负罪感、不愿承担的责任义务、取得家人和社会的同情和照顾等。

躯体形式障碍或 MUS 患者大多采用以偏概全的方式看待躯体不适,过分关注或过度放大躯体症状。此类行为可激活认知网络,引导大脑对所有与疾病相关信息的早期觉察,从而导致不良表征的激活与错误归因的恶性循环,产生躯体症状。

中国人通常不能严格区分躯体和心理的感觉,常以一种混合的方式进行表达。在中国传统文化观念中,存在"精神障碍"是令人蒙羞的,于是更易倾向于选择掩饰内心的负性情绪,转而以躯体不适这种"合法的""正常的"的途径进行表达,久而久之以至于最终完全忽略或坚决否认心理因素的存在。

● 5. 结语

清代黄庭镜《目经大成》指出:"久病不瘥,必有隐情,情极则羸,会成痨瘵。……不知情欲致病,责在心君。"《续名医类案》记载:一患者面目皆红,鼻青耳聋,眼瞪神昏,自语不休,昨日早间,连大便三四次,即卧床不省人事,今日忽然发昏。察其所言,皆平日之事,则似少阴之独语。"询之,乃昨早失手自碎粥罐,因怒不止,即大便昏迷,知为郁怒所伤,肝火上逆而诸症蜂起,经所谓怒则气上是也,与戴阳相去远矣。用逍遥散去白术,加地黄、丹皮、炒栀之属而愈。病多隐微,医不审察,误斯众矣。"可见古代中医早已认识到隐情曲意志虑不伸可以导致诸般杂症怪症,此即为隐性郁证,今之医者不可不察!

❋·····主要参考文献

[1] 朱祥路,谢平霞,李鹏,等. "躯体不适感"在精神心理疾病症状学中的诊断意义[J].
中国临床康复,2005,36(9):30-32.

［2］王东林,吴彩云,吴爱勤,等.躯体化障碍与抑郁症的临床特征比较［J］.临床精神医学杂志,2000,10(1):1-4.

［3］李维亚.中国人的躯体化现象探析［J］.社会心理科学,2014,29(2-3):126-128.

五、郁证诊断论

在英国,有 3/4 的抑郁症患者没有得到及时的诊断或治疗,我国被漏诊或误诊的郁证患者也不在少数,这与长期以来有关抑郁症的研究徘徊不前有关。中医郁证有各种形态,在临床上要诊断出单纯郁证、因郁致病、显性郁证、狭义郁证并不难,难的是要诊断出病郁同存、因病致郁、隐性郁证、广义郁证。这就需要医者运用高超的四诊技巧,见微知著,从纷繁复杂的临床表现中把握各种郁证的蛛丝马迹。因此,重新审视郁证的形态及其临床表现特点,探索适合郁证的四诊方法与要点,殊属必要。只有提高郁证的检出率,才有可能积极主动地探索与研究从郁论治的具体方法,才有可能提高中医治疗郁证的临床疗效。

1. 望诊

(1) 望眼神: 望眼神是诊断郁证最为重要的方法。"眼睛是心灵的窗户",无论患者具有何种修养、性格或人品,眼神不会说谎或掩饰。在缺乏其他线索的情况下,望眼神甚至可以成为诊断郁证唯一有效的方法。即便是隐性郁证患者,也难以掩盖其流露出忧郁哀伤或呆滞的眼神,甚或带有严峻的寒光;或眼神显得黯淡无神,缺乏柔和的光亮。少数患者也许会竭力掩饰或否认自己存在心理上的痛苦、创伤或某种情结,但都无法掩藏阴郁或飘忽空虚的眼神。一旦当患者难以坚持继续掩饰或达到"心理崩溃"的时刻,会立刻眼圈发红,眼瞳湿润,甚至忍不住潸然泪下或抽泣或涕泪滂沱,开始承认并诉说心病。此时,隐性郁证便瞬间转变为显性郁证。

(2) 望形态: 由于长期郁郁寡欢、缺少欢笑,郁证患者脸部肌肉多显僵硬而欠柔和,面色晦暗或缺乏光泽。

紧张焦虑的郁证患者,常会有下意识的躯体强迫动作,如不自觉地敲打手指、搓手等强迫性动作。

有时通过观察陪伴患者的家族成员的表情也有助于隐性郁证的诊断。当医生询问患者有无心里纠结时,尽管遭到其本人的否认,但陪伴的家人会说实话,或在患者背后频频点头,或以手势表示赞同或肯定。

2. 闻诊

闻诊包括嗅气味和听声音。听声音主要了解患者有无哭泣、唉声叹气、哈欠、不由自主地深吸气和自主嗳气。

《素问·宣明五气》篇云:"五气所病,心为噫",明确指出心病可致噫。心病之噫并非由脾胃病引起,而是由心主神明和/或肝主疏泄的功能失常所致。嗳气本由内脏自主神经支配,应该是"不由自主"、无法由意志控制。但"心为噫"的特点是患者可以自主控制嗳气,做到欲噫则噫、噫则连连、欲停则停,或部分患者能够做到以手按压胃脘部辄噫、松手则停。凡闻"心噫",基本可以判断属于自主神经功能紊乱之郁证。

患者在候诊和就诊过程中的不耐烦、易激惹等情况,也是闻诊时需加注意的内容。

需要指出的是,传统闻诊中的听声音是指听患者的语声、呼吸、咳嗽、呃逆、嗳气等"呆板的""没有思想"的声音,不包括听取患者对于自己病情诉说的内容,后者属于问诊的范畴。但笔者以为,闻诊中的听声音应该而且必须包括听闻患者的病情诉述(包括家人或朋友的代述),对郁证患者的闻诊尤其应该如此——不听取患者"活生生的""有思想"的病情诉述,便无法很好地诊断出郁证。在很多场合,倾听患者诉说病情之初,即可大致察知其是否患有郁证。郁证患者诉说病情有如下特点。

(1)从"很久以前"的病情说起:初诊患者开始诉说病情时并不谈及当前就诊时的痛苦,喜欢从多年以前的病由说起,将之详细介绍给医生。如不打断,则会喋喋不休地一直说下去。患者也许认为现在的病情与多年以前的经历有关,自认为是"诱因",生怕医生遗漏有关病情所有有用的信息。于此,多少可以察知患者的强迫症、疑病症倾向或性格禀赋。

(2)诉说病情时有"顷刻狂泻"的特点:患者诉说病情时,有一种欲在有限的单位时间内将海量信息倾吐于一时的倾向。由于患者似有千言万语在急迫间不知从何表起,导致其思维跳跃,诉说内容呈碎片化、断裂化,且缺乏逻辑性条理,常常使医生倾听良久也仍然难以明白患者究竟想要看什么病。于此多少可以察知患者紊乱的思绪、情绪及性格特征。

(3) 叙述"重复唠叨":郁证患者在与医生的交流过程中,常絮絮叨叨地重复诉说病情,或反反复复地询问同一件事情。甚至就诊结束后仍迟迟不愿离开诊室,或走出诊室后又折返回来询问已经询问过的问题。于此可以察知患者强迫、焦虑、多疑、疑病及其性格特点。

(4) "疑病过忧":郁证患者常过度担忧自己的健康,将非器质性疾病看成是器质性疾病,将小病看成是大病,将可治之病看成是不治之病,倾向于将种种不适归因于"不治之症"或"身体严重亏虚"等。其同时具有"三好患者"的特点,即去好医院、看好医生、吃好药,反复多次跑遍各家大医院求诊问医。前来就诊时往往带来厚厚一叠重复检查的化验单或检查单,固执地认为自己存在严重的健康问题,坚决否认自身存在心理问题,并对医生暗示或明示可能存在心理上的问题而感到异常恼怒。患者常有莫名空虚感、无助感、孤寂感和强迫感。于此,多少可以察知患者的心理健康程度。

(5) "答非所问":对于医生的提问或询问,郁证患者总是不能直截了当、简明扼要地回答实质问题,而是绕来绕去说些别的。推其原因,一是可能患者难以把握或理解医生的问题而无法直接回答;二是可能患者认为需要作出充分的"铺垫"才能最终清楚地回答问题;三是可能患者不善语言沟通。"答非所问"现象提示患者存在某种程度的人际交流障碍。

(6) 症状"异彩纷呈":郁证患者的临床表现多样而广泛,"异彩纷呈",应有尽有,可涉及全身各个脏腑系统,到处都有不适,一般多为内脏或自主神经系统方面的症状,或是躯体形式障碍。这些都是郁证临床表现的特点。

(7) "怪异症状":郁证患者的某些临床表现难以运用一般中西医学的病理生理学知识作出合理的解释,或不符合医学常识和逻辑。例如,患者总感觉脑海里音乐萦绕不去、心里发痒、奔豚气、有虫在肚子里爬等诸如此类的奇怪现象。怪症提示郁证。

(8) "阿是症状":郁证患者临床表现除了具有"异彩纷呈""怪异症状"的特点以外,还常有"阿是症状"。所谓"阿是症状"乃是借用针灸学中的"阿是穴"概念,即如同阿是穴没有固定的部位和名称、是被"按出来"的压痛点一样,部分郁证患者也有被"问出来"的症状,即当患者尽情诉说完病情之后,医生不问便罢,随医生问到何处,患者即会表示何处有不适。笔者将此现象命名为"阿是症状"。于此,多少可以察知患者的易受暗示性。

3. 问诊

若按传统定义,以上闻诊中的许多内容应该属于问诊的范畴。如果闻诊应该而且必须包括听取患者对于病情的"有思想"的诉说,那么闻诊与问诊发生在医患双方的问答之间,其内容是密切交叉融合在一起的,难以截然划分。因此,这里所说问诊是指纯粹站在医生立场和角度的询问要点。

问诊应在相对封闭安静、温馨、有利于患者隐私保护的环境下进行。一般需要医生具有对患者的同情心和关爱、高超的谈话艺术和技巧、人情世故的洞察力,以及必要的心理学知识和精神神经障碍类疾病的医学常识。

(1)建立医患信任关系,由浅入深:医生必须态度和蔼,语言亲切,适当引导,婉转暗示,力求在尽量短的时间内建立起医患之间良好的信任关系。这是求得闻诊与问诊达到最佳效果的前提条件。

一般人都有保护隐私或不愿触及内心痛处的本能。由浅入深的交谈过程是逐渐地使患者能够将心病和盘托出的过程,也就是逐渐地走进患者的内心深处,探视其深潜在内心的情结的过程。耐心倾听患者的愁诉,有助于全面掌握其病情。

(2)打消患者顾虑:与欧美等西方国家患者动辄愿去接受心理咨询不同,中国患者大多不能区分"心理障碍"或"精神神经障碍"与"神经病"或"精神病"的区别,难以接受自己有"心理问题"的诊断。考虑到这种文化上的差异,医者在问诊时尤其需要通过耐心细致的解释,以纠正患者认识上的误区,打消其不必要的顾虑,如此问诊才能了解实情。

(3)了解有无"为情所伤":重视挖掘过往负性生活事件对患者心理情结的影响是郁证诊断的重要环节。首先,了解患者的人际关系。七情所伤最巨者,莫过于最亲近的人,依次为家庭和家族成员、好友、同事、熟人和邻居。其次,了解患者的际遇之事。喜怒哀乐总有因,家庭事无外乎感情和财产纠葛,单位事无外乎同事关系、沟通障碍和工作压力。最后,了解疾病与七情的关系。既有因郁致病又有因病致郁,疾病的发生、发展、加重或转归是否为七情所伤,抑或得病之后是否对精神、情绪有打击或影响。

(4)了解既往病史: 郁证具有反复发作的特点(尤其在为七情所伤后)。因此,询问既往有无类似神经衰弱等精神神经障碍类疾病的临床表现,显得十分必要,可有助于隐性郁证或广义郁证的诊断。

(5)了解家族禀赋: 从某种意义而言,包括抑郁症在内的郁证极少由外部压力引起。郁证易感人群的性格禀赋和人格气质具有某种程度的遗传性,通常此类患者本人及家族成员以气郁质为多见。因此,患者的兄弟姐妹、父母、祖父母等三代直系亲属成员中有无类似的性格禀赋、人格气质以及相关的临床表现,是十分重要的问诊内容。

(6)知微察著,洞察患者潜在意识: 明伤易说而隐情难诉。部分郁证患者的七情所伤为潜意识性而非意识性的,可能患者本人也不清楚自己已为七情所伤。因此,医者需要通过诱导提示,以帮助患者"窥破自己的潜在意识"而臻"意识觉醒";或运用深层心理学知识对患者的潜在意识进行精神分析。问诊过程实际上也是对患者进行心理咨询和精神分析的过程。

4. 切诊

传统中医的切诊主要是指脉诊(当然还有腹部切诊等内容)。郁证患者或多可切得细、弦、细弦、滑或涩脉等,但如同舌诊一样,郁证患者阙如特异性脉象表现。为了明确郁证的诊断,笔者赋予"切诊"的含义还包含现代医学的体格检查及实验室检查(包括有关量表)等相关手段和方法。

诊断郁证的实验室检查除了生化、影像学等项目(主要用于排除器质性疾病)以外,还有就是借助于现代医学一系列有关精神神经症状及功能的测量量表,如汉密尔顿抑郁量表(HAMD)、汉密尔顿焦虑量表(HAMA)、简明精神病评定量表(BPRS)、狂躁量表(BRMS)、抑郁自评量表(SDS)、焦虑自评量表(SAS)、症状自评量表(SCL-90)、明尼苏达多相人格调查表(MMPI)、艾森克人格问卷(EPQ),等等。

上述量表的好处是科学、客观、量化、易评价,不足之处在于有些量表尚不够符合我国国情,测量时费时费力而难以在普通门诊普遍开展,同时也难以体现中医的诊疗特色。因此,在掌握单纯郁证与病郁同存、因郁致病与因病致郁、显性郁证与隐性郁证、狭义郁证与广义郁证等郁证各种形态的基础上,了解患者平时的学习工作、精神状态、与周围环境接触的情况以及处事态度,明确患者是否有失眠早醒、多思善虑(钻牛角尖)、敏感狐疑、胆怯内向、易受暗示等性格特征,运用心理学及精神神经障碍类疾病常识,对其进行某种程度的心理、性格及人格分析与判断,依然是十分必要的,有时甚至是量表所不能代替的。

在因种种不适来中医门诊求医的患者中,有相当部分难以确诊为何病,或其临床症状与已知疾病的病理生理不相符合,现代将此称之为"医学上难以解释的症状(medically unexplained symptoms,MUS)";还有许多自主神经功能紊乱的临床表现,其中不乏可以诊断为郁证者。

当医生做出类似因于心理作用的郁证诊断时,往往会使一部分患者感到不愉快。他们不喜欢、不愿意接受此类诊断,坚持认为自己应该是患有实实在在的躯体疾病,而不是心理疾病。有时甚至为此会导致医患矛盾。另一方面,除患者外,部分非精神科专业的内科医生可能也仍然不认为抑郁或心情不舒是一种真正意义上的疾病。长期以来医患双方均不同程度地存在与郁证有关的偏见。

从医学伦理学角度来看,患者有知情权,医生有义务和责任将病情对患者如实充分告知。但从郁证的诊疗效果来看,如果患者对医生不信任,即便服药也难以见效。在这种情况下,医生或可暂时不将有关郁证的诊断结果如实告知患者,以有利于提高患者的依从性和临床疗效。

5. 结语

对于郁证而言,一次严格的诊断通常需要精神科医生与患者进行至少 2 小时的沟通。全面理解和掌握郁证的各种形态及其特点是四诊诊断的前提条件。四诊信息结果必须进行综合分析,缺一不可。先贤云"望而知之为之神",望诊以望眼神最重要;闻诊要耐心听取能够反映患者内心精神世界的愁诉;问诊与闻诊交叉融合、往返穿插,难以截然划分,其中问诊要求医生具备一定的心理学及精神分析的知识;切诊应该吸纳和结合现代医学的实验室检查及有关精神神经症状及功能的测量量表。

主要参考文献

[1] 申荷永.荣格与分析心理学[M].北京.中国人民大学出版社,2012;73.
[2] 王忆勤,何裕民.中医诊法学[M].北京:中国协和医科大学出版社,2004;55.
[3] 郝伟.精神病学[M].北京:人民卫生出版社,2008;38.
[4] 王琦.9种基本中医体质类型的分类及其诊断表述依据[J].北京中医药大学学报,2005,28(4):1-8.

六、郁证痰湿论

痰、湿、水、饮同源异流,湿凝稠浊类为痰,饮聚清稀类为水。痰有可见之痰(如咳吐之痰、体表痰核)与未可见之痰,后者有分很多种类,可流窜盘踞脏腑经络全身各处为患;其中,有一种为郁痰,乃是七情不遂、气机郁滞的病理产物,郁痰又可作为七情不遂的衍生病因引起种种郁证及郁证类病证的临床表现。

1. 痰的类别

痰有许多种类,列举如下。

风痰指肝经痰扰的病证。"动于肝,多眩晕头风,眼目瞤动昏涩,耳轮瘙痒,胁肋胀痛,左瘫右痪,麻木蜷跛奇证,名曰风痰"(《医学入门》)。"在肝经者,名曰风痰,脉弦面青,四肢满闷,便溺秘涩,时有躁怒,其痰青而多泡"(《医宗必读》)。素有痰疾因感受风邪而发的病证也称风痰:"风痰者,因感风而发,或因风热怫郁而然也(《泰定养生主论》)"。

寒痰指肾经寒痰。"聚于肾,多腰膝酸软,腰背强痛,肢节冷痹、骨痛,名曰寒痰,又名虚痰"(《医学入门》)。"在肾曰寒痰,其色有黑点,吐出多稀,多小便急痛,足寒逆,心恐怖,脉必沉,宜胡椒理中丸或加星、半核实","宜温中化痰丸、温胃化痰丸"(《杂病源流犀烛·痰饮源流》)。还指痰病体质患者外感寒邪引发喘咳者:"寒痰者……此皆素抱痰疾者,因风寒气热味,而喘咯咳唾"(《泰定养生主论》)。

热痰指痰热相搏的病证。《诸病源候论·痰饮诸病候》:"热气与痰水相搏……故云热痰也。"火痰亦属热痰类,"热痰即火痰也……宜清气化痰丸、清热导痰汤"。"热痰者,因食辛辣烧炙煎煿,重裀厚褥及天时郁勃而然也(《泰定养生主论》)。"

湿痰又名脾经湿痰,多生于脾。

燥痰主要是指难咯之肺经燥痰,又名气痰。

酒痰乃酒湿积聚所致痰证。"酒痰,因饮酒不消,或酒后多饮茶水,但得酒,次日即吐,饮食不美,呕吐酸水等症,宜瑞竹堂化痰丸"(《杂病源流犀烛·痰饮源流》)。又名味痰:"味痰,又名酒痰。味痰者,因饮食酒醋厚味而唾痰也"(《泰定养生主论》)。

食痰指食积成痰。"食痰即食积痰也。因饮食不消,或夹瘀血,遂成窠囊,多为癖块痞满。宜青礞石丸、黄瓜蒌丸、正传加味二陈汤"(《东医宝鉴》)。

气痰,除同燥痰之义外,尚指七情不遂所致梅核气类病证。"气痰者,因事逆意而然也"(《泰定养生主论》)。"七情痰滞咽膈,多胸,胁痞满,名曰气痰"(《医学入门》)。

虚痰为因虚致痰。"不可攻者,便是虚痰……或以形羸气弱,年及中衰者,即虚痰也;或以多病,或以劳倦,或以忧思酒色,致成劳损,非风卒厥者,亦虚痰也;或脉见细数,脏无阳邪,时为呕恶泄泻,气短声喑等证,但察其形气病气,本无有余者,皆虚痰也"(《景岳全书·杂证谟》)。

实痰为邪气壅实的痰证。"凡可攻者便是实痰……以其年力犹盛,血气未伤,或以肥甘过度,或以湿热盛行,或风寒外闭皮毛,或逆气内连肝膈,皆能骤至痰饮,但察其形气病气俱属有余者,即实痰也"(《景岳全书·杂证谟》)。

饮痰是痰饮留于四肢、膈上或胁下所致病证。"饮痰停于膈上,一臂不遂,时复转移一臂,蓄于胁下,胁痛干呕,往来寒热"(《不居集》)。"饮痰成呕吐,胁痛,四肢不举"(《张氏医通》)。

惊痰指痰迷心窍致惊者。"迷于心为心痛,惊悸,怔忡,恍惚,梦寐奇怪,妄言见祟,癫狂痫痞,名曰惊痰"(《证治汇补·痰证》)。也指因受惊而痰结胸腹者："惊痰，因惊痰结成块在胸腹，发则跳动，痛不可忍，或成癫，在妇人多有此症，宜妙应丸"(《杂病源流犀烛·痰饮源流》)。

郁痰泛指因七情不遂、气机郁滞而生痰者。《中医大辞典》(第2版)："郁痰，病证名、痰证之一。指因七情郁结，肺脾气滞，郁而生痰者。又名结痰、顽痰、老痰"。

2. 郁痰症因脉治概况

明代秦景明系统地提出了郁痰的概念及其症因脉治。其在《症因脉治》曰："郁痰即结痰，顽痰。郁痰之症，胸满饱胀，九窍闭涩，懊憹烦闷，或咽中结核，睡卧不宁，或肠胃不爽，饮食有妨，或气逆不利，倚肩喘息，郁痰之症也。郁痰之因，七情所伤，易成郁结，肺气凝滞，脾元不运，思则气结，闷郁成痰，皆郁。郁痰之脉，多见沉涩，沉迟寒郁，沉数为热，沉实顽痰，沉牢内结。郁痰之治，寒郁辛散，香芎二陈汤；热郁清解，栀连二陈汤；肺经郁痰，用节斋化痰丸。"指出郁痰乃为七情郁结所致；主要症见胸胁苦满、心中懊憹烦闷、梅核气、不寐、脾胃功能受损以及气逆气短等郁证类的表现；治宜化痰。

张景岳《景岳全书·杂证谟·痰饮》云："郁痰有虚实，郁兼怒者，宜抑肝邪；郁兼忧者，宜培肝肺。"表明郁痰常兼郁怒忧思，治宜从肝。

清代医家张聿青、程文囿认为梅核气即属郁痰之证。"咳不甚盛，而咽中梗阻，痰出成粒。此气郁痰滞，所谓郁痰是也(《张聿青医案》)。""喉中有物，咯不出，咽不下，或作刺痛，此是郁痰，治宜四七汤(《医述》)"，治宜理气化痰。

由于郁痰岁月积久，根深蒂固难除，故又名老痰、老郁痰或结痰、顽痰，治宜疏肝解郁、理气化痰，故以化痰法治疗郁痰即属从郁论治。

其他痰类也可有因于七情不遂而起者。例如，肝经风痰眩晕头痛、眼目昏涩、胁肋胀痛、躁怒等，亦可因郁而起；肾经寒痰之心中恐怖，心经热痰之癫狂嘈杂、懊憹怔忡、喜笑等，亦可因郁而起；气痰亦可因事逆意而起；虚痰也可因忧思劳心而起；惊痰则可因惊而起，等等。故风痰、气痰、惊痰、寒痰、热痰、虚痰等均可具有郁痰的一些特点，反之亦然。故在一些特殊场合，郁痰与其他痰类有时可能难以截然划分。

3. 郁痰病因病机

凡是由情志病因所致痰证(因郁致痰)均属郁痰范畴。其基本的病因病机的模式可以概况为:"七情不遂(原始病因)—气机郁滞(病机)—郁痰(病理产物兼继发病因)—郁痰证候"。

七情不遂是产生郁痰的原始病因。七情内伤如同感受外邪、饮食所伤一样可以痰湿内蕴,如明代龚信《古今医鉴·痰饮》云:"因风寒湿热之感,或七情饮食所伤,以致气逆液浊,变为痰饮。"明代秦景明《症因脉治·痰证》云:"痰之为病,变化百出,皆内因七情,外感六气,中宫失清化之令,熏蒸结聚而成。"丹波元坚《杂病广要·内因类·痰涎》亦云:"其或喜怒哀乐不中节,起居食饮失其常,皆令荣卫痞阻,气血败浊,为痰为涎为饮,诸证生焉。"

七情不遂导致气机郁滞遂生郁痰。七情郁结致使脏腑气机不畅,津饮不行郁而成痰。"喜怒忧思,致脏气不行,郁而生涎,涎结为饮……属内所因"(宋代陈言《三因极一病证方论》)"人之七情居处,不能一一中节,稍有悒郁,则气血凝滞,津液不行,痰斯生矣"(明代孙一奎《医旨绪余》)"大抵气滞则痰壅,气行则痰行""人之气道贵乎顺,顺则津液流通,决无痰饮之患,一失其宜则气道壅塞,停饮聚于膈上,结而成痰"(丹波元坚《杂病广要》)。

郁痰作为七情不遂病理产物又可成为继发病因危害机体。南宋杨士瀛《仁斋直指方·诸气方论》云:"人有七情,病生七气。七气者,寒热怒恚喜忧愁……气结则生痰,痰盛则气愈结,故调气必先豁痰。"清代沈金鳌《杂病源流犀烛·气郁》亦谓:"往往由气成积,由积成痰,痰甚则气不得宣而愈郁,或痞或痛,盖有必至者矣。"因此,元代王珪《泰定养生主论》归纳道:"七情之方,原本多门,原其标本,半因痰病。"其意可以理解为郁痰与七情不遂互为因果,既可因郁致痰又可因痰致郁,七情不遂导致郁痰病机者或可占半,治疗当解郁理气化痰。

七情不遂气机郁滞致脾虚不运,酿湿成痰。金元张从正剖析了情志病因通过影响肝脾功能而产生痰饮的机制,其在《儒门事亲》指出:"夫愤郁而不得伸,则肝气乘脾,脾气不化,故为留饮。肝主虑,久虑而不决,则饮气不行。脾主思,久思而不已,则脾结,故亦为留饮。"张景岳《景岳全书》也指出:"痰者,脾胃之津液,或为饮食所伤,或为七情六淫所扰,故气壅痰聚。"

● 4. 治疗郁痰代表性方剂及药物

（1）**半夏厚朴汤类（包括四七汤类计 6 方）**：《金匮要略》半夏厚朴汤（以下均以此方为蓝本加减）主治梅核气。《太平惠民和剂局方》半夏厚朴汤（去生姜加陈皮、香附）主治妇人喜怒悲思忧恐惊之气结成痰涎，咽中如有炙脔，或中脘痞满、气不舒快，或痰涎壅盛、上气喘急，或因痰饮中结呕逆恶心。《三因极一病证方论》四七汤（去生姜）主治梅核气，胸满喘急，或咳或呕，或攻冲作痛。《仁斋直指方》加味四七汤（去生姜，加茯神、远志、甘草）主治心气郁滞，痰涎凝结致生惊悸。《万病回春》加味四七汤（去生姜，加橘红、青皮、枳实、砂仁、胆南星、神曲、白豆蔻、槟榔、益智仁）主治七情之气结成痰气状如梅核，或中脘痞满、气不舒快，或痰涎壅盛、上气喘急，或因痰饮恶心呕吐。《风劳臌膈四大证治》加味七气汤（去苏叶、生姜，加木香、枳壳、青皮、陈皮、苍术、甘草）主治气郁，胃口结聚痰涎呕吐，胸膈痞闷，不思饮食。

（2）**加味二陈汤类（包括温胆汤、导痰汤类计 14 方）**：《太平惠民和剂局方》二陈汤为理气燥湿化痰的基本方（以下均以此方为蓝本加减）。《症因脉治》二陈四七汤（加紫苏梗、厚朴）主治气结痰凝腹痛，胸腹胀满，痛应心背。《古今医统大全》加味二陈汤（加人参、黄芩、川芎、木香）主治气郁痰火眩晕。《济阴纲目》加味二陈汤（加白术、黄连、远志）主治怔忡惊悸，时作时止，心下有痰。《丹台玉案》加味二陈汤（加厚朴、桔梗、枳实、黄芩、贝母、紫苏子、肉桂）主治六郁七情神思所伤梅核气。

《三因极一病证方论》温胆汤（加竹茹、枳实）主治心胆虚怯，触事易惊，或梦寐不祥，或异象惑，遂致心惊胆慑，气郁生涎，涎与气搏，变生诸证。《世医得效方》十味温胆汤（加枳实、酸枣仁、远志、五味子、熟地黄、人参）主治心虚胆怯，痰浊内扰证，症见触事易惊，惊悸不眠，夜多噩梦，短气自汗，耳鸣目眩，四肢浮肿，饮食无味，胸中烦闷，坐卧不安，舌淡苔腻，脉沉缓。《袖珍方》加味温胆汤（加枳实、竹茹、香附、人参、柴胡、麦门冬、桔梗）主治心胆虚怯，触事易惊，梦寐不祥，异象感惑，遂致心惊胆慑，气郁生涎，涎与气搏，变生诸证，或短气悸乏，或复自汗，四肢浮肿，饮食无味，心虚烦闷，坐卧不安。《六因条辨》黄连温胆汤（加竹茹、枳实、黄连）主治伤暑汗出，烦闷欲呕，舌黄腻。

《济生方》导痰汤(加枳实、天南星)主治一切痰厥,头目眩晕,或痰饮,留食不散,胸膈痞塞,胁肋胀满,头痛吐逆,喘急痰嗽,涤唾稠黏,坐卧不安,饮食少思。《伤寒六书》加味导痰汤(加天南星、枳实、黄芩、白术、桔梗、黄连、瓜蒌仁、人参)主治内伤七情致痰迷心窍,神不守舍,而憎寒壮热,头痛,昏沉迷闷,上气喘急,口出涎沫。《奇效良方》涤痰汤(加天南星、枳实、石菖蒲、人参、竹茹)主治中风,痰迷心窍,舌强不能言。《古今医鉴》清热导痰汤(加黄连、枳实、瓜蒌仁、胆南星、桔梗、黄芩、白术、人参)主治憎寒壮热,头目昏沉迷闷,上气喘急,口出涎沫之因内伤七情,以致痰迷心窍,神不守舍。《济阴纲目》加味导痰汤(加枳实、黄连、川芎)主治痰迷心窍,发痫。

《活人心统》清痰养志宽气丸(胆南星、黄连、茯苓、贝母、半夏、枳实、远志、橘红)主治男子郁气,痰涎壅滞,情志不快。

(3) 理气化痰类(计7方):《太平惠民和剂局方》平肝顺气保中丸(香附、川芎、陈皮、白术、厚朴、枳实、黄连、神曲、麦芽、木香、栀子、莱菔子、半夏、茯苓、砂仁、干生姜、山楂、青皮、甘草)主治郁火伤脾,中气不运,胃中伏火,郁积生痰致令呕吐,吞酸嘈杂,心腹胀闷。《证治准绳》木香宽中散(青皮、陈皮、丁香、厚朴、甘草、白豆蔻、香附、砂仁、木香)主治七情伤于脾胃,以致胸膈痞满,停痰气逆,或成五膈之病。《医学心悟》木香调气散(白豆蔻、檀香、木香、丁香、香附、藿香、甘草、砂仁、陈皮)主治由七情气结,或怒动肝气,以致气逆痰壅,牙关紧急。《外科证治全书》加味逍遥散(柴胡、白芍、当归、陈皮、甘草、白术、茯神、人参、川芎、瓜蒌、半夏)主治肝气不舒,痰气郁结,乳内忽大如桃,身体发热,形渐瘦损。《济生方》五膈散(枳壳、木香、青皮、大腹子、白术、半夏曲、丁香、天南星、干姜、麦芽、草果仁、炙甘草)主治胸膈痞闷,诸气结聚,胁肋胀满,痰逆恶心,不进饮食。《济生方》四磨饮(人参、槟榔、沉香、乌药)主治七情郁滞,痰气交阻,上气喘急,胸膈痞闷及水肿。《医方考》五磨饮子(木香、槟榔、沉香、乌药、枳实)主治暴怒暴死名曰气厥者,症见七情变动,气逆不降,上气喘急,胸腹胀满,突然大怒而致气厥者。

(4) 其他(计4方):《丹溪心法》越鞠丸(香附、川芎、苍术、栀子、神曲)主治郁证(痰郁)主治胸膈痞闷,脘腹胀痛,吞酸呕吐,饮食不化。《普济方》远志平肝丸(白附子、石菖蒲、远志、茯神、人参、麦冬、川芎、山药、半夏、铁粉、朱砂、细辛)主治忧愁思虑,痰气潮作,如醉如痴,大便难,小便浊,头目眩晕。《辨证录》加减运痰汤(人参、茯神、益智仁、菖蒲、泽泻、肉桂)主治痰症由于火郁于心,终日吐痰,少用茶水则心下坚筑,短气恶水者。《医学衷中参西录》龙蚝理痰汤(半夏、生龙骨、生牡蛎、生赭石、芒硝、胡麻、柏子仁、白芍、陈皮、茯苓)主治因思虑生痰生热,神志不宁。

(5) 郁痰治疗的药物组成分析:以上 31 首方涉及 62 种药物。从药物运用频次看,由高至低分别为半夏(25 次),茯苓(22 次),陈皮(包括橘红)(22 次),甘草(20 次),枳实(14 次),厚朴、人参(10 次),紫苏(包括紫苏叶、紫苏梗、紫苏子)、天南星(包括胆南星)、黄连、木香(7 次),香附、川芎、白术(6 次),青皮、远志(5次),茯神、砂仁、竹茹、黄芩、桔梗、槟榔(包括大腹子)(4 次),神曲、白豆蔻、石菖蒲、瓜蒌仁、丁香(3 次),生姜、枳壳、益智仁、苍术、贝母、肉桂、柴胡、麦冬、麦芽、栀子、白芍、沉香、乌药(2 次),酸枣仁、五味子、熟地黄、泽泻、莱菔子、山楂、藿香、檀香、当归、干姜、草果仁、白附子、山药、铁粉、朱砂、细辛、生龙骨、生牡蛎、柏子仁、生赭石、芒硝、胡麻(1 次)。

从药物分类看,62 种药物概属 9 类:①化痰(湿)类:半夏、天南星、厚朴、茯苓、茯神、砂仁、白豆蔻、苍术、桔梗、贝母、竹茹、泽泻、瓜蒌仁、藿香、草果仁、生姜、细辛(17 味,占 27.42%);②理气(疏肝解郁)类:柴胡、香附、枳实、枳壳、紫苏、青皮、木香、沉香、乌药、檀香、陈皮(11 味,占 17.74%);③重镇安神定志开窍类:远志、酸枣仁、柏子仁、石菖蒲、五味子、铁粉、朱砂、生龙骨、生牡蛎、生赭石(10 味,占 16.13%);④补虚类:人参、白术、熟地黄、麦冬、当归、白芍、山药、益智仁、甘草、胡麻(正名为芝麻,《证类本草》:味甘,平,无毒。主伤中,虚羸,补五内,益气力,长肌肉,填髓脑,坚筋骨,疗金疮,止痛及伤寒,温疟,大吐后虚热羸困)(10 味,占 16.13%);⑤消食导滞类:神曲、山楂、麦芽、莱菔子、槟榔(5 味,8.06%);⑥温里类:肉桂、丁香、干姜、白附子(4 味,6.45%);⑦清热类:黄芩、黄连、栀子(3 味,4.8%);⑧泻下类:芒硝 1 味(1.61%);⑨活血类:川芎 1 味(1.61%)。不难发现主要由化痰(湿)、理气、补虚、安神药物组成,以上四类药物共计 48 味,占 77.42%。

以上反映郁痰治疗组方遣药概貌。

不难看出,理气化痰是治疗郁痰的主要原则,理气即有疏肝解郁之意。朱丹溪深得其中三昧，其在《丹溪心法》云："善治痰者，不治痰而治气，气顺则一身之津液随气而顺矣。""痰因气滞而阻隘道路，气不通而痛者，宜导痰解郁。"（《丹溪治法心要》系朱丹溪所著，包括了《丹溪心法》和《医要》两本书的内容。）明代孙一奎《医旨绪余》亦云："治痰必先利气者，谓痰之所从来，皆由七情郁结，气道不清，气积生涎。今利其气，使郁结开而气道畅，抑何痰饮之有？"丹波元坚《杂病广要·内因类·痰涎》补述："盖以人之七情郁结，气滞生涎，聚为痰饮，治者能使气道通利，则痰自降下也。"

胆郁痰扰则心神不宁，故重镇安神定志类药物也常被用于郁痰的治疗。

此外，"郁痰有虚实"（《景岳全书》），虚补实泻，痰食积滞则化痰消食导滞泻下，痰从热化则清热、痰从寒化则温里，痰瘀互阻则并祛之。

● 5. 郁痰临床表现特点

根据上述治疗郁痰代表性方剂主治适应证可以看出，郁痰有情志类及躯体类临床表现。

情志类表现诸如胆怯易惊、心烦易怒、情志不快、忧愁思虑、精神不守、坐卧不安、不寐多梦、多卧少起、恍惚健忘、胸中烦闷、惊悸怔忡，甚至神志不宁、如醉如痴、谵言妄语、异象感惑，等等。

躯体类表现诸如头痛眩晕耳鸣、胸膈痞闷、短气喘急、胁肋胀满、心下胸腹坚筑、涤唾稠黏、呕恶呃逆、不思饮食、吞酸嘈杂、大便秘结、梅核气、攻冲作痛痛应心背、自汗、口出涎沫、终日吐痰、厥冷身热、翕然面热、骨节疼痛、四肢缓弱，等等。根据我们临床观察研究，举凡发热、不寐、心悸、胸痹、眩晕、多寐、疲劳、泛酸、嗳气、嘈杂、痞满、纳呆、呕恶、泄泻、喘咳、厥证、乳癖以及经行诸症、产后诸症等，均可存在郁痰病机。

郁痰的躯体类表现远多于情志类表现，异常纷繁，不胜枚举。明代戴思恭《推求师意》指出："痰饮既聚，展转传变，生病不一，为呕吐，为反胃，为喘满，为咳逆，为膈噎，为吞酸，为嘈杂，为膨胀，为痞，为痛，为泄利，为不食冲上，为头痛，为眩运、嗌下，为足肿，为疝；散于表为寒热，为肿，为肢节痛，聚于心为狂，为癫昏仆，为不语。凡人之病，皆痰为邪，此数家叙痰为病之始末也。"而且，郁痰的临床表现往往涉及多脏腑多系统。《寿世保元》指出："痰气既盛，客必胜主,或夺于脾之大络之,雍气则倏然仆地,此痰厥也。升于肺,则喘急咳嗽。迷于心,则怔忡恍惚。走于肝,则眩晕不仁,胁肋胀满。关于肾,则咯而多痰唾。留于胃脘,则呕泻而作寒热。注于胸,则咽痛不利,眉棱骨痛。入于肠,则漉漉有声,散则有声,聚则不利。"郁痰病证可见于内外妇儿五官等各科。

至于痰迷心窍所致神志昏迷不醒、癫痫中风、舌强难言、口眼歪斜等症,不属郁证范畴。

郁痰临床表现如此复杂多端,以至于有时连患者本人都讲不清楚何处不适、医书难以穷载、医者难以识别,诚如元代王珪《泰定养生主论》所谓"其病变幻莫测,病者不能喻其状,方书未能载其疾,医者不能别其证"。

尽管如此,只要识得郁证形态包括隐性郁证,掌握郁证四诊方法,临床识别其实并不十分困难。概而言之,郁痰大致具有以下临床特征:①具有七情不遂病因(郁痰原发病因)和/或痰湿病因(郁痰继发病因),临床表现具有随喜怒消长的倾向及痰湿的病机证候特点;②符合郁证的临床表现特点,包括具有情志类表现,或既有情志类又有躯体类表现,或仅有涉及多脏腑多系统的躯体类表现,躯体类表现具有怪异的特点("怪症必有痰");③具有多种郁证形态,或为单纯郁证或为病郁同存,或为因郁致病或为因病致郁;④需要从郁论治和/或从痰论治并能获效者。

6. 现代中医有关郁痰证治的报道

焦虑、抑郁状态患者多以痰湿、气郁体质为主;抑郁症的发病与肝气郁结所致痰气交阻、痰火内扰病机有关。情志内伤,肝失疏泄,多见胆郁痰扰之郁证。惊恐、焦虑患者中肝郁痰阻型较为多见。

气郁痰阻是郁痰主要病机,当以行气开郁、化痰安神为主要治疗原则。据报道,柴桂开郁汤治疗肝郁痰阻型抑郁症,疗效与盐酸帕罗西汀相当且不良反应较少。化痰解郁安神汤结合情志疗法治疗失眠伴抑郁症,疗效优于阿普唑仑加米氮平对照组。安神化痰汤治疗广泛性焦虑症疗效优于黛安神片。黄连温胆汤加减治疗肝郁痰阻型广泛性焦虑2周和4周后,汉密尔顿焦虑量表评分下降幅度大于氟哌噻吨美利曲辛组($P<0.05$)。清心涤痰汤治疗痰火内扰型广泛性焦虑症疗效令人满意。逍遥散合温胆汤治疗躯体化障碍,具有明显改

善症状的作用（P<0.05）。解郁化痰汤联合舍曲林（左洛复）治疗肝郁痰阻型抑郁症取得较好疗效。疏肝健脾化痰汤及化痰通络方联合帕罗西汀治疗焦虑症，疗效均优于单纯帕罗西汀组。温胆汤联合帕罗西汀治疗焦虑障碍，其治疗前后汉密尔顿焦虑量表、焦虑自评量表、匹兹堡睡眠质量指数量表改善明显优于帕罗西汀加劳拉西泮西药组。礞石滚痰汤联合氟哌噻吨美利曲辛治疗躯体形式障碍疗效满意。

此外诸如安神汤、加味温胆汤、温胆汤合甘麦大枣汤、顺气导痰汤以及滚痰丸联合氯丙嗪治疗精神分裂症也均有一定的疗效。

● 7. 小结

七情不遂是郁痰的原发病因，气机郁滞为其基本病机，痰湿内蕴为郁痰的继发病因及病机。一言以蔽之，郁证病机为痰者即是郁痰，从痰论治即是从郁论治。郁痰临床表现繁杂多彩，百病丛生，怪症迭出，多见悒郁不快、忧愁思虑、情绪低落、神疲乏力、眩晕健忘、不寐或多寐、心悸气短、胸膈脘腹痞满、不思饮食、梅核气等。解郁理气化痰是治疗郁痰的主要方法，代表方有四七汤、温胆汤、导痰汤、越鞠丸、四磨汤以及平肝顺气保中丸、木香宽中散、木香调气散、加味逍遥散等。治疗郁痰的化痰方药属于广义从郁论治的范畴。

病机证候属痰者未必皆为郁证，但郁证属痰者为数不少。郁痰既有因郁致痰又有因痰致郁，既有显性郁证又有隐性郁证。"怪症必有痰"，疑难杂症亦多由痰作祟。当常规辨证论治难以取效时，当考虑隐性郁痰证的可能性，不妨试以从郁痰论治。

主要参考文献

［1］蔡铁如，伍大华.化痰解郁安神汤联合中医情志疗法治疗失眠伴抑郁症的临床研究［J］.中医药导报，2017，23（13）：101-104.

［2］朱冬胜.安神化痰汤治疗广泛性焦虑症疗效观察［J］.上海中医药杂志，2011，45（7）：41-42.

［3］孟昭蓉，易晓颖.清心涤痰汤治疗痰火内扰型广泛性焦虑症40例［J］.四川中医，2001，19（1）：27-28.

七、郁证相火论

相火乃与君火相对而言,一般认为发自命门,寄于肝、胆、三焦等脏腑内,与君火相互配合,以温养脏腑,推动机体功能活动。至于病理性相火的所在、本质、与君火相互联动关系的机制、临床病证病机证候特征及其治法方药,则历代医家认识不一,众说纷纭。本文通过比较全面地梳理古代文献,试图客观揭示相火源流本质,认为相火具有情志病因导致郁证性病证的性质。

1. 各家相火主要观点(表3)

(1) **相火寄于肝肾**:持此观点的医家主要有朱丹溪、龚廷贤、冯楚瞻、顾靖远、林珮琴及李用粹等。《格致余论》:"肝肾之阴,悉具相火"。《万病回春》:"相火者辅助之火也,生于虚无,寄于肝肾之间,听命而行,凡动皆是相火。"《冯氏锦囊秘录》与《顾松园医镜》皆云:"相火有二,乃肾与肝。"《类证治裁》:"心为君火,肝肾为相火,君火一动,相火随之,而梦泄焉。"《证治汇补》:"在肾肝者,感心而动,代君行令,谓之相火。"以上医家认为肝肾内寄相火,听命于心之君火,凡动皆是相火,易煎熬真阴,影响肝主疏泄、肾主闭藏的功能,其病多见阳强阳痿、遗精早泄、虚烦不寐。

(2) **相火为右肾命门之火**:持此观点的医家有刘完素、皇甫中、何梦瑶、马齐及李东垣等。刘完素《素问病机气宜保命集》:"肾为相火,是言右肾属火而不属水也……故七节之傍,中有小心,是言命门相火也。"《明医指掌》:"五行各一火惟二,君相之火心肾是。"《医碥》:"相者竭其才能以奉君出治者也。肾位于下,输其火于心,以为神明之用,犹相臣竭其才力以奉君出治,故称相。"《养生秘旨》:"小心者,命门也,男子藏精,女子系胞,常借胃土之功,胃弱则不能振精。精者,五谷之华,凡不寐、多思、手心热、耳鸣、目眩诸火症,皆相火也。"《脾胃论》:"相火,下焦胞络之火,元气之贼也。火与元气不两立,一胜则一负。"刘完素认为右肾命门、心包络、三焦均主相火。《素问玄机原病式》:"然则右肾命门为小心,乃手厥阴相火包络之脏也。"

以上医家认为《黄帝内经》所云人身背项下七节之旁内有小心,即是命门,命门之火即是相火,侍奉心之君火,其病不寐、多思、手心热、耳鸣、眩晕及脾胃功能式微、元气不足。

(3) 相火为肝火:朱丹溪、林珮琴、李用粹及陈士铎等医家虽同意相火寄于肝肾,但强调相火主要为肝火。《局方发挥》:"上升之气,自肝而出;中挟相火,自下而出。"《类证治裁》:"且相火附木,木郁则化火,为吞酸胁痛,为狂,为痿,为厥,为痞,为呃噫,为失血,皆肝火冲激也。"《证治汇补》:"心为君,肝为相,君火一动,相火从之。"《辨证录》:"盖木中实有相火也,相火宜静不宜动,静则安,动则炽。""然而木能生火,肝属木,肝木生于相火,实理之常也。"肝之相火亦听命于心之君火,情志不遂则感念于心,肝失疏泄,气郁化火,冲突激越肆虐,为害百端。

(4) 相火为少阳(三焦、胆)及心包之火:莫枚士认为除心为君火外,余脏皆有相火。《研经言》:"且五脏既皆有火,除心为君外,於分皆为相,何得专以相之称属肾乎?"多数医家认为除肝肾外,相火常寄于肝胆、心包络、三焦之间。李梴《医学入门》:"肾为相火,游行于身,常寄肝、胆、胞络、三焦之间。"《医碥》:"相火静而藏则属肾,动而发则属肝胆,此火濩于三焦,而心包络为三焦之脏,若肝之配胆,故又曰:肝胆、三焦、心包络相火也。"施发《察病指南》:"少阳既主其相火,则胆与三焦为相火明矣。"皇甫中《明医指掌》强调手少阳三焦相火为祸多端:"瞀瘛,暴喑冒昧,躁扰狂越,骂詈惊骇,胕肿酸疼,气逆冲上,禁栗如丧神守,嚏呕,疮疡喉痹,耳鸣及聋,呕涌溢,食不下,目昧不明,暴注,暴病暴死,此皆属手少阳相火之为病也。"黄元御力主少阳三焦与胆相火为病变化多端。《四圣心源》:"手少阳三焦以相火主令,足少阳胆从相火化气。"《素问悬解》:"三焦为相火,胆与三焦同经,化气相火""胆为相火,心为君火,君相同气。心无所依,神无所归,虑无所定,故气乱矣。"

现代彭子益《圆运动的古中医学》:"小柴胡汤证治本位的意义……胆经与三焦经同属少阳相火。胆经相火既上逆不降,三焦经相火必下陷不升。上逆下陷经气结滞,故病有以上诸证""此方(小柴胡汤)一面升陷,一面降逆,一面补中以调升降,此和解之法也。"手足少阳三焦、胆经相火亦受心之君火影响,其病与心神思虑有关,为病变化多端;小柴胡汤和解少阳枢机,升降气机,可治少阳相火之证。徐大椿谓肾火为相火欠妥,当为君火之旁心包之火,其病怔忡、面赤、烦躁、眩晕。《医学源流论》："若夫相火之说，则心胞之火能令人怔忡、面赤、烦躁、眩晕，此则在君火之旁，名为相火，似为确切。"

陈士铎除"命门之火相火也""木中实有相火"外，还力主膻中心包之火为相火。《辨证录》："夫心包之火，相火也，相火者，虚火也。膻中为臣使之官，喜乐出焉，是膻中乃心之辅佐，代心而行其赏罚者也。喜怒者，赏罚之所出也，心内神明则赏罚正；心内拂乱，则赏罚移。"意为心包之火即心之虚火，乃忧愁思虑伤心导致心之气血亏虚所致，其病多有心神拂乱的表现，治宜补心宁志为主。陈士铎还强调心主君火，肾与心包主相火，心肾贵在相交而得平衡；心肾不交存在君相火旺、君相火衰、君火虚相火旺、君火旺相火虚以及心火抑郁等多种病机类型，易致发生阳强阴痿、遗精早泄、不孕不育以及盗汗、尿淋涩痛诸症，提出了相应的治则方药（参见"**心包相火，君火之代**"）。陈士铎是将君火相火结合具体病脉症治最详者（见《辨论录》《石室秘录》）。

（5）相火为生理之火：针对李东垣"相火元气之贼"及朱丹溪补充"人非此火，不能有生"的观点，张景岳提出"相火不可言贼"论，认为相火有常有变，常为相火，变为邪火，即相火为生理性而非病理性的，与致病邪火不可同日而语；君火出于心为而主神明，相火出于肾为发生之根，均是生理之火；"君相之义，无脏不有""脏腑各有君相"。《景岳全书》："及见东垣云：相火者，下焦包络之火，元气之贼也，丹溪亦述而证之。予闻此说，尝掩口而笑，而觉其不察之甚也。""或曰：是若谬矣。第彼之指为贼者，亦有深意。盖谓人之情欲多有妄动，动则俱能起火，火盛致伤元气，即所谓元气之贼，亦何不可？予曰：此固邪正之歧，最当明辩者也。夫情欲之动，邪念也，邪念之火为邪气。君相之火，正气也，正气之蓄为元气。……夫既以相称之，而竟以贼名之，其失圣人之意也远矣。且凡火之贼伤人者，非君相之真火，无论在内在外，皆邪火耳。邪火可言贼，相火不可言贼也。"

赵献可观点近似张景岳，认为相火为寄于肝肾水中龙雷之火，人非此火不能有生，不可以黄柏水灭湿伏，相反应滋填肾阴或温补肾阳。《医贯》："惟太阳一照，火自消灭……故惟八味丸桂附与相火同气，直入肾中，据其窟宅而招之，同气相求，相火安得不引之而归原。即人非此火不能有生。世人皆曰降火，而予独以地黄滋养水中之火；世人皆曰灭火，而予独以桂附温补天真之火。"

现代彭逊之亦认为君相之火汇合而成天癸,是男女发育成熟的标志。《竹泉生女科集要》:"逮夫男子十六,女子十四,则君相二火相会,入于胞宫,而合交于一水矣。二火合交于一水,于是乎始成天癸。"

表3　主要医家相火观点便览

医家	肾	三焦	肝	心包络	胆	其他
刘完素、李东垣	√	√		√		
朱丹溪	√	√	√	√	√	膀胱
张景岳、莫枚士	√	√	√	√	√	五脏
何梦瑶	√	√	√	√	√	膀胱、五脏
李梴、李用粹、冯楚瞻	√	√	√		√	
孙一奎、龚廷贤、陈士铎、徐大椿	√	√	√	√		
赵献可、皇甫中、顾靖远	√	√	√	√		
马齐	√	√				
林珮琴、黄元御、彭子益、施发	√	√	√		√	

综上所述,多数医家认为相火寄于肝肾、少阳(三焦、胆)及心包络。

● 2. 相火有关病脉症治

历代医家多在理论层面探讨相火,真正将君相之火及相火理论运用于病脉症治临床实践者并不多,主要见于以下病证。

(1) 男科、妇科病证:运用相火理论用于治疗男性生殖泌尿系病证方面以陈士铎贡献最巨,内容散见于其著作《辨证录》及《石室秘录》中。

① 阳强:性功能强与相火、君火旺盛有关。"夫久战而不泄者,相火旺也。然而相火之旺,由于心火之旺也。……肾旺者,心亦旺,以心中之液肾内之精也。精足则上交于心,而心始能寂然不动,即动而相火代君以行令,不敢僭君以夺权,故虽久战而可以不泄精(《辨证录》)。"但阳强不倒则属于病态,法宜清心火及肝肾相火,方如清心丸、龙胆泻肝汤、知柏地黄丸之属。

《冯氏锦囊秘录》:"阳强者,非真阳之强,乃肝之相火强耳。夫五脏俱有火,惟相火之寄于肝者,善则发生,恶则为害,独甚于他火,其阴器既宗筋之所聚,凡人入房,强于作用者,皆相火充其力也。"认为阳强为肝之相火旺盛,法宜泻肝。

② **阳痿**:命门火衰,心气亦有不足。"故治阴痿之病,必须上补心而下补肾,心肾两旺,后补命门之相火,始能起痿。方用起阴汤(人参、白术、巴戟天、黄芪、北五味子、熟地、肉桂、远志、柏子仁、山茱萸)。此方大补心肾之气,不十分去温命门之火,而火气自旺。此症用济阳丸亦妙(人参、黄芪、鹿茸、龟膏、人胞、麦冬、北五味、炒枣仁、远志、巴戟天、肉桂、白术、菟丝子、半夏、砂仁、黄连、神曲)"(《辨证录》)。

少年阳痿往往因于抑郁忧闷伤心,肾本不甚亏。"人有年少之时因事体未遂,抑郁忧闷,遂至阳痿不振,举而不刚,人以为命门火衰,谁知是心火之闭塞乎。宜宣通其心中之抑郁,使志意舒泄,阳气开而阴痿立起也。方用宣志汤(茯苓、菖蒲、甘草、白术、生枣仁、远志、柴胡、当归、人参、山药、巴戟天)。此症用启阳娱心丹甚佳(人参、远志、茯神、菖蒲、甘草、橘红、砂仁、柴胡、菟丝子、白术、生枣仁、当归、白芍、山药、神曲)"(《辨证录》)。

中年阳痿多为心包相火不足,心包相火与命门之火相通,法宜温补。"人有中年之时阳事不举……此心包之火气大衰也。夫心包之火相火也……与命门之火正相通也……治法温其心包,不必温其命门也。方用人参、巴戟天、肉桂、炒枣仁、远志、茯神、良姜、附子、柏子仁、黄芪、当归、菟丝子,此方名为救相汤,专治心包虚寒之症,不止振举其阳也"(《辨证录》)。

陈士铎强调治疗阳痿补肾毋忘益心安神,从以上方药中所用药物可见端倪。

③ **遗精早泄**:肾主闭藏,肝主疏泄,内寄相火;欲念无穷,则心动君火,继发引动相火,导致肾失闭藏而遗精早泄。《格致余论》:"主闭藏者肾也,司疏泄者肝也。二脏皆有相火,而其系上属于心。心君火也,为物所感则易动,心动则相火亦动,动则精自走,相火翕然而起,虽不交会,亦暗流而疏泄矣。所以圣贤只是教人收心养心,其旨深矣。"故遗精早泄看似肾失封藏,实则为君火引动相火或肝失疏泄所致。《景岳全书》持相同观点:"盖遗精之始,无不病由乎心,正以心为君火,肾为相火,心有所动,肾必应之。"

治疗除了泻相火,还需清心火,安神定志。程国彭《医学心悟》深得要领:

"大抵有梦者,由于相火之强……清心丸(生地、丹参、黄柏、牡蛎、山药、枣仁、茯苓、茯神、麦冬、北五味、车前子、远志)清心火,泻相火,安神定志,止梦泄。"

陈士铎提出需要君相两调,清心安神、补肾固涩。"至于望门泄精者,不特君火衰极,相火亦未常盛也。方用济火延嗣丹(人参、黄芪、巴戟天、五味子、黄连、肉桂、当归、白术、龙骨、山茱萸、山药、柏子仁、远志、牡蛎、金樱子、芡实、鹿茸)此方心肾两补"(《辨证录·种嗣门》)。

梦遗若兼盗汗淋漓在胸间尤甚者,"治法泻心中之热,仍宜补肾中之水。肾水足而心火自清,心火宁而心汗自止矣。方用防盗止汗汤(麦冬、生枣仁、熟地、山茱萸、黄连、人参、丹参、茯神、肉桂)"(《辨证录·汗症门》)。

若心肾两亏,心无所养,相火鼓动易泄,除了早泄不可久战外,还可导致尿道涩淋作痛。"治法必须补心,仍须补其肾水,少佐以利水之药,则浊精自愈矣。方用化精丹(熟地、人参、山茱萸、车前子、麦冬、牛膝、白术、生枣仁、沙参)","此症用生液丹亦妙(熟地、山茱萸、人参、生枣仁、茯神、北五味、丹皮、丹参)"(《辨证录》)。

④ 错经崩漏:妇人月信错乱、崩漏乃至血枯经闭,可因悲思忧恐太甚,血虚火旺,肝肾相火亢盛,终致君相火旺。萧埙《女科经纶》运用相火理论治疗此类病证颇有独到发挥。"子能令母实,是肝肾之相火,挟心火之势,从而相煽,所以月水错经妄行无时而泛溢也……然火亦有虚实之分。"即相火有虚实之分,未可一概以苦寒折之。例如,"或悲思忧恐太甚,阳气内动,真阴虚,不能镇守包络相火,故血走而崩,宜养血安神为主。或因脾胃气虚下陷,肾与相火相合,湿热下迫而致,宜调脾养血为主"。可用升阳除湿汤进行治疗。

⑤ 妇人白淫:郁火内炽,相火妄动,肾失封藏,发为白淫时下,伴心烦易怒、不寐、梦交。现代李小清《女科宝鉴》指出:"本病多由思想无穷,所愿不得,意淫于外,入房太甚,以致郁火内炽,相火妄动,肾失封藏,精关失守,发为白淫……白淫时下,心烦易怒,睡眠不安,夜梦交合,胸胁胀痛,口苦咽干。舌红苔薄,脉弦数。病机情欲不遂,郁火内炽。治法疏郁宁神,泻火固精。方药丹栀逍遥散(《内科摘要》)加减。主证性欲冲动,阴道黏液滑注,伴见一组肾阴虚之症。病机肝肾阴虚,相火妄动。治法滋补肝肾,泄火固精。方药知柏地黄丸(《医宗金鉴》)加味。"

⑥ **不孕不育**：相火旺盛、肾水偏衰可致不育。《石室秘录》："人生子嗣,虽曰天命,岂尽非人事哉。有男子不能生子者,有女子不能生子者。……相火盛者,过于久战,女精已过,而男精未施,及男精既施,而女兴已寝,又安能生育哉。……相火旺者,则过于焚烧,焦干之地,又苦草木之难生。肾水衰者,则子宫燥涸,禾苗无雨露之润,亦成萎黄,必有堕胎之叹。……相火旺者平之,肾水衰者补之。"治疗方剂可仿知柏地黄丸、六味地黄丸之类。

(2) 肝胆少阳枢机不利病证：肝附相火,情志不遂,肝失疏泄,易气郁化火化风冲突激越肆虐危害,百病丛生,如嗳气、痞胀、呕吐、胁痛、胸满不食、飧泄、吞酸、胁痛、狂妄、痿厥、呃噎、失血、眩晕、舌麻、耳鸣、痉痹、类中风等肝火、肝风、肝阴不足类病证,"务遂其条畅之性,则郁者舒矣(《类证治裁》)"。对于此类肝郁化火化风类病证,当从肝论治,包括疏肝理气解郁、清泻肝火、平肝潜阳息风、补益肝阴肝血,务使肝复条畅之性。

黄元御、彭子益认为胆与三焦同属少阳相火,主气机升降,气机升降失常则百病丛生;"但见一症便是",此乃小柴胡汤和解少阳证治本位意义所在。小柴胡汤在《伤寒杂病论》中主治甚众,皆为郁证"或然症",若合后世以小柴胡汤证治则推之成百举之上千。

(3) 脾胃病证：上述《类证治裁》所举嗳气、吞酸、痞满、呕吐、飧泄、呃噎等脾胃病类表现,均为肝之相火乘侮脾胃之土而成,治疗需要从肝论治或肝脾(胃)兼调。

李东垣指相火为下焦包络之火,代心火主令;喜怒忧恐耗元气而助心火,母病及子,伤及脾胃之土而致不思食等症,实际即包含了"郁证性脾胃病"在内。清代程文囿《医述》指出："此因喜怒忧恐,损耗元气,资助心火,心不主令,相火代之……余于脾胃,分别阴阳水火而调之。如不思食,此属阳明胃土受病,须补少阴心火,归脾汤补心火以生胃土也;能食不化,此属太阴脾土受病,须补少阳相火,八味丸补补相火以生脾土也。"补火生土或温肾暖土,皆从君相之火角度治疗脾胃病。郑寿全《医理真传·君相二火解》揭示了其中机理："如中宫不得二火之往来薰蒸,即不能腐熟谷水,则完谷不化,痰湿痞满诸症作矣。"

肾、肝、胆、三焦、心包络等均有相火,是以相火为病举不胜举,以上只是择其病脉症治相对具备者而述之。大致而言,相火听命于君火,其病多与情志病因动心(心之君火)、心肾不交、肝气郁结、肝胆火盛等病机证候有关。

3. 相火具有郁证的特性

(1) 听命君火,感念而起:无论相火在何脏腑,均有一个共同特点:概听命于心之君火。心藏神为君主之官,其位至尊;相者为臣奉君听命而行,或替君行令,或代君之过、承主之失。万物感念于心,喜怒忧恐悲,五志扰乱妄动便是相火。因此,从病因发生学上来看,相火实乃七情五志扰于心君而发,相火病证多是七情不遂所致郁证范畴。

从防治相火病证的方法策略上也足以证明这一点。《格致余论·房中补益论》:"儒者立教曰:正心、收心、养心。皆所以防此火之动于妄也。医者立教:恬惔虚无,精神内守,亦所以遏此火之动于妄也。盖相火藏于肝肾阴分,君火不妄动,相火惟有禀命守位而已,焉有燔灼之虐焰、飞走之狂势也哉?""心君火也,为物所感则易动,心动则相火亦动,动则精自走,相火翕然而起,虽不交会,亦暗流而疏泄矣。所以圣贤只是教人收心养心,其旨深矣。"朱丹溪一语道破了相火本质之天机——正心收心养心、恬惔虚无精神内守,是防心君之火引动相火翕然的不二法门。

《医贯·相火龙雷论》也指出:"雷震,君子以恐惧修省。在复则曰先王以至日闭关,欲其复之静也;在随则曰向晦入晏,意欲其居之安也;在颐则曰慎言语节饮食,欲其养之正也。明乎此义,而相火不药自伏矣。"意即常持敬畏之心反省修养,闭门思过安居静欲谨言慎语,此即正心收心养心的内涵;保持精神恬惔虚无,则相火不起,纵然欲起亦可"不药自伏"。

《证治汇补·火症》谓:"恬惔虚无,镇之以静,使道心常为一身之主,而人心听命焉,彼诸火者,将寂然不动,何酷烈暴悍之有。"《古今名医汇粹》云:"治此(相火)宜净心为要。"李用粹与罗美均强调防治相火贵在静心养心,恬惔守神。

相火初起,治疗用药也可清心安神定志为主。程国彭《医学心悟》提出用清心丸(生地、丹参、黄柏、牡蛎、山药、枣仁、茯苓、茯神、麦冬、北五味、车前子、远志)"清心火,泻相火"以安神定志。《冯氏锦囊秘录》从相火角度方解酸枣仁汤曰:"酸枣仁汤,治虚烦不得眠者。胆经相火,充足下降,交于肾水,则善眠睡。川芎温肝木以培胆经相火,枣仁补胆经相火,知母降相火以除烦,茯苓、甘草补中也。"总之,养心安神定志就是为了平息心之君火,免相火之起。

(2) 心包相火,君火之代:李东垣指相火为下焦胞络之火,包括心包络之火。心包络位心君之侧,亦为代君之相;心之喜怒哀乐之演变,由心包络送旨传达。清代程文圃《医述》"此因喜怒忧恐,损耗元气,资助心火,心不主令,相火代之;相火者,下焦包络之火,元气之贼也",此之谓也。

陈士铎立主此说,心包处于膻中为臣使之官,喜乐出焉,代心而行其赏罚。"夫心包之火,相火也⋯⋯忧愁思虑则伤心。心气一伤,心血自耗,心血既耗,心气遂不能自主,每欲寄其权于相火,而相火欺君火之弱,即夺心之权而恣肆矣"(《辨证录》)。

其在《辨证录·五郁门》用发火汤(柴胡、甘草、茯神、炒枣仁、当归、陈皮、神曲、炒栀子、白芥子、白术、广木香末、远志)治心包相火以防肝肾龙雷之火:"此方直入胞络之中⋯⋯吾解心包之郁火,正所以解龙雷之郁火也。不然心包之郁未解,徒解其龙雷之火,则龙雷欲上腾,而心包阻抑,劈木焚林之祸,必且更大。"认为清心包火即是"清君侧",可防肝肾相火燎原;首用清心安神,"此治法之最巧者也"。

其在《辨证录·虚烦门》用六味地黄汤加味(即六味地黄汤加麦冬、五味、白芍、柴胡、枣仁、甘菊)治虚烦,此方滋肾化源、平肝宁心,使包络相火无党而孤,舒心以交肾水;或可用济心丹(熟地、麦冬、玄参、生枣仁、丹皮、地骨皮、柏子仁、菟丝子、巴戟天),其意相同。

其在《辨证录·火热症门》用归脾汤治疗膻中心包相火炽盛之口干舌燥,面目红赤,易喜易笑者;或用参术二仁汤(人参、茯神、炒枣仁、白术、远志、半夏、砂仁),殊途同归。

其在《辨证录·内伤门》用坎离两补汤(人参、熟地、菟丝子、生地、麦冬、丹皮、炒枣仁、北五味子、茯苓、桑叶、山药、白术)治膻中相火欺君火之弱,补心气之虚、滋肾水之涸,使心火宁静则相火自安。

以上消心包络相火诸方遣药有一个共同特点:多由养心阴、补心血、益心气、清心火以及疏肝解郁化痰、交通心肾等药物组成,尤其喜用酸枣仁、茯神、远志、麦冬、五味子、柏子仁、人参等补心养心之品;还十分推崇柏子仁:"用柏子仁以安心君,心君不动,而相火奉令惟谨,何敢轻泄乎。此补心之妙,胜于补肾也。世人但知补肾以兴阳,谁知补心以兴阳之更神哉"(《本草新编》)。这些方剂主治心之郁火、虚烦、口干面赤喜笑,与徐大椿所谓心包络相火其病怔忡、面赤、烦躁、眩晕并无二致。可见陈士铎所治心包络相火方证,实乃从心论治心郁之症。

(3) 君相失睦,心肾不交:朱丹溪《金匮钩玄》云:"君相之外,又有厥阴、脏腑之火,根于五志之内,六欲七情激之,其火随起。"明确指出君火相火以及其他脏腑之火,易受七情六欲五志影响而起。

明代龚居中《痰火点雪》:"君不主位,相火司权,乃能令人有面黑鼻干,口疮喜忘,便秘便溏等证,此亦心肾不交,水火未济之候。"明确指出君相失睦、心肾不交是相火主要病机之一,可表现为不寐、遗精等诸般郁证表现。例如,张景岳认为遗精之症虽在肾却缘于心,其病机在于君火引动相火而致心肾失交;治此不仅在于补肾涩精、交通心肾以降服相火,以非药物疗法宁心静心更为重要,"及其既病而求治,则尤当以持心为先,然后随证调理,自无不愈。使不知求本之道,全恃药饵。而欲望成功者,盖亦几希矣(《景岳全书》)"。

坎离两补汤是治疗心肾不交的代表方,陈士铎解释其机理道:"盖君火一衰,而相火即上夺其权,心火欲固,而相火欲动;心火欲闭,而相火欲开。……精足则上交于心,而心始能寂然不动"(《辨证录》)。

综上所述,心火君火极易引动肾中相火;君相失睦心肾不交,其源在心,归咎于肾;治宜心肾同治,君相兼顾。交通心肾是治疗君相失睦的重要方法。心肾不交的因机证治基本上就是郁证的因机证治。

(4) 肝胆相火,因郁失疏:如上所述,相火为肝胆、三焦之火,多由七情不遂肝气郁结、气郁化火所致,是典型的郁证病机。《冯氏锦囊秘录》指出:"怒伤肝而相火动,则疏泄者用事,而闭藏者不得其职。"《女科经纶》亦有相同论述,怒伤肝则相火发动,可引起遗精滑泄等症。肝之相火还可引起痛证。明代孙文胤《丹台玉案》:"肝为相火,肝火一动,诸经之火从之而痛斯作矣。"事实上疼痛可为郁证表现。薛铠《保婴撮要》:"若因暴怒而击动其肝火者,宜用泻青丸。"清泻肝火即是清泄相火。

肝主疏泄,与胆表里,情志不遂易引起肝胆相火。黄宫绣《本草求真》:"相火寄在肝胆,有泻无补,故龙胆之益肝胆之气,正以其能泻肝胆之邪热也。"方成培《重楼玉钥续编》:"相火寄在肝胆,有泻无补,故泻肝胆之热正益胆之气也。"清泻肝胆相火可用龙胆泻肝汤、泻青丸之属。由于肝火大多起于肝气郁结日久不解,故疏肝解郁可防治肝之相火。《证治汇补》所说"加减逍遥散,治头眩,属气血不足,肝肾相火兼郁者"即是此理。

黄元御《四圣心源》指出:"胆为相火,心为君火,君相同气。心无所依,神无所归,虑无所定,故气乱矣。"肝胆失和、枢机不利,即是郁证病机;疏肝利胆、和解少阳枢机,即属从郁论治,其代表方为小柴胡汤。陈念祖《医学实在易》:"手少阳三焦,足少阳胆,为初气从中见之相火治之,大小柴胡汤,诸泻心汤,按证用之如神。"现代彭子益《圆运动的古中医学》:"小柴胡汤证治本位的意义……胆经与三焦经同属少阳相火。胆经相火既上逆不降,三焦经相火必下陷不升。上逆下陷经气结滞,故病有以上诸证。"以上医家为小柴胡汤类是疗肝胆及三焦经相火的主要代表方,确是独到见解。事实上,小柴胡汤和解少阳枢机,可以治疗种种郁证类临床表现,无论其表现是什么,只要属于郁证病机,故可"但见一证便是,不必悉具"。

此外,清胆化痰方温胆汤及黄连温胆汤也是治疗胆经相火证的常用方。

(5) 相火病症,郁证性质:按照古代医家论述,相火可以引起阳强阳痿、遗精早泄、错经崩漏、不孕、不育、虚烦不寐、胸满胁痛、心悸怔忡、喜忘、眩晕、盗汗、暗哑声嘶、厥逆、面赤手足热、尿频、耳鸣、疼痛、消瘦等纷繁复杂的病证(症),如同笔者已经论证的那样,这些病证(症)都可为七情不遂所致郁证或郁证性病证的范畴。

如同已述,相火可以引起诸多脾胃病的表现。笔者将脾胃病分类为"非郁证性脾胃病"与"郁证性脾胃病"二类,凡相火导致出现脾胃病类症状者,基本属于"郁证性脾胃病",以单纯郁证为主,亦可病郁同存(即脾胃病与郁证同时存在),诸如吞酸、嗳气、呕吐、痞满、不食、飧泄、便秘、舌麻及口干舌燥等。《医述》提出以归脾汤补心火以生胃土法,归脾汤类方其实主要是治疗心脾两亏的脾胃病及其他病证,明显具有郁证特征。

再从上述历代医家所提及的治疗相火有关病证的方药来看,清心类如清心丸、诸泻心汤、酸枣仁汤,疏肝类如小柴胡汤、加减逍遥散,清泻肝火类如龙胆泻肝汤、泻青丸、丹栀逍遥散,滋阴泻火类如六味地黄丸、知柏地黄丸,养心宁神及交通心肾类如起阴汤、济阳丸、宣志汤、启阳娱心丹、救相汤、济火延嗣丹、防盗止汗汤、化精丹、生液丹、发火汤、六味汤、济心丹、参术二仁汤、坎离两补汤等,无不多是从郁论治的方药。

古代医家主张养心净心、恬惔虚无、调畅性情以防治相火,最能说明相火病证的郁证属性。

现代医家也注重运用相火证治理论治疗精神心理因素所致的情志病。例如对于抑郁症,认为相火不足引起心肾不交、肝失疏泄、痰瘀交阻、脑神紊乱,是抑郁症发病的基础;心神与肾志不能协调,可予柴胡桂枝汤、温胆汤治疗;也有肾阳不足为抑郁症的核心病机,少阳相火不足为抑郁症发病的中间环节。肾阳虚患者肾上腺皮质功能处于低下状态,下丘脑 - 垂体 - 肾上腺轴(hypothalamic-pituitary-adrenal axis,HPA)稳定性下降增加抑郁症的易感性,HPA 轴与相火密切相关。有医者从"相火"辨证失眠与焦虑。对广泛性焦虑障碍和 / 或惊恐发作,或用解郁除烦汤治疗少阳相火妄动心神被扰诸症,或基于相火"奉养君火,濡养心神,调七情"的理论,运用加味宁神煎治疗肾阳虚衰,相火上扰心神之证。

● 4. 小结

肾、肝胆、三焦、心包等脏腑皆具相火。病理性相火的本质就是听命于君火,凡七情六欲五志不遂感念于心而起。相火具有但不限于脏腑邪火的特征,有虚有实。相火为病多见阳强、阳痿、遗精、早泄、错经崩漏、白淫、不孕、不育、尿淋涩痛等肾系(生殖泌尿)病证,心神拂乱、虚烦不寐、心悸怔忡、喜忘、多思虑无所定等心系病证,抑郁忧闷、多怒、口苦咽干、胸满胁痛、眩晕耳鸣、失血、狂厥、类中风等肝系病证,痞满、嗳气、吞酸、纳呆、呕吐、不食、飧泄、便秘、舌麻等脾胃系病证,面赤烦躁、盗汗、手心热等阴虚病证,瘖痖暴喑、冒昧、躁扰狂越、骂詈惊骇、气逆冲上、如丧神守、目昧不明等手少阳三焦经及足少阳胆经枢机不利的诸般病证;这些病证多有心肾不交、心脾两亏、心气不足、心神不宁、肝气郁、少阳枢机不利、气郁化火、肝阳肝风、胆郁痰湿(火)、真阴亏损、元气耗伤等病机特点。治疗相火除针对以上病机外,更当注重正心收心养心、恬惔虚无精神内守,以防治相火为病。所有这一切均指向相火具有郁证性因机证治的特征。

主要参考文献

[1] 岳广欣,黄启福,陈家旭,等.相火在抑郁症发病过程中的地位和作用[J].中医研究, 2007,20(2):1-4.
[2] 王泽文,江泳.从少阳相火不足探讨抑郁症的发病[J].内蒙古中医药,2016,35(15): 164.
[3] 车谦宇,吕波,李月,等.王克勤教授从少阳郁热论治广泛性焦虑症[J].黑龙江中医药, 2017,46(2):25-26.

八、郁证治疗论

尽管现代医学已经开始从生物医学模式向生物 - 心理 - 社会医学模式转变,提出了心身医学概念,但迄今为止仍然强于治"病"而弱于治"心"。中医千古以来以人为本,处方用药强调根据患者的个体化情况如法加减进退,追求心身并治,病、心兼顾,与现代生物 - 心理 - 社会医学模式不谋而合。当今社会人们面临的生活压力陡增,由心理失衡导致的郁证病患越来越多,这就需要中医在传统认知的基础上进一步思考郁证相关的治疗策略,以更好地满足临床的需要。

● 1. 重视疏肝理气解郁、养心安神定志

肝主疏泄、心藏神,情志性疾病与肝、心两脏的功能失调密切相关,故临床治疗郁证宜采用疏肝理气解郁、养心安神定志的方法(尤其适用于因郁致病的显性郁证和狭义郁证)。对于部分因病致郁、隐性郁证以及广义郁证患者,或许其肝气郁结、心神失养的临床表现并不明显或典型,但只要通过四诊辨识其郁证形态并把握郁证的本质病机,便可运用或辅助运用上述治疗法则。

实践证明,疏肝、养心方药对于精神神经障碍类疾病或躯体障碍类疾病,如部分癔症、神经衰弱、部分躯体形式自主神经功能紊乱等,均有良好的治疗

作用。现代药理研究表明,很多中药和经典方剂具有明确的抗抑郁作用。其中常用的中药有紫苏、葛根、柴胡、连翘、知母、郁金、合欢花、厚朴、佛手、积雪草、银杏、石菖蒲、远志、酸枣仁、姜黄、红景天、槟榔、人参、黄精、甘草、淫羊藿、白芍、刺五加、五味子、巴戟天等;常用的方剂有小建中汤、柴胡加龙骨牡蛎汤、柴胡疏肝散、甘麦大枣汤、百合地黄汤、逍遥散、酸枣仁汤等。

调畅气机是治疗郁证不可忽视的重要一环。诚如清代李用粹在《证治汇补·郁证》所云:"郁病虽多,皆因气不周流。法当顺气为先,升提为次。"清代费伯雄《医方论》亦认为:"凡郁病必先气病,气得流通,郁于何有。"因此,临证治疗郁证,无论患者有无痞满,均应重视运用理气药物,如香附、佛手、郁金、枳壳、枳实、青皮、陈皮、木香等。情志刺激除致肝郁气结外,更可暗耗心血致心神失养,故应择机选用养心安神定志类药物,如茯神、石菖蒲、龙骨、牡蛎、代赭石、珍珠母、远志、淮小麦、酸枣仁、夜交藤、合欢皮(花)、玫瑰花、龙眼肉、麦冬、五味子等。

所谓在治疗郁证时重视疏肝理气解郁、养心安神定志,就是在辨识郁证形态的基础上,更加积极主动地运用或辅助运用此类方药。

● 2. 圆机活法应用辨证论治

由于郁证的临床表现具有功能性、多样性、广泛性、复发性、怪异性这五大特点,并非一概按照或遵循某种特定的病机集成,因此难以完全做到辨证论治;或即使努力做到了辨证论治,理法方药亦难保逻辑严谨,有时甚至被表面现象所迷惑、所误导(不识郁证的形态及其病机本质,可能会作出错误而无效的辨证论治)。

隐性郁证、广义郁证可以表现出形形色色的躯体症状或"医学难以解释的症状"(medically unexplained symptoms, MUS),如阳痿、遗精、头痛、心悸、胸痹、小便频数、脘腹痞胀等,乍看之下似属"普通"的中医病证,实际上有可能是较为隐匿的情志不遂所导致的郁证,属于郁证的"变证",乃是神经症或自主神经功能紊乱所致。倘若不察郁证的形态及其病机本质,只知按照常规方法辨证论治,很可能导致治疗无效,或疗效难以重复。

郁证形态的多样性及郁证临床表现的复杂性,决定了临证切不可机械教条地遵循辨证论治，而需要"圆机活法"。圆机活法是中医临证思维的最高境界，取决于对病证本质病机的深邃洞察力及对方药特性的透彻理解力。对郁证而言，圆机活法就是要抓住郁证的病机本质施治。例如，对于阳痿、遗精、小便频数等看似普通的"肾虚"病证，如能辨识患者的郁证形态，如能判断其为郁证的"变证"，便不会机械教条地采用补肾益精方法进行辨证论治，而是可能采用疏肝理气解郁、养心安神定志等其他方法进行治疗。诸如此类，不可不察。

3. "怪症从郁论治"

据《辞海》释义，怪者，奇异的、不常见的、怪异、怪诞。古籍中的"怪民"是直接指精神失常的人。《周礼·天官·阍人》有载："奇服怪民不入宫。"郑玄注："怪民，狂易。"柳宗元《与萧翰林俛书》："谤语转侈，嚣嚣嗷嗷，渐成怪民。"

这里所说怪症（怪异症状）的定义与《辞海》的解释同中有异。相同的是，怪症指症状怪异、荒诞不经，如自觉心里痒痒的（非文学性表述），如音乐声萦绕脑海不去，如奔豚气等。不同的是，怪症患者的有些症状本身并不算怪异，但其解释不合逻辑。如胸骨后闷胀持续 2 年不去，患者固执地认为是由 2 年前某次食辣椒引起，诸如此类。以上两类均属怪症，其共同点是用一般已知的病因病机或医学常识难以合理解释，甚至不符合一般生活常识。当然，所谓不能作出合理的医学解释是相对而言的，如果从郁证的角度、从精神神经症角度来看，也许"见怪不怪"。

怪症是广义郁证的临床表现特点之一，一般多责之于郁，从来郁证多怪症。怪症与疑难杂症也有某种内在联系，所谓无怪则不疑、非异则不难、病因怪异而疑难。因此，怪症多属疑难杂症，疑难杂症多有怪症。如此，疑难杂症便与郁证便具有某种内在联系，即与怪症一样，疑难杂症大多属于隐性郁证、广义郁证范畴的疾病。

中医早就观察到临床上怪症的存在并提出了相关的治疗策略。例如，朱丹溪最早提出了"怪疾多属痰"的观点。再如，《素问·缪刺论》篇认为奇病多瘀："今邪客于皮毛，入舍于孙络，留而不去，闭塞不通，不得入于经，流溢于大络，而生奇病"。当代医家颜德馨也指出"怪病必有瘀"。

在诸家"怪症从痰论治""怪症从瘀论治"学术观点的基础上，笔者根据怪症为郁证主要特征之一这一临床事实,进一步提出了"怪症从郁论治"的学术观点。怪症从郁论治是指对于临床表现怪异的隐性郁证或广义郁证患者,不妨从郁论治,即采用疏肝理气解郁和/或养心安神定志的方法进行治疗。笔者的临床实践证明,对一些怪症患者用盐酸舍曲林、氟哌噻吨美利曲辛(黛力新)、米氮平、帕罗西汀等抗抑郁、抗焦虑西药治疗后,其怪症可以轻减或消失。证明怪症多属郁证、怪症从郁论治的观点可以成立。

怪症从郁论治是对怪症从痰、从瘀论治的补充和完善。怪症从痰、从瘀及从郁论治三者之间具有内在的生理、病理联系。在生理情况下,气机正常则津液代谢输布正常,无以产生痰(饮)湿;气行则血行,无以产生瘀血。在病理情况下,气滞可以引起痰阻、血瘀,痰瘀又可加重气滞。从郁论治是指通过疏通气机,以助化痰和活血。因此,疏肝理气从郁论治是从痰、从瘀论治所难以替代的郁证治疗法则。郁证是由情志不遂导致气机郁滞,进而导致痰瘀病理产物,影响多个脏腑经络,从而产生广泛而多样的症状。通过从郁、从痰、从瘀之"三从"治疗,可收疏肝理气解郁、养心安神定志、蠲痰、化瘀之"四德"。"三从四德"是中医治疗郁证的基本而常用的法则与原理。

需要指出的是,"从……论治"的提法本身具有一定的模糊性,多少含有"即使并不具备典型的痰阻、血瘀、肝郁之证候,但可以试用从痰、从瘀、从郁的方法进行治疗"的意思。临证并不总能遇到典型证候,"三从"治法亦是圆机活法之体现。

"重视疏肝理气解郁、养心安神定志"也罢,"怪症从郁、从痰、从瘀论治"也罢,都是对郁证"辨证论治不可机械教条"的补充阐述。

● 4. 病郁同治

病郁同存是郁证患者常见的形态,而中医能够发挥病郁同治的优势。无论因郁致病还是因病致郁,临证都需注意病郁同治。所谓治病毋忘医郁,郁去则病易瘥;解郁毋忘疗病,病减则郁随轻。倘若仅强调治郁而不及疗疾,则病不去而郁亦难消。

如同"郁证形态论"所论,病郁同存之病,不仅是指现代医学的器质性疾病和功能性疾病,还包括中医病证之病。中医病证与现代医学功能性疾病既有联系又有区别。现代医学的器质性疾病与功能性疾病大多可以表现出中医的病证(除隐匿性或亚临床型的疾病外),但中医病证的内涵更加广泛,既包含了现代医学的器质性疾病和功能性疾病(包括自主神经功能紊乱),还可能包括了现代医学目前无法明确诊断的各种疾患、功能失调及不适状态。其中中医所重视的人体的功能失调或不适状态,正是现代医学所忽视或无能为力的。

对于病郁同存者,积极治疗其原发疾病或病证,减轻由之带来的痛苦与困扰,恢复功能,调整状态,如此则精神情绪自然转佳而得爽快,郁更易除。例如,对于痛经或热入血室证并有气从少腹上冲胸咽的奔豚气患者,直接治疗其痛经或热入血室证,则随着痛经或热入血室证减缓,奔豚气自会消失。一方面,患者的痛苦得到减缓,则继发于疾病或病证的自主神经功能紊乱或郁证自能轻减;另一方面,症状轻减无异对患者可以起到良好的积极的暗示作用,不仅有利于患者树立战胜疾患的信心,从而也有利于因病致郁减缓。

查阅当代数百篇中医治疗郁证的文献,其中所用的治疗方法可谓应有尽有。有从气血津液辨证论治者,有从肺、肝、心、脾、肾、脑及五脏兼顾等脏腑辨证论治者。其中又包括疏通气机法、温补法、和解少阳法、通腑泄热法、活血化瘀法、养阴行气法、温肝法等,不一而足。分析其原因也许有多种,但其中有两点是客观存在的:其一,郁证有狭义和广义之分,广义郁证的病机泛指风、湿、寒、热、气、血、痰、火、食等病邪郁滞表里、脏腑、经络,是以治疗外感六淫、内伤七情、饮食劳倦、痰饮瘀血以及调理气血、恢复阴阳平衡,皆属解其郁滞病机;其二,因病致郁者的疾病或病证各式各样,原发病机各不相同,故治疗方法自然也会多种多样。

● 5. 结合心理情志疗法

心理咨询疏导疗法、精神分析疗法、催眠疗法、认知疗法和行为疗法等非药物治疗方法也是治疗郁证的重要手段,需要医者具备一定的专业知识,最好掌握,起码懂得。

心理疗法在古代中医学中称为情志疗法,是历史上广为流传的最有故事情节、传奇性和富有浪漫主义色彩的治疗方法。嬉笑怒骂皆成治疗措施,往往可以起到药物难以达到的治疗效果。

心理疗法的效果还与医生的威望有关，患者对医者的信任和崇拜是暗示作用取效的基础。名医妙手回春固有赖于其医术精湛，与其名望也不无有关。安慰剂的疗效有时可高达50%以上，即为例证。轻瞧中医者的理由之一便是认为中医个体化治疗不能排除安慰剂效应的可能性。这些人其实不知道安慰或暗示本身就是治疗郁证的一种常用而有效的方法，古今中外普遍采用，西医也莫能例外。

难治性郁证是指与先天遗传、气质禀赋、性格人格有关的易感人群所患的郁证，除非更换基因、彻底改造世界观和价值观、转变性格、重塑人格，否则，企图单靠药物治愈尚有困难。但不容忽视的是，同情、开导、鼓励、安慰、动员等从精神层面所激发的力量有时是无比强大的。正如美国纽约东北部萨拉纳克湖畔的特鲁多医生的墓碑上所镌刻的铭文所示："有时治愈，常常帮助，总是安慰。"这对普通患者是如此，对郁证患者更是如此。

主要参考文献

[1] 谢克亮,朱东铭.住院病人中抑郁症的漏诊情况分析[J].现代医院,2003,3(2):23-25.
[2] 喻晓春,高俊虹,付卫星.论阿是穴与穴位特异性[J].针刺研究,2005,30(3):183-190.
[3] 张迅.医患交流与知情选择的医学伦理学意义[J].实用妇产科杂志,2010,26(6):404-406.

九、郁证非药物情志疗法论

郁证从郁论治除了药物疗法外，还有非药物疗法，目前临床上存在比较重视前者而忽视后者的倾向。非药物疗法除了针灸、推拿外，主要有情志疗法。汉华佗元化撰、唐孙思邈编集《华佗神医秘传》指出："忧则宽之，怒则悦之，悲则和之，能通斯方，谓之良医。"清代沈金鳌《杂病源流犀烛·诸气源流》亦指出："人有病在七情，非药可治也，还即以情治之。"为此，有必要温习一下古代中医诸种治郁的非药物情志疗法，可备临证参考。

1. 祝由疗法

"祝由"是古代祝祷治病方法,后世称用符咒禳病的为祝由科。《黄帝内经》说用祝由法治病,有的有效,有的无效,未可一概而论。如《素问·移情变气论》指出:此恬憺之世,邪不能深入,故可移精祝由而已;当今之世忧患于内,形伤其外,贼风数至虚邪朝夕,内至五脏骨髓外伤空窍肌肤,故祝由不能已矣。意即非外邪所致之恙,可祝由而去;外邪所致重病,祝由无效。

《灵枢·贼风》进一步指出祝由可治情志类病:"黄帝曰:今夫子之所言者,皆病人之所自知也,其毋所遇邪气,又毋怵惕之所志,卒然而病者,其故何也,唯有因鬼神之事乎?岐伯曰:此亦有故,邪留而未发,因而志有所恶,及有所慕,血气内乱,两气相搏,其所从来者微,视之不见,听而不闻,故似鬼神。黄帝曰:其祝而已者,其故何也?岐伯曰:先巫者,因知百病之胜,先知其病之所从生者,可祝而已也。"黄帝问:一些疾病既非外感六淫又无内伤七情,莫非鬼神所作?岐伯答:看似并无显性情志致病因素(志无所怵),实因隐性情志因素(志有所恶所慕)积累到一定程度后发病,患者不觉、医者难察(其所从来者微)而已。此即相当于七情不遂所致之隐性郁证,对此用祝由法或可已。

清代吴鞠通《医医病书·治内伤须祝由论》云其治七情内伤者善用祝由:"吾谓凡治内伤者,必先祝由,详告以病之所由来,使病人知之,而不敢再犯。"

祝由是从引发疾病的冲突事件入手,由医者引导分析其原因;应用咒语配合某些象征性去除疾病的宗教仪式;通过转移患者的注意力等法,起到积极的暗示作用。其与现代精神分析疗法、认知疗法、心理暗示疗法有异曲同工之处。

2. 开导疗法

相当于现代医学之心理疏导疗法,对患者心理状态进行疏导引导,从而达到促进身心健康、防治疾病的目的。

《灵枢·师传》载:"人之情,莫不能恶死而乐生,告之以其败,语之以其善,导之以其所便,开之以其所苦,虽有无道之人,恶有不听者乎。"后世医家谓此为"劝慰开导"法。

吴鞠通深得其中二昧:"又必细体变风变雅,曲察劳人思妇之隐情,婉言以开导之,庄言以振惊之,危言以悚惧之,必使之心悦情服,而后可以奏效如神。……叶氏案中谓无情之草木,不能治有情之病,亦此义也。俗语云有四等难治之人,老僧寡妇室女童男是也;有四等难治之病,酒色财气是也。难治之人,难治之病,须凭三寸不烂之舌以治之。救人之苦心,敢以告来者(《医医病书》)。"三寸不烂之舌"并非贬义,乃"苦口婆心"开导之意。

疏导开导应注意方式方法。清代俞震《古今医案按·癫狂》载:"昔有患贫而病者,医令人诡以财帛与之,遂愈。皆一时权宜之法,然一旦真情忽露,其病必发,不若以正言开导之,使豁然省悟,乃无反复。"

● 3. 暗示疗法

指医生或催眠者利用言语、动作或其他方式,使被治疗(催眠)者在不知不觉中受到积极暗示的影响,接受某种观点、信念、态度或指令,以解除其心理压力负担,消除疾病症状或强化治疗效果。

宋代曾慥《道枢·枕中》载:"瞑目内视,使心生火,想其疾之所在,以火攻之矣,疾则愈。"可见古代就有通过自我暗示的方法治疗疾病的认识。

《素问·调经论》载:"按摩勿释,出针视之,曰我将深之,适人必革,精气自伏,邪气散乱,无所休息,气泄腠理,真气乃相得。"一般认为这是指在针灸治疗过程中医者运用暗示法以提高疗效的意思。

《黄帝内经》"移精变气"亦有暗示疗法之意。

● 4. 行为疗法

行为疗法是当今应用最为广泛的心理治疗方法之一,通过对人类行为进行分析和矫正,以减轻或改善人们的异常行为或问题行为。

(1) 习见习闻:诱导患者暴露于导致焦虑、害怕及其他强烈情绪反应的情境,使其逐渐适应之,以消除病症,相当于现代医学之系统脱敏疗法。

金代张从正《儒门事亲·九气感疾更相为治衍》首创习见习闻法:"夫惊以其忽然而遇之也,使习见习闻则不惊矣。"《儒门事亲·惊》记载了具体运用案例:"卫德新之妻,旅中宿于楼上,夜值盗劫人烧舍,惊坠床下,自后每闻有响,则惊倒不知人,家人辈蹑足而行,莫敢冒触有声,岁余不痊。诸医作心病治之,人参、珍珠及定志丸,皆无效。戴人见而断之曰:惊者为阳,从外入也;恐者为阴,从内出也。惊者,为自不知故也;恐者,自知也。足少阳胆经属肝木。胆者,敢也。惊怕则胆伤矣。乃命二侍女执其两手,按高椅之上,当面前,下置一小几。戴人曰:娘子当视此。一木猛击之,其妇人大惊。戴人曰:我以木击几,何以惊乎?伺少定击之,惊也缓。又斯须,连击三五次;又以杖击门;又暗遣人画背后之窗,徐徐惊定而笑曰:是何治法?戴人曰:《内经》云:惊者平之。平者,常也。平常见之必无惊。是夜使人击其门窗,自夕达曙。夫惊者,神上越也。从下击几,使之下视,所以收神也。一二日,虽闻雷而不惊。"

(2) **冲击疗法**:与系统脱敏循序渐进的原则恰好相反,是指让患者一下子面对大量的惧怕境况,甚至过分地与惧怕境况接触,根据物极必反原理,可消除恐惧。主要用于恐怖症的治疗。

清代魏之琇《续名医类案·惊悸》载:"卢不远治沈君鱼,终日畏死,龟卜筮数无不叩,名医之门无不造。一日就诊,卢为之立方用药,导谕千万言,略觉释然。次日侵晨又就诊,以卜当十日死。卢留宿斋中,大壮其胆,指菁山叩问谷禅师授参究法。参百日,念头始定而全安矣。"沈君鱼惧怕死亡,卢不远开导效不著,翌晨改以最直接的方式诈其十日当死,让他直面最难以接受的刺激,惧死反而有所放开;再结合参禅百日以悟生命之道,遂得全安。此法即类似"冲击疗法"。

(3) **厌恶疗法**:是基于条件学习原理而建立的一种治疗方法,运用惩罚性的刺激,通过直接或间接想象,以达到减少或消除不良行为的目的。现代有电击厌恶疗法、药物厌恶疗法、想象厌恶疗法等。

明代李梴《医学入门·怪疾》记载运用"厌恶疗法"以戒酒瘾的案例:"善饮致羸。男子自幼善饮酒,至长成日饮一二斗不醉,片时无酒,叫呼不绝,全不进食,日就羸弱。令其父用手巾缚住其手足,令勿动摇,但扶少立,却取生辣酒一坛,就于其子口边打开,其酒气冲入口中,病者必欲取饮,坚不可吃之。须臾口中忽吐物一块,直下坛中,即用纸封裹坛口,用猛火烧滚,约酒干一半,即开视之,其一块形如猪肝,约三两重,周回有小孔如针眼不可数计,弃之江中。饮食复归,虽滴酒不能饮矣。"让嗜酒者亲见酒坛中"怪物",使之对酒产生厌恶的情感从而成功戒酒。此案坛中"怪物"或为医者阴令密使。

（4）放松疗法：是指通过一定的肌肉训练程序，有意识地控制自身心理生理活动，降低唤醒水平，改善身心紊乱状态以起治病作用。

与现代放松疗法不同的是，古代中医更重视通过心理放松以达到防病祛疾的目的。其理论源于《素问·上古天真论》："恬惔虚无，真气从之，精神内守，病安从来。"强调澄心静志、淡泊欲望以减少烦恼，全真保元以防治疾病。与静坐参禅、念经数珠等道佛之理相通，可结合一起运用。气功亦属此类。

明代江瓘《名医类案·颠狂心疾》载："邝子元由翰林补外十余年矣，不得赐还，尝侘傺无聊，遂成心疾。每疾作，辄昏瞆如梦，或发谵语，有时不作，无异平时。或曰：真空寺有老僧，不用符药，能治心疾，往叩之。老僧曰：相公贵恙，起于烦恼，生于妄想。夫妄想之来，其几有三，或追忆数十年前荣辱恩仇，悲欢离合，及种种闲情，此是过去妄想也。或事到跟前，可以顺应，即乃畏首畏尾，三番四复，犹豫不决，此是见在妄想也。或期望日后富贵荣华，皆如所愿，或期功成名遂，告老归田，或期望子孙登荣，以继书香，与夫不可必成、不可必得之事，此是未来妄想也。三者妄想，忽然而生，忽然而灭，禅家谓之幻心。能昭见其妄，而斩断念头，禅家谓之觉心。故曰：不患念起，惟患觉迟。此心若同太虚，烦恼何处安脚？"老僧言人有过去、现在、未来三种烦恼（幻心）；欲望绸缪染著则消耗元精，如能昭见而摒弃，心若太虚，烦恼便无处生根矣（觉心）。"子元如其言，乃独处一室，扫空万缘。静坐月余，心疾如失。"

清代黄凯钧《友渔斋医话·一览延龄》载："前明道林蒋先生偶抱疾病，岁乙亥病益甚，哕血几不起。先生乃医药借寓道林寺一室，只以一力自随，闭目迭足，默坐澄心，常达昼夜，不就枕席。一日忽香津满颊，一片虚白，炯炯见前，猛然有省之间，而沉疴已霍然去体矣。先生尝曰：某读关洛诸书，见得万物一体，未敢自信。直到三十二三岁，因病去寺中静坐，将怕死与恋老母念头一齐断却，如此者半年余。一旦，忽觉此心洞然，宇宙浑属一身，呼吸痛痒，全无间隔。"

以上均是通过静坐，内忘思虑外息境缘，扫除一切杂念，抛弃所有恩怨慕恋，使精神情志臻达清静宁谧；或通过反省自省而达顿悟觉悟的境界，从而起到防病祛疾的作用。这就是"知其道者，法于阴阳，和于术数"，"志闲而少欲，心安而不惧（《素问·上古天真论》）"；"圣人为无为之事，乐恬惔之能，从欲快志于虚无之守(《素问·阴阳应象大论》)";"志意治","传精神,服天气,而通神明(《素问·生气通天论》)"等《黄帝内经》思想的精髓之所在。

更有采取"极端"手法的放松疗法。明代王纶《明医杂著·病时静心息虑》载:"昔人有云,我但卧病,即于胸前,不时手写死字,则百般思虑俱息,此心便得安静,胜于服药,此真无上妙方也。盖病而不慎则死,必至达此理者,必能清心克己。"理性面对生老病死自然规律,贪嗔痴念,一扫而光;视死如归,更复何惧! 郁证所致百般不适,俱可烟消云散。

5. 心理转移法

是指通过改变患者心理活动的指向性,使其注意焦点从病所转移到他处的心理疗法。

《素问·移精变气论》载:"古之治病,惟其移精变气。"即通过(暗示)转移患者的精神及注意力,以减轻或消除疾病。清代叶天士在《临证指南医案·郁》也指出:"郁证全在病者能移情易性。"改变郁证患者性格或较难,但转移郁证患者的心理注意力则相对比较容易做到。

《儒门事亲·九气感疾更相为治衍》载:"昔闻山东杨先生,治府主洞泄不已。杨初未对病人,与众人谈日月星辰缠度,及风云雷电之变,自辰至未,而病者听之而忘其圊。杨尝曰:治洞泄不已之人,先问其所好之事。好棋者,与之棋;好乐者,与之笙笛,勿辍。"通过与洞泄不已患者侈谈其所爱好之天文话题,竟使其忘却临圊而减少便次,可知其所患为郁证性泄泻。

东汉《南郡县志·人物志·李建昂医事》载:一书生,畏惧光亮,"不近灯火"。李建昂诊毕,索其所著文章,"乱其句读,郎声而诵"。书生"愤然夺其文曰:客非此道中人,不解句读,何其妄也,因就灯而坐,顿忘畏明之习"。

6. 认知疗法

根据个体认知过程影响其情绪和行为的理论假设,通过一定的技术和手段来改变患者的不良认知,以消除其不良情绪和行为。

唐代房玄龄《晋书·乐广传》所载"杯弓蛇影"的故事广为人知,以下二案与此类似。

宋代孙光宪《北梦锁言》载："唐时中表间有一妇人,从夫南中效官,曾误食一虫,常疑之,由是成疾,频疗不愈,京城医者知其所患,乃请主人姨奶中谨密者一人,预戒之曰:今以药吐泻,但以盘盂盛之;当吐之时,但言有一小虾蟆走去,然切不得令病者知是诳语也。其奶仆遵之,此疾永除。"

《名医类案·诸虫门》载："一人在姻家过饮醉甚,遂宿花轩,夜半酒渴,饮水不得,遂口吸石槽中水碗许。天明视之,槽中俱是小红虫,心徒然而惊。郁郁不散,心中如有蛆物,胃脘便觉闭塞,日想月疑,渐成痿隔,遍医不愈。吴球往视之,知其生于疑也。用结线红色者分开,剪断如蛆状,用巴豆两粒,同饭捣烂入红线丸十数丸,令病人暗室内服之。置宿盆内放水,须臾欲泻,令病人坐盆,泻出前物,荡漾如蛆。然后开窗令视之,其病从此解,调理半月而愈。"

现代医家有谓本法为"物证释疑疗法"。

7. 音乐疗法

工娱疗法是指通过劳动或工作、文娱及体育活动来促进精神疾病患者康复的一种治疗方法。音乐疗法属工娱疗法之一,西汉司马迁《史记·乐书》谓:"故音乐者,所以动荡血脉,通流精神而和正心也。"现代有人建立了中医情志音乐库以治疗情志偏颇者。

三国时期嵇康《养生论》记载西汉窦公幼年失明,郁郁寡欢忧闷成疾。后学弹琴,每遇不悦,以琴抒怀,调节心志,解除病痛,活到高寿。"窦公无所服御而致百八十,岂非鼓琴和其心哉?此亦养神之一征也。"

元代刘郁《西使记》载："哈理法患头痛,医不能治,一伶人做琵琶曲七十二弦,听之立解。"

金代张从正《儒门事亲·九气感疾更相为治衍》载："余又尝以针下之时便杂舞,忽笛鼓应之,以治人之忧而心痛者。"

清代吴尚先《理瀹骈文·略言》载："七情之病,看花解闷,听曲消愁,有胜于服药者也。"

8. 顺志从欲疗法

支持性心理治疗方法,旨在加强患者对精神应激的防御能力,帮助患者控制混乱的思想和感情,重建心理平衡。顺志从欲法具有支持性心理疗法的特征。

《灵枢·师传》指出:"夫治民与自治,治彼与治此,治小与治大,治国与治家,未有逆而能治之也,夫惟顺而已矣,顺者非独阴阳脉,论气之逆顺也,百姓人民皆欲顺其志也。"治疗患者如同治理国家,要在顺其志从其欲。

明代吴昆《医方考·情志门》记载:谭某日会堂属官,筵中有萝卜颇大,众羡之。谭曰更有大如人者。众皆笑以为无。谭因众人以其语为妄,遂忧愤愧赧成疾,连日不能食。其子煌思必实如所言,始可疗父病。遂遣人取萝卜如人大者至官所,复会堂属,强父扶疾而陪。自此谭疑解病瘥。谭子煌找来萝卜如人大者,以消众疑,遂父心愿便是愈父之疾。此即为"顺志从欲法"。

● 9. 情志相胜疗法

是指医生有意识地激起患者一种暂时的情志,以战胜、制止、克服另一种偏颇情志所导致的病证。

(1) 五行情志相胜疗法:源于《黄帝内经》脏腑五行生克理论。肝属木在志为怒、心属火在志为喜、脾属土在志为思、肺属金在志为忧、肾属水在志为恐;故怒伤肝、悲胜怒为金克木,喜伤心、恐胜喜水克火,思伤脾、怒胜思为木克土,忧伤肺、喜胜忧为火克金,恐伤肾、思胜恐为土克水。

《儒门事亲·九气感疾更相为治衍》细化了五脏情志相胜的理论:"故悲可以治怒,以怆恻苦楚之言感之;喜可以治悲,以谑浪亵狎之言娱之;恐可以治喜,以恐惧死亡之言怖之;怒可以治思,以污辱欺罔之言触之;思可以治恐,以虑彼志此之言夺之。凡此五者,必诡诈谲怪,无所不至,然后可以动人耳目,易人听视。若胸中无材器之人,亦不能用此五法也。"

① 喜胜忧:《丹溪治法心要·咳血》载:"一人因忧患病,咳吐血,面鳖黑色,药之十日不效,谓其兄陈状元曰:此病得之失志而伤肾,必用喜解乃可愈,即求一足衣食地处之,于是大喜,实时色退,不药而愈,所以言治病必求其本,虽药得其所病之气,宜苟不得其致病之情,则方终不效也。"但运用此法诚如俞震《古今医案按·癫狂》所言需注意方式方法。

《儒门事亲·内伤形》载:"息城司候,闻父死于贼,乃大悲哭之。罢,便觉心痛，日增不已，月余成块，状若覆杯，大痛不住，药皆无功。议用燔针炷艾，病人恶之，乃求于戴人。戴人至，适巫者在其旁，乃学巫者，杂以狂言以谵病，至是大笑，不忍回，面向壁一二日，心下结块皆散。戴人曰：《内经》言：忧则气结，喜则百脉舒和。又云：喜胜悲。《内经》自有此法治之，不知何用针灸哉，适足增其痛耳！"悲忧同类，故喜亦可胜之。

《续名医类案·内伤》载："吴桥治陈龙，年八十，而病溺浊不禁，则隐几而日夜坐，不复近衾。诊之，六脉沉沉垂绝矣。曳乃命孙扶起，曲跽告曰：老夫春秋高，子孙仅立门户，死其时也。吾从侄继鸾，年四十，病瘵且危，家极贫，举室五口，嗷嗷待哺，愿公救其死，即尤死贤于生。就而诊之，卧无完席，室中仅二缶作炊，然左脉平，右脉虚大而数，曰：此忧思伤脾也，扶脾土则有生理，治宜补脾抑肝。曳闻瘵者可生，则大喜过望，其病一再剂而愈。逾月瘵者无恙，则夫妇帅诸子罗拜谢之。"曳以为病瘵必死坐而待毙，闻瘵者可生大喜过望乃至"无恙"，显非补脾抑肝之功，实乃"喜胜忧"之故。

② 怒胜思：《儒门事亲·内伤形》载："一富家妇人，伤思虑过甚，二年不寐，无药可疗。其夫求戴人治之。戴人曰：两手脉俱缓，此脾受之也。脾主思故也。乃与其夫，以怒而激之。多取其财，饮酒数日，不处一法而去。其人大怒汗出，是夜困眠。如此者八、九日不寤，自是而食进，脉得其平。"

《丹溪心法·附录·丹溪翁传》载："一女子病不食，面北卧者且半载，医告术穷。翁诊之，肝脉弦出左口，曰：'此思男子不得，气结于脾故耳。'叩之，则许嫁夫入广且五年。翁谓其父曰：'是病惟怒可解，盖怒之气击而属木，故能冲其土之结。今茅触之使怒耳。'父以为不然。翁入而掌其面者三，责以不当有外思，女子号泣大怒，怒已，进食。翁复潜谓其父曰：'思气虽解，然必得喜，则庶不再结。'乃诈以夫有书，且夕且归。后三月，夫果归而病不作。"

明代吴昆《医方考·情志门》载："文挚，齐人也。齐威王病，发使召文挚。挚至，谓太子曰：王病，怒则愈。王若即杀臣，奈何？太子曰：无虑，我当救之。文挚于是不时来见王，及来，不脱履而登床，王大怒，使左右持下将烹之。后及太子叩头请救，王怒遂解，赦挚，因此病愈。所以然者，王之病，得于思，故以怒胜之。"该篇总结道："经曰：思者气结。气结者，阴翳之根也，故用暴怒以伤其阴,使之归于平调而已。"

《续名医类案·郁症》载:"一女与母相爱,既嫁,母丧,女因思母成疾,精神短少,倦怠嗜卧,胸膈烦闷,日常怏怏,药不应。予视之曰:此病自思,非药可愈。彼俗酷信女巫,巫托降神言祸福,谓之卜童。因令其夫假托贿嘱之,托母言女与我前世有冤,汝故托生于我,一以害我,是以汝之生命克我,我死皆汝之故。今在阴司,欲报汝仇,汝病怏怏,实我所为,生则为母子,死则为寇仇。夫乃语其妇曰:汝病若此,我他往,可请巫妇卜之何如? 妇诺之。遂请卜,一如夫所言。女闻大怒,诟曰:我因母病,母反害我,我何思之? 遂不思,病果愈,此以怒胜思也。"

③ **思胜恐**:清代唐大烈《吴医汇讲·恐伤肾思胜恐解》载:"若善思者处此(指因恐惧而骨酸痿厥、暴下清水、阴痿、脱颐诸症),即非常临之,自有定识,岂得以恐惧摇其意见哉? 况思虑之志出乎脾,以思胜恐,亦即以土制水,论情论理,亦适符也。"上述"4.行为疗法(2)冲击疗法"中卢不远治沈君鱼恐惧死亡案,叩问谷禅师授参究法,研究性命之原,不为生死所感,参百日而恐惧畏死念头消除,亦有"思胜恐"意。

④ **恐胜喜**:《儒门事亲·九气感疾更相为治衍》载:"又闻庄先生者,治以喜乐之极而病者。庄切其脉,为之失声佯曰:吾取药去。数日更不来,病者悲泣,辞其亲友曰:吾不久矣。庄知其将愈,慰之。诘其故,庄引《素问》曰:惧(应为恐)胜喜。"

清代徐大椿《洄溪医案》载:"某殿撰,新以状元及第,告假而归,至淮上而有疾,求某名医。医曰:疾不可为也,七日必死,可速归,疾行犹可抵里。殿撰嗒然气沮,兼程而归,越七日无恙。其仆进曰:医有一束,嘱归面呈之。殿撰拆视,中言:公自及第后,大喜伤心,非药力所愈。故仆以死恐之,所以治病也,今无妨矣。"清代吴敬梓《儒林外史》中范进中举喜极而疯,被其平素所惧之屠夫丈人一巴掌扇醒,同此"恐胜喜"之理。

⑤ **悲胜怒**:《续名医类案·目》载:"杨贲亨治一贵人,患内障。性暴躁,时时持镜自照,计日责效,数医不愈。召杨诊,曰:公目疾可自愈,第服药过多,毒已流入左股,旦夕间当发毒,窃为公忧之。既去,贵人日夕视左股,抚摩,惟恐其发也。久之目渐愈而毒不作。贵人以杨言不验,召诘之。对曰:医者

意也。公性躁欲速，每持镜自照，心之所属，无时不在于目，则火上炎，目何由愈？故诡言令公凝神于足，则火自降，目自愈矣。”杨贲亨为贵人治内障眼病，谎告其不久将左大腿处毒发而危。贵人于是终日沉浸在悲哀之中，不料心火上炎之目疾却不治而愈。此属“悲胜怒”例。但本案通过转移患者注意力自目至足，竟使其忘却“目疾”，知其所患为郁证性目疾；其法亦可属“心理转移法”。

(2) 非五行情志相胜疗法：情志相胜法的要旨就是以一种情志纠正另一种情志所致的病证，但未必一定需按五行生克原理。

① 喜胜怒：七情相胜唯喜最为有用，不仅可胜忧悲破涕为笑，亦可解怒而化干戈为玉帛。《儒门事亲·内伤形》载：“项关令之妻，病怒，不欲食。常好叫呼怒骂，欲杀左右，恶言不辍。众医皆处药，几半载尚尔。其夫命戴人视之。戴人曰：此难以药治。乃使二娼，各涂丹粉，作伶人状，其妇大笑。次日，又令作角抵，又大笑；其旁常以两个能食之妇，夸其食美，其妇亦索其食，而为一尝。不数日，怒减食增，不药而瘥，后得一子。”

② 怒胜喜：清代青城子《志异续编》载苏州太守藩宪新到任，升堂之后双目忽然失明，延叶天士诊治。叶天士说：“须全副仪仗来迎。”来使如言回禀，藩宪大怒。左右再三婉言说天士治病如神，乃一代名医，于是勉强同意排列仪仗去迎接。仪仗队来到叶天士医寓“种福堂”。叶天士又让弟子回话说：“须官太太亲自迎方可。”藩宪听此禀报后，大怒咆哮，左右无不屏息战栗。怒气正盛时，双目忽然复明。这时，叶天士登门请罪，解释说：心者神之舍也，过喜则神散失明，“惟怒则阳气逆上，故必得大怒，方可抑阴而伸阳”。

③ 恐胜怒：《景岳全书·诈病》记载一案：二家吵架，燕家母叫跳撒赖，遂至气厥若死。延张景岳前往诊之。初见其肉浓色黑，面青目瞑，手撒息微，脉伏渺如脱，以为危象，欲施温补；又虑其大怒之后气逆虚极不能胜。踌躇未决，乃请复诊。再次入室不见撒手而见其十指交叉，拽之不能动，卒猛一扯，则顿脱有声，力强且劲。将死之人岂犹力有如是乎？肉浓气滞北人禀赋多有之，两腋夹紧奸人狡诈亦有之，面青息微乃怒气使然。“识见既定，因声言其危，使闻灸法，以恐胜之。”

④ **悲胜喜**:民国陆锦燧《景景医话·医谈录旧》载:"德清陈云瞻尚古《簪云楼杂说》载:先达李其姓,归德府鹿邑人也,世为农家。癸卯获隽于乡,伊父以喜故,失声大笑,乃春举进士,其笑弥甚,历十年擢谏垣,遂成痼疾。初犹间发,后宵旦不能休,大谏甚忧之,从容语太医院某,因得所授,命家人绐乃父云'大谏已殁。'乃父恸绝几殒,如是者十日,病渐瘳。佯为邮语云'大谏治以赵大夫,绝而复苏'。李因不悲,而笑症永不作矣。盖医者意也。过喜则伤,济以悲而乃和,技进乎道矣。"

10. 森田疗法

由日本森田正马所创针对神经症的心理治疗方法,其本质是通过亲自体验去理解以达到治疗目的,是一种超越言语和理解的治疗方法。

《四川医林人物》载:"肖文鉴,南充人。一室女患郁症,形消骨立,鉴嘱女结伴锄菜园蔓草,日刈草二背。女初不耐,久习为常。如是一百日,体渐强壮,面生华泽。"其所记类似今之课业疗法,让患者参加有医疗意义的工作或劳动,从而达到治疗心理疾患的目的。此即属森田疗法范畴。

11. 气功疗法

源于古代导引术,包括运动形体、调整呼吸、运用意识、涵养道德。气功内功通过"入静"和冥想,达到心身放松,是一种运用主观意识自我调节的心理治疗方法。气功与瑜伽、坐禅同样,亦属放松疗法之列。

12. 小结

古代中医治郁非药物情志疗法与现代医学心理学治疗方法相接近、相类似或相重叠,有的只是名称不同而已。此外,既有诸如祝由、气功、情志相胜法等中医所特有者,也有诸如生物反馈疗法等现代医学心理学所独有者。结合运用中西医非药物情志疗法、结合运用中医药物与非药物情志疗法,如同结合运用中西医药物疗法一样,对于治疗因七情不遂所致郁证类病证具有十分重要的作用,应该引起重视。

❀----主要参考文献

[1] 王建琴,霍有萍,杜渐.“祝由”内涵及在现代中医心理治疗中的意义[J].中国中医基础医学杂志,2014,20(8):1047-1048.

[2] 王洪志.中医心理治疗理念简述[J].中国心理卫生杂志,2015,29(10):729-732.

[3] 霍磊,翟双庆.中医情志相胜疗法基本理论及优势[J].中医杂志,2007,48(6):569.

第二部分

各论

郁证脾胃病论

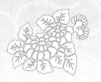

十、郁证泛酸论

泛酸是吞酸和吐酸的统称,吞酸是指胃内酸水上攻口腔、咽嗌,不及吐出而下咽;吐酸是指口吐酸水。泛酸又有反酸、嗳醋、醋心、醋咽、中酸、嗳酸、咽酸等同义或近义名称。

将泛酸分为非郁证性与郁证性两类(表4)。非郁证性泛酸属于脾胃病的症状之一,病因病机证候有食积不化、外邪入侵及脾胃虚弱之类,并无情志病因参与发病。郁证性泛酸为情志不遂所引发,又存在以下几种情况:一种是在脾胃病的基础上兼有七情内伤,即如泛酸既可能是脾胃病的症状又可能是七情内伤所导致的症状,难以截然区分,属于病郁同存和/或因病致郁形态,常见病机证候有肝胃不和(包括肝气犯胃、肝胃郁热等);还有一种是泛酸纯粹因七情内伤所致而非脾胃病所致,属于单纯郁证形态,常见病机证候有肝气郁结化火、肝经湿热以及心脾受伤等,开始并无脾胃病存在,但当七情内伤日久,最终也可以引起脾胃病,属因郁致病和/或病郁同存形态。不同属性泛酸的脏腑病位也是不同的,非郁证性泛酸病位在脾胃,病郁同存泛酸病位在脾胃与肝心,单纯郁证泛酸病位主要在肝心。泛酸如此,其他脾胃病症状大多亦可按此分类。关于郁证形态可以参照"郁证形态论"。

表4　泛酸的属性及其病因、病机、病位

泛酸属性		主要病因	主要病机	脏腑病位
非郁证性泛酸		食积、外邪、脾胃虚弱	脾胃不和	脾胃病
郁证性泛酸	病郁同存	以上＋情志病因	肝胃不和(肝气犯胃,肝胃郁热)	肝胃同病
	单纯郁证	情志病因	肝郁、肝火、肝经湿热、心脾受伤	肝病、心病

古代医家对于郁证性泛酸病脉症治特点已有相当深刻的认识,有必要温故而知新。

● 1. 郁证性泛酸的类型

(1)病郁同存之肝胃同病:肝属木主疏泄情志,脾胃属土主运化,情志因素最易影响肝主疏泄的功能,导致肝木横逆克土犯胃,从而出现包括泛酸在内的一系列脾胃病症状。清代张璐《张氏医通·嘈杂》:"嘈杂与吞酸一类,皆由肝气不舒,木挟相火乘其脾胃……妇人悒郁,多有此证,逍遥散下佐金丸。"清代庆恕《医学摘粹·里证类》:"吞酸者,多属于肝,缘肝盛侮脾,久之脾土虚弱,传运较迟,饮食停滞,嘈杂不堪,此酸味所由作也。"

另一方面,脾胃病土虚土壅也易招致肝侮。明代孙文胤《丹台玉案·脾胃门》:"脾胃一伤,则五脏皆无生气。由是……为吞酸,为吐酸,为胁胀,为多怒,而肝始病矣。"

清代陈士铎《辨证录·痹证门》解释肝气犯胃的机理为:"肝经既病,何能生心,心无血养,安能生胃气哉。胃气不生,自难消化饮食,不能消化饮食,而强饮强食焉,必至吞酸作呕矣。"此论暗示肝郁泛酸尚与心(脾)受伤有关。

肝胃不和除了肝气犯胃外,肝火犯胃则表现为肝胃郁热。《素问·至真要大论》最早描述了肝胃郁热证候表现:"少阳之胜,热客于胃,烦心心痛,目赤欲呕,呕酸善饥,耳痛溺赤,善惊谵妄,暴热消烁,草萎水涸,介虫乃屈,少腹痛,下沃赤白。"明清医家对此论述更详。明代秦景明《症因脉治·呕吐论》:"呕吐酸水之因,恼怒忧郁,伤肝胆之气,木能生火,乘胃克脾则饮食不能消化,遂成酸水浸淫之患矣。"清代吴坤安《伤寒指掌·呕吐》:"因怒而肝火上升犯胃,故吞噫酸水,酸为肝味也。"

同理,脾胃病土虚土壅也可招致肝火浸淫。《丹台玉案·呕吐门》:"又有吞酸吐酸者何也? 盖饮食入胃,胃弱不能消,而又挟肝火,是以作酸。……治吞酸吐酸,必抑其肝,而后所投之药无不中矣。"《张氏医通·不能食》:"脾挟肝热,则吞酸吐酸。"

肝胃不和、肝胃同病之病郁同存,有先肝郁而后脾胃病者,有先脾胃病而后肝乘者,此众所周知,毋庸赘言。

(2) 单纯郁证肝病泛酸:泛酸同嘈杂、嗳气等其他脾胃病症状一样,既可以是脾胃病的症状,也可以是七情内伤所致肝病郁证的症状,如肝气郁结和肝郁化火。单纯肝病郁证泛酸存在两种表现形式,一种是单纯泛酸或伴少数肝气郁结症状,另一种是泛酸伴随涉及多脏腑多系统广泛而多样的郁证表现。对此,当代中医疏忽已久,但古代医家却早有认识,兹摘录有关论述如下。

① 泛酸伴少数肝郁症状:《黄帝内经》最早即将泛酸视为肝木所生。《素问·阴阳应象大论》:"东方生风,风生木,木生酸,酸生肝,肝生筋,筋生心,肝主目……在味为酸,在志为怒。"

明代赵献可《医贯·郁病论》明言泛酸为肝经症状:"盖凡木郁乃少阳胆经半表半里之病,多呕酸吞酸证。"清代唐宗海《血证论·脏腑病机论》论肝酸胆苦:"肝为风木之脏,胆寄其间……与少阳相表里,故肝病及胆,亦能吐酸呕苦。"

清代王旭高《王旭高临证医案·三消门》直言泛酸伴胸痛,既可得之于喜餐生冷之脾胃病,也可得之于忧思郁结之肝气病:"仁渊曰:吞酸呕苦,俗名肝气,乃积饮病也,或得之喜餐生冷,或忧思郁结。"又强调:"然胸痛吐酸水,肝郁无疑。"

清代陈士铎《辨证录·肠鸣门》直指泛酸伴肠鸣、胁胀为肝病:"人有肠中自鸣,终日不已,嗳气吞酸,无有休歇,人以为脾气之虚也,谁知是肝气之旺乎。"其在《石室秘录·卷一(礼集)》还指出:"肝经之病两胁胀满,吞酸吐酸等症,乃肝木之郁也。"

清代江之兰《医津一筏·治病必求其本》竟言泛酸伴呕逆疼痛为肝胆病:"其少阳生发之气郁而不得升,为周身刺痛,为呕逆吐酸。"

以上赵献可、唐宗海、王旭高、陈士铎、江之兰等医家直论泛酸为肝气郁结之征;以下刘完素、赵献可、李用粹、张锡纯、洪缉庵、黄凯钧等医家再论泛酸为肝热肝火之征。

金元刘完素《素问玄机原病式·六气为病之热类》:"酸者肝木之味也,由火盛制金,不能平木,则肝木自甚,故为酸也。如饮食热,则易于酸矣,是以肝热则口酸也。"明代赵献可《医贯·噎膈论》:"又有一种肝火之证,亦呕而不入,但所呕者酸水,或苦水,或青蓝水,惟大小便不秘,亦能作心痛,此是火郁木郁之证。"

清代医家李用粹《证治汇补·呕吐》:"呕苦知邪在胆,吐酸识火入肝。"张锡纯《医学衷中参西录·医论》:"唐容川曰:《内经》云'诸呕吐酸,暴注下迫,皆属于热',下迫与吐酸同言,则知其属于肝热也。"洪缉庵《虚损启微·诸虚见症》:"气逆左胁,上呕酸水,脉弦数而濡,此火郁肝血燥也。"黄凯钧《友渔斋医话·证治指要一卷》:"肝火上炎,必口苦吐酸。"

以上论泛酸为肝病,或可伴呕(口)苦、胸痛、胁胀(两胁胀满)、周身刺痛等少数肝经症状,皆为单纯郁证肝气郁结或化火的临床表现。

② 泛酸伴随广泛多样郁证表现:单纯肝郁泛酸既可如上述但见泛酸或仅伴一二肝经症状,也可伴随广泛多样纷繁复杂的临床表现。

清代林珮琴《类证治裁·肝气肝火肝风论治》:"肝木性升散,不受遏郁,郁则经气逆,为嗳,为胀,为呕吐,为暴怒胁痛,为胸满不食,为飧泄,为疝,皆肝气横决也。且相火附木,木郁则化火,为吞酸胁痛,为狂,为痿,为厥,为痞,为呃噎,为失血,皆肝火冲激也。"

清代吴谦《删补名医方论》:"盖肝性急善怒,其气上行则顺,下行则郁,郁则火动而诸病生矣。故发于上,则头眩、耳鸣而或为目赤。发于中,则胸满、胁痛而或作吞酸。发于下,则少腹疼疝而或溲尿不利。发于外,则寒热往来,似疟非疟。凡此诸证,何莫非肝郁之象乎?"

《辨证录·五郁门》:"人有畏寒畏热,似风非风,头痛颊疼,胃脘饱闷,甚则心胁相连膜胀,膈咽不通,吞酸吐食,见食则喜,食完作楚,甚则耳鸣如沸,昏眩欲仆,目不识人,人以为风邪之病,谁知是木郁之症也。"

从上不难看出,单纯肝郁泛酸所伴随纷繁复杂的临床表现还可细分两类,第一类是脾胃病表现,诸如食饮苦吐、泄下少气、嗳气、胃脘饱闷、痞胀、呕吐、不食、飧泄、呃噎、食完作楚等;第二类是脾胃病以外表现,诸如少腹急痛、膀胱虚满、手足逆冷、口焦、小便自利、胁痛、胸满、疝、狂、痿、厥、失血、耳鸣耳聋、目赤、腹疼、溲尿不利、寒热往来似疟、头痛颊疼、心胁膜胀、膈咽不通、目眩、昏眩欲仆、目不识人等,涉及多脏腑多系统。第二类无疑正是隐性郁证或广义郁证的临床特征之所在;反观第一类,同样具有隐性郁证或广义郁证的临床特征,只不过没有涉及脾胃以外的其他脏腑而已。

(3) 单纯郁证心病泛酸:七情内伤既可影响肝脏疏泄情志的功能,也可影响到心主神明或脾主思的功能。故单纯郁证泛酸虽以肝郁肝火居多,表现为心气不足、心火亢盛以及心脾两亏、心肾不交等病机证候者亦不少。需要指出的是,心主血,脾统血,思虑伤心,脾多应之,此时主要影响脾的情志功能而非消化功能。

唐代孙思邈《千金宝要》暗示情志因素伤及心脾可致泛酸等症:"远思强虑伤人,忧恚悲哀伤人,喜乐过度伤人,忿怒不解伤人,汲汲所愿伤人,戚戚所患伤人,寒暄失所伤人,五劳七伤,有小腹急痛,膀胱虚满,手足逆冷,食饮苦吐酸痰,呕逆,泄下,少气,目眩耳聋口焦,小便自利者。"

明代张景岳《景岳全书·郁证》:"若忧郁伤脾而吞酸呕恶者,宜温胃饮,或神香散。"又谓:"(口臭)若无火脉火证而臭如馊腐,或如酸,及胃口吞酸,饮食嗳滞等证,亦犹阴湿留垢之臭,自与热臭者不同,是必思虑不遂,及脾弱不能化食者多有之。"认为忧郁思虑伤及心脾与脾胃虚弱一样可以发生泛酸的症状。

清代石寿棠《医原·内伤大要论》直指怫郁忧思导致心阳郁结为主可引起泛酸:"尝见情志怫郁,悲忧思虑过度,心阳郁结,而肝、脾、肺之气亦因之郁结。肝叶撑张,则为胀为痛,多怒多烦;脾不输精,肺不行水,则生痰生饮,嗳腐吞酸,食减化迟,大便作燥,不燥则泻。"

多种情志因素可伤及五脏而导致郁证,肝脏首当其冲,其次即是心脾,除泛酸外,尚可产生其他多种多样的临床表现。

 2. 六郁亦是郁证性泛酸的常见病机

朱丹溪提出气血痰火湿食六郁也是郁证性泛酸的常见病机,六郁既可单独存在也可复合混杂存在。六郁的发生同样直接或间接与病郁同存之肝胃不和及单纯郁证之肝气郁结、心脾受伤有关。试分析如下。

(1) 气郁：明代徐春甫《古今医统大全·痰饮门》认为气机郁滞是根本："气之为病，或痞或痛，或不思食，或噫腐气，或吞酸，或嘈杂，或膨满。"清代程文囿《医述·吞酸》强调肝气郁滞不舒是导致其他诸郁产生并作泛酸病机之始作俑者："凡吞酸尽属肝木，曲直作酸也。河间主热，东垣主寒；东垣言其因，河间言其化。盖寒则阳气不舒，郁而为热，热则酸矣。然亦有不因寒而酸者，木气郁甚，熏蒸湿土而成也。又有饮食太过，胃脘填塞，脾气不运而酸者，是怫郁之极，湿热蒸变，如酒缸太热则酸也。然总是木气所致，若非木气，即寒、即热、即饱、即怫郁，亦不酸，以酸为木气也。"

(2) 火热郁：除肝火肝热（见**"泛酸伴少数肝郁症状"**）外，心火亢盛亦是火热郁泛酸病机之一。明代孙一奎《医旨绪余·论五郁》指出："火郁发之，火郁者，心郁也。发者，发越之谓也。火性炎上，怫逆不遂，则郁。故凡瞀闷目赤，少气疮疡，口渴溲黄，卒暴僵仆，呕哕吐酸，瘛疭狂乱，皆火郁症也。"

(3) 痰湿或湿热郁：清代张聿青《张聿青医案·痉论》认为痰湿吞酸乃从肝郁而成："惟是脾胃之所恶者湿，病吞酸者，必先有湿浊停于胃中，遏抑肝木之性，而无以上达，则清津不升，清津不升，则浊液反从上逆，胃中之物，不从命阳之蒸变而化为精微，尽从肝木之郁结，而酿成酸味。"

痰湿热化为湿热，可蕴伏于脾胃，也可蕴伏于肝经而引起泛酸。元代朱丹溪《丹溪心法·吞酸》指出："吞酸者，湿热郁积于肝而出，伏于肺胃之间，必用食菜蔬自养。"明代孙志宏《简明医彀·吞酸吐酸》："吐酸是湿热郁于肝，出于胃，随气上升而吐出也。"《张氏医通·呕吐哕》："中酸，湿热郁积于肝，肝火逆上，伏于肺胃之间，饮食入胃，被湿郁遏，不得传化，故作中酸，所谓曲直作酸是也，佐金丸。"《医述·吞酸》："木中有此郁热之火，金畏而不敢平，胜我者不能平，我胜者不得去，湿热无从宣泄，此吐酸之所由来也。"

湿热郁结于肝泛酸与肝郁肝火泛酸之论（见**"单纯郁证肝病泛酸"**）同出一辙而相互呼应，从不同侧面说明泛酸的确可为肝病本经的症状表现。

(4) 血郁：宋代陈言《三因极一病证方论·八里病脉》意识到瘀血可以引起泛酸："（脉）迟而涩，为癥瘕咽酸。"明代朱橚和董宿意识到理气活血化瘀消癥可以治疗泛酸，如《普济方·癥瘕（附论）》载积气丹（槟榔、芫花、荆三棱、鸡爪黄连、牛膝、章柳根、青皮、陈皮、炮姜）"治一切新久沉积气块,面黄黑瘦,有气无力,症瘕积聚,口吐酸水"。《奇效良方·积聚通治方》亦载"槟榔、芫花、三棱、樟柳根、牛膝、黄连、广茂、白牵牛、大戟、大黄、甘遂、青礞石、干姜、干漆、砂、肉豆蔻、巴豆、木香、青皮、石菖蒲、陈皮"治一切新久沉积气块,面黄羸瘦,症瘕积聚,口吐酸水,并皆治之,孕妇勿服。"古代医家认为七情失调气机不畅,气血痰湿聚集久成癥瘕,其病因病机演变过程中可发生泛酸。

(5) **食郁:**食郁虽因饮食不节及脾胃虚弱所致,但也与肝郁有关。肝气郁结则默默不欲饮食,肝主疏泄协助脾胃运化(见"**病郁同存之肝胃同病**")。

3. 郁证性泛酸的临床特征

应区分器质性疾病与功能性疾病,排查是否存在酸反流。监测胃食管反流的方法有 24h 食管 pH 监测及胆汁反流监测、食管内 24h pH+ 腔内多通道阻抗监测、食管测压、内镜、造影技术彩超等。

泛酸或因胃酸过多或反流至食管,或因机体对酸敏感及食管内脏的高敏感性所致。前者多见于非郁证性脾胃病(器质性疾病)泛酸或病郁同存,后以则多见于郁证性泛酸。

郁证性泛酸的临床表征可推导而出:从病因看,一般多有情志因素可循,并因情志内伤引发或加重;从病机证候看,病郁同存者多为肝胃不和,单纯郁证多为肝气郁结、肝火上炎、肝经湿热、心脾亏虚、心火亢盛、心肾不交等,六郁也是其常见病机证候;从伴随症状看,泛酸既可伴有少数肝经和 / 或心(脾)经的症状,也可伴有涉及多脏腑广泛多样的郁证临床表现。

当泛酸属于隐性郁证 / 广义郁证时,有时并不易识别其为郁证,诚如傅青主《傅青主女科·血崩》所云:"妇人有怀抱甚郁,口干舌渴,呕吐吞酸,而血下崩者,人皆以火治之,时而效,时而不效,其故何也? 是不识为肝气之郁结也。"对此需要综合四诊信息、了解发病原因或诱因、把握患者的心理人格性格禀赋特点,进行全面分析。

4. 郁证性泛酸的治疗方药举隅

应当根据郁证性泛酸的病机证候随证施治,举隅如下。

越鞠丸类:"治六郁,胸膈痞满,呕吐吞酸(《女科撮要·附方并注》)。"火郁越鞠丸(越鞠丸加青黛):"七情拂郁,吞酸,小便赤,脉来沉数者,此方主之"(《医方考·吞酸门》)。六郁汤(香附、苍术、神曲、栀子、连翘、枳壳、陈皮、川芎、黄芩、苏梗、甘草)治"湿热相蒸"之咽酸吐酸(《医学传心录·咽酸尽为乎食停》)。

逍遥散左金丸:"吞酸因胃中湿热,郁遏肝火所致。宜逍遥散加减,合左金丸治之"(《顾松园医镜·吞酸嘈杂》)。"若嘈杂吞酸,逍遥合左金汤"(《类证治裁·郁症论治》)。

解酸汤:解酸汤(柴胡、白芍、苍术、炒栀子、茯苓、陈皮、厚朴、神曲、砂仁、枳壳、香附)"吞酸之症皆肝木之凌土也……此方之妙,皆舒肝之圣药,而又解其火郁之气,自然手到功成也(《辨证玉函·吞酸》)。"

平肝顺气保中丸:平肝顺气保中丸(香附、川芎、陈皮、白术、厚朴、枳实、黄连、神曲、麦芽、木香、栀子、莱菔子、半夏、白茯苓、砂仁、干生姜、山楂、青皮、甘草)"治郁火伤脾,中气不运,胃中伏火,郁积生痰,致令呕吐吞酸嘈杂、心腹闷"(《万病回春·吞酸》)。

清郁二陈汤:清郁二陈汤(陈皮、半夏、茯苓、苍术、川芎、香附、神曲、白芍、枳壳、黄连、栀子、甘草)"治酸水刺心及吞酸嘈杂"(《万病回春·吞酸》)。

清肝解郁汤:清肝解郁汤(当归、白芍、茯苓、白术、贝母、熟地、山栀、半夏、人参、柴胡、丹皮、陈皮、香附、川芎、甘草)"治暴怒伤肝,忧思郁结,致肝火妄动,发为鬓疽,头眩,痛彻太阳,胸膈痞连两胁,呕酸水,皆服之"(《外科正宗·鬓疽论》)。

运用以上方药不可刻舟求剑,辨证施治需要序贯活法,总以从郁论治为要。明代薛铠可为垂范:"一女子早丧母,嗳气下气,出嫁后患吞酸胸痞,用六君子送越鞠丸渐愈,又用加味归脾汤而安。后因怒兼胁痛腹胀,小便淋涩,用加味逍遥散加车前子、龙胆草而愈"(《保婴撮要·下气》)。

● 5. 郁证性泛酸的现代医学认识

郁证性泛酸常见于精神心理因素诱发的非糜烂性反流病(nonerosive reflux disease,NERD)、反流性食管炎(reflux esophagitis,RE)等胃食管反流病

(gastroesophageal reflux disease，GERD)、功能性消化不良(functional dyspepsia，FD)、贲门失弛缓症、消化性溃疡、慢性胃炎、胃肠神经官能症以及抑郁症、焦虑症、躯体形式障碍等疾病，部分属于单纯郁证，部分属于病郁同存。

NERD 及 RE 患者多存在精神心理问题，其焦虑抑郁量表评分显著高于健康对照组。在无病理性酸反流的 NERD 患者中，精神心理是症状有无的重要因素。心理症状、情绪和焦虑障碍与 GERD 症状呈正相关。反之，持续的反流症状也能导致情绪障碍，非糜烂性反流病比糜烂性反流病更能反映心理压力与反流症状严重程度的相关性。压力、焦虑、抑郁等情绪障碍能增加食管对 pH 下降的敏感性或增加酸暴露机会；并使迷走神经通路介导的一过性食管下段括约肌松弛而产生反流。《功能性胃肠病罗马Ⅳ诊断标准》提出"反流超敏反应"新概念，即生理性的正常酸反流，却与内脏高敏感有关，非糜烂性食管反流病与反流超敏反应是酸暴露和食管内脏高敏感性综合作用的结果。

存在于中枢及肠神经系统的多种神经递质如 γ- 氨基丁酸、5- 羟色胺(5-hydroxytryptamine，5-HT)、甘丙肽(galanin，GAL)、P 物质等参与食管内脏高敏感性及一过性食管下括约肌松弛，致使发生 NERD。其中，GAL 增高及 5-HT 降低与抑郁症密切相关。与健康对照组比较，无合并焦虑、抑郁的 GERD 患者的 5-HT 增高，GAL 下降；焦虑、抑郁越严重，5-HT 越低，GAL 越高；NERD 患者焦虑抑郁比 RE 更严重。对抑郁症患者静脉注射 GAL 后，表现出快速的抗抑郁效应。

长期情绪应激可使下丘脑 - 垂体 - 肾上腺轴功能亢进，或兴奋胃十二指肠的自主神经系统，促进胃酸分泌增多，使胃十二指肠黏膜缺血坏死，形成溃疡或炎症，发生泛酸等症状；除了引起胃肠功能失常，还可导致发生抑郁症。

精神心理因素及抑郁症可造成脑 - 肠轴功能异常，从而引起胃肠道功能紊乱，包括幽门口持续开放、胆汁及食管反流，与患者出现嗳气、泛酸等临床症状相吻合。

临床上常规药物联合运用抗抑郁、抗焦虑药物治疗 GERD 的相关研究颇多。部分 NERD 患者的泛酸烧心等症状经制酸无效者，可考虑胃肠动力药联合抗抑郁药治疗。也可根据精神心理异常的轻重程度，选择心理疏导、认知疗法、森田疗法、支持疗法、音乐疗法及阅读疗法等心理干预，必要时口服抗抑郁焦虑药物。进行必要的心理疏导有利于难治性胃食管反流病的治疗。

对于伴抑郁焦虑症状的 FD 患者,氟哌噻吨美利曲辛片治疗组及其联合常规药物治疗组的临床症状评分(包括泛酸)、抑郁及焦虑自评量表减分率均优于常规治疗组。在常规治疗基础上用帕罗西汀配合心理治疗、森田疗法或生物反馈治疗胃肠神经官能症,效果远较单纯的内科治疗为好。

运用舒眠胶囊联合小剂量氟伏沙明治疗消化道灼热、恶心、泛酸、嗳气、腹痛、食欲不振等胃肠不适为主,且大部分伴有失眠、焦虑或抑郁情绪的躯体化障碍患者,经治后 90 项症状自评量表(SCL-90)躯体化、抑郁、焦虑 3 项因子分及总分均低于单一剂量的氟伏沙明治疗组。三环类抗抑郁药、选择性 5- 羟色胺再摄取剂等也是食管内脏高敏感性的主要治疗药物。

● 6. 小结

通过重温古代文献可知,泛酸不仅是脾胃病的症状,也可以是肝病和 / 或心(脾)病的症状,后者乃是七情内伤导致肝气郁结、心脾不足的结果,属于单纯郁证的范畴。故临证遇泛酸,切不可草率认定其属于脾胃病而但知碱性药物中和胃酸或消食和胃、健脾和中,更不可但分寒热而治之。需知有郁证性泛酸之存在,肝胃病郁同存需要疏肝和胃或泄肝安胃,肝病心病单纯郁证直需从郁论治,如此方能更好地获取疗效。

❀ 主要参考文献

[1] 宫玮珠. 胃食管反流病之反酸的中医古籍文献研究[D]. 北京:北京中医药大学,2013.
[2] 夏志伟,段卓洋,张莉,等. 精神心理因素与不同亚型胃食管反流病的相关性研究[J]. 中华消化杂志,2007,27(7):447-449.
[3] 屈亚威,王伟岸,张晓,等. 精神心理因素与难治性胃食管反流病发病关系的研究[J]. 胃肠病学和肝病学杂志,2015,24(12):1445-1447.

❀ 十一、郁证嗳气论

郁证性嗳气常见于现代医学功能性胃肠病之嗳气症[分为吞气症(又称神

经性嗳气)和非特异性过度嗳气],功能性消化不良、胃食管反流、消化道溃疡、胃肠神经功能紊乱,以及抑郁症、焦虑症、躯体化障碍等精神类疾病。

嗳气症与社会心理因素如焦虑、抑郁等相关。精神心理因素可干扰高级神经的正常活动,影响自主神经功能,进而引起胃肠道功能障碍导致嗳气发作。焦虑、紧张是非特异性过度嗳气的诱发因素。吞气症也可因外界刺激或心理社会因素通过脑 - 肠轴机制引起。部分嗳气症患者处于焦虑和 / 或抑郁状态,甚或存在神经质人格特征。

心理、行为、语言疗法对非特异性过度嗳气有一定的效果。行为指导心理疗法联合西甲硅油(艾普米森)可减轻严重的神经性嗳气症状。巴氯芬联合普瑞巴林可治疗非特异性过度嗳气。部分患者因存在或隐匿存在不良情绪体验和心理障碍,加服多塞平后症状明显得到改善。功能性消化不良、胃肠神经功能紊乱、躯体化障碍等症见嗳气者,经抗抑郁药、抗焦虑药或心理疗法治疗后,嗳气等胃肠道症状及不良情绪均能得以缓解。

与泛酸一样,嗳气也可分为非郁证性与郁证性两类。相关的病因、病机、病位等,也基本与泛酸一致。

1. 病郁同存嗳气

病郁同存之嗳气,多是在饮食不节、感受外邪、脾胃虚弱等单纯脾胃病的基础上,复因情志因素导致肝气犯胃(病郁同存)引起;或因七情内伤、肝郁日久,最终引起脾胃病(由因郁致病到病郁同存)而诱发。肝主疏泄、主情志,具有调畅气机以协助脾胃消化的作用。肝属木,为将军之官,忧思恼怒等情志因素最易导致肝失疏泄而犯胃克土,终使胃气不得顺降,发为嗳气。脾胃本病,再加情志不遂、肝气横逆克犯,即是肝气犯胃病郁同存嗳气的机理所在。

明代孙志宏《简明医彀·嘈杂》载:"若恣食湿曲、鱼腥、生冷及烹饪浓味,朝伤暮损,食积、痰饮留滞中宫,兼七情郁热,故为嘈杂、嗳气、吞酸、痞满等证。"清代朱时进《一见能医·噎膈翻胃者气食相凝》载:"七情过伤,饮食失节,食因气逆而食不下降,气因食阻而气不运化,气食痰涎,互相凝结,留于咽膈,妨碍饮食而为痞、为痛、为嗳气、为咽酸、为噎膈、为呕吐翻胃之症也。"吴谦《删补名医方论》载:"若饮食不节,寒温不适,喜怒无常,忧思无度,使冲和之气升降失常,以致胃郁不思饮食,脾郁不消水谷,气郁胸腹胀满,血郁胸膈刺痛,湿郁痰饮,火郁为热,及呕吐恶心,吞酸吐酸,嘈杂嗳气,百病丛生。"以上皆指出,七情失和与饮食不节、脾胃虚弱、感受外邪一样能够伤及脾胃。

七情失和首先伤肝,继之肝胃不和,众所周知,毋庸赘言。

● 2. 单纯郁证嗳气

(1) 肝郁嗳气

① 肝郁嗳气的机理:《素问·至真要大论》载:"风气大来,木之胜也,土湿受邪,脾病生焉。"《灵枢·病传》载:"病先发于肝,三日而之脾,五日而之胃。"清代薛雪《医经原旨·风》载:"怒则气逆于肝而乘于脾,木胜土也。"所论提示肝气横逆最易犯脾克胃,脾胃式微固易招致肝侮,脾胃无病亦难免肝克之灾。之所以如此,清代林珮琴《类证治裁·肝气肝火肝风论治》认为与肝之刚性有关:"诸病多来自肝,以其犯中宫之土,刚性难驯。"张仲景在《金匮要略》中提醒:"见肝之病,知肝传脾,当先实脾。"以上所论可以理解为即使脾胃本无病,但受肝气横逆克犯,亦难免会发生一些脾胃病的症状。

重温历代医家论述,可知嗳气也可以就是单纯肝病郁证的症状。

宋代王贶《全生指迷方·气病》提出思虑过多等情志病因可致噫气不除:"若心下似硬,按之即无,常觉膨胀,多食则吐,气引前后,噫气不除,由思虑过多,气不以时而行则气结。"

以下诸位医家所述,亦直指嗳气为肝郁所致而未必非关脾胃不可。

明代徐春甫《古今医统大全·郁证门》明确指出:"肝郁者,两胁微膨,或时刺痛,嗳气连连有声者是也。"

清代以降,有更多医家发现肝病嗳气的事实。

李用粹《证治汇补·郁症》强调:"有本气自郁而生病者,心郁昏昧健忘,肝郁胁胀嗳气……气郁汤(香附、苍术、橘红、半夏、贝母、茯苓、抚芎、山栀、苏子、甘草、木香、槟榔),治郁怒、气滞胸膈不行、胀满嗳气作酸……气郁胸满胁痛,噫气腹胀。"

林珮琴《类证治裁·肝气肝火肝风论治》指出肝郁除嗳气外,还可以有许多其他临床表现:"凡上升之气,自肝而出。肝木性升散,不受遏郁,郁则经气逆,为嗳,为胀,为呕吐,为暴怒胁痛,为胸满不食,为飧泄,为疝,皆肝气横决也。"叶天士《临证指南医案·郁》载:"某,气郁不舒,木不条达,嗳则少宽。逍遥散去白术加香附。"顾靖远《顾松园医镜·胃脘痛(胸痛、心痛、腹痛)》亦有举例:"一妇因郁怒患腹痛,连小腹、上支心,昼夜无间,两寸关俱伏,独两尺实大,按之愈甚。此肝木郁于上中之故。与柴胡疏肝散,即嗳气数声而痛止。"

何梦瑶《医碥·胁肋痛》指出肝郁嗳气的鉴别诊断方法:"肝胆脉布胁……气痛则时止而膨,得嗳即宽,以此辨之。"

现代医家亦在临床上发现嗳气可为肝郁所致而非关脾胃。如《临证实验录·滑胎·中气下陷证》载:"心下胀满,嗳逆脉弦,乃肝郁不舒之候。"《中国名老中医药专家学术经验集(第五卷)·治肝勿忘和血护阴》载:"肝以气为用,气有余便是火;肝又内寄相火,故肝郁易从火化。轻者,郁热在里,或胁痛吞酸,或嘈杂痞嗳;重者,肝火上炎,则头痛急躁,面红目赤,口苦,耳鸣。"《中医奇证新编·肝郁阳痿案》以案例说明:"吴某,新婚失谐,分居年余,后经亲友相劝,破镜重圆。然同居阳事不兴,苦郁难鸣,终日头昏神疲,胸闷嗳频,尤以乳脯胀痛,阴囊坠胀最甚……病起于情怀不畅,肝气郁结……治当疏肝解郁,予柴胡疏肝散加橘核、绿梅花。"

从以上古今医家论述不难看出:嗳气可以是肝气郁结的结果而与脾胃病无关,常伴见胸胁苦满、脘腹痞胀、作酸等肝郁的特点,部分或可伴见广泛多样的躯体症状;肝郁嗳气的特点是"连连有声""得嗳即宽";肝郁嗳气为情志不遂、郁怒伤肝所致,需用气郁汤、逍遥散、柴胡疏肝散等疏肝理气解郁方药治之。

临床确实存在此类胃本无病之肝郁嗳气并以从肝论治取效的情况。需要指出的是,由于嗳气常被视作胃气上逆,所以许多古代文献即便是在论述肝郁嗳气时亦难免会牵涉到胃,然并非真病在胃。清代吴谦《医宗金鉴·诸气总括》载:"气郁者,或得于名利失志,或得于公私怫情,二者之间也……郁在胃者,上噫气也。"就其文意来看,可以理解为情志失和肝郁致噫而非关脾胃,所谓"郁在胃者"显然是碍于嗳气为胃气上逆的习惯表达而已。

② 肝郁嗳气的治疗:肝郁嗳气但以疏肝理气解郁或清泻肝火为主治疗即可,兼顾治胃并无大需亦无大谬。

　　清代程文囿《程杏轩医案·叶振标翁证患似隔非隔》中有一段记载值得重视："肝主怒,怒则伤肝。脾主思,思则伤脾。病缘情志不适,初患上焦痞闷嗳噫,此肝气横逆,阻其胃降而然。医者不察,浪投槟榔枳朴,损伤胃气,转致胸脘胀痛,泛泛欲呕,食面尚安,稍饮米汤,脘中即觉不爽,纠缠三载,似隔非隔,百计图之,总不见效。经云:肝在地为木,其谷麦不能食谷而能食麦者,肝强胃弱之故也。盖胃弱故谷不安,肝强故麦可受耳。安胃制肝法当不谬,但证属情志内伤,未可全凭药力。张鸡峰以为神思间病,当内观静养,惟逃禅二字甚妙。夫禅而名之曰逃,其心境为何如哉? 安波按:安胃制肝法,想如半夏、广皮、炒香荷叶蒂、茯苓、杵头糠等以安胃,如乌梅、白芍、绿萼梅、木蝴蝶、枣儿、槟榔之类以制肝。需以清香洁络,松灵不钝,使横逆之气下行,而胃阳疏动矣。"

　　这段话的大意是想表达:a. 上焦痞闷嗳噫有得之情志内伤之肝病郁结者,此本属情志病(神思间病),与胃无涉;b. 因属郁证,故应重视"逃禅"内观静养以改善心境之非药物治疗方法缓图之,不可全凭药力;c. 即使药物治疗,虽安胃制肝大法无谬,但应重在以轻灵之品疏肝理气解郁,制服横逆肝气则胃气自安而嗳噫痞闷自除,不可"浪投槟榔枳朴"一味和胃降逆。其所论肝郁嗳气因机证治极是出神入化。

　　清代刘一仁《医学传心录·嗳气皆由于痰火》载:"妇人嗳气,连十余声不尽,嗳出则心宽,不嗳则紧闷,用越鞠丸效。"丹波元坚《杂病广要·噫醋(吐酸)》以破郁丹(香附、栀子仁、黄连、枳实、槟榔、莪术、青皮、瓜蒌仁、苏子)"治妇人嗳气胸紧,连十余声不尽,嗳出气,心头略宽,不嗳即紧"。前述两者的治疗方药虽有所不同,但解郁治法原则则一。

　　现代学者也有运用柴胡疏肝散合五磨饮子、四逆散、逍遥散疏肝解郁为主治疗嗳气的临床报道;亦有经四磨饮治疗后,又以越鞠丸、木香顺气丸治疗抑郁恚怒引起的顽固性嗳气的报道。由此可见,单纯郁证嗳气,与其说是肝气犯胃肝胃同病,毋宁说是肝病肝郁的特殊表现。

　　总之,肝胃同病、病郁同存者,治疗需要肝胃同治、病郁同治,通过疏肝理气解郁或清泻肝火与调理脾胃并举以调肝和中。单纯郁证者,治疗只需从郁论治,包括疏肝理气解郁、清肝泻火、养心安神定志等。

(2)"心为噫"

① "心为噫"的机理:《素问·宣明五气》载:"五气所病,心为噫,肺为咳,肝为语,脾为吞,肾为欠为嚏,胃为气逆、为哕、为恐,大肠小肠为泄,下焦溢为水,膀胱不利为癃,不约为遗溺,胆为怒,是谓五病。"《黄帝内经》所谓"心为噫"即是明确提出心病可致嗳气。《素问·脉解》试图借助经络学说对此作出解释:"所谓上走心为噫者,阴盛而上走于阳明,阳明络属心,故曰上走心为噫也。"意即足阳明胃经与手少阴心经有络属联系,故心可为噫。清代张琦《素问释义·宣明五气》则借助脏腑五行学说对此进行解释:"噫为脾病而出于心,子传母也,火土之郁,气不得伸,则噫出之。"意谓噫虽为脾(胃)土之病,乃由心火郁结、子病传母所致,即病位虽在脾胃,病根却在于心。清代顾靖远《顾松园医镜》则解释为:"噫,嗳气也。心、脾、胃三脏皆有是症。盖由火土之郁,而气不得舒故也。"意谓脾胃病、心病皆可有嗳气之症;"心为噫"是心脾郁证的结果。

以上解释虽或不免有牵强之处,但均指向一个临床事实——情志因素影响心主神明的功能,可致使嗳气,病根在心而非在胃。因此,"心为噫"就是因郁致病之单纯郁证,为心病所致。

② "心为噫"的治疗:古代即有以"心为噫"理论指导临床实践者。明代马兆圣《医林正印·噫气》指出"心为噫"的治疗原则乃是开郁行气化痰:"心为噫者,象火炎上,烟随焰出之义也。大法开郁行气,清痰降火,得治噫之方矣。"清代魏之琇《续名医类案·郁症》以活血化瘀法治疗"心为噫"郁证:"一妇郁怒不发,久之,噫声甚高,言谈不知终始,嘈杂易饥。经曰心病为噫。此因忧而血郁于心胸也,用桃仁承气汤,下蓄血数升而安。"

从以上记载可以看出,凡"思虑过多""郁怒不发"等情志因素皆可导致嗳气,"心为噫"属于郁证的范畴,对此需要从郁论治,包括养心安神、疏肝理气解郁、化瘀化痰。痰瘀也可以是郁证的病机,化痰化瘀也是治疗郁证性病证的方法。

当代一些学者十分重视"心为噫"的理论并对此展开讨论。有认为此噫气源于脾胃而实出于心之气机失调者;有从心胃相关理论进行分析者;有认为治疗嗳气在和胃降逆的基础上,需配合疏肝、调脾、宣肺,必要时清心降火或清心养心安神者。其中,李士懋认为嗳气与心关系密切,运用桂甘姜枣麻辛附子汤合血府逐瘀汤温阳化气、行气活血,从心论治嗳气。王永炎院士治疗顽固性嗳气,多在辨证论治的基础上佐以开心气、通心窍、入心经、清心火之品;在和胃降逆治疗无效时,从心治噫,每获良效。笔者认为"心为噫"病机属于肝气郁结、心神失养,运用养心安神、疏肝解郁之治法可以获效。

● 3. 郁证性嗳气的临床特征

(1) 嗳气的症状特点:一般而言,脾胃病嗳气只是一时性的,食消邪去、脾胃功能恢复则嗳气自止。如果嗳气频发不消,尤其当患者没有脾胃病或虽有脾胃病但其病情不足以引起嗳气频发者,当注意可能为郁证性嗳气。

首先,郁证性嗳气通常与饮食及胃病无关或相关甚少,嗳气呈连续性,且音响动静甚大,诚如古人所观察到的"频呃嗳气"(《也是山人医案·郁》)、"嗳气连连有声者是也"(《古今医统大全·郁证门》)、"连十余声不尽"(《杂病广要·噫醋吐酸》)、"噫气不除"(《全生指迷方·气病》)、"噫声甚高"(《续名医类案·郁症》)。郁证性嗳气严重者,一日内频频嗳气时间累积起来可长达数小时,且声音洪亮。

其次,临床上有相当部分的郁证嗳气可由患者自主意志控制:欲噫则噫,欲停则停。有些患者自己以手按压胃脘部辄噫,不按则不噫。这一点也足以与非郁证性嗳气进行鉴别。

再次,在患者的意识或潜意识里,通常存在着强烈的欲通过嗳气以减缓脘腹痞胀满闷不适的强迫性意愿,欲噫难噫,非噫不可,不噫不舒,噫后为快,旋即又欲再噫。具有"嗳出则心宽,不嗳则紧闷"(《医学传心录·嗳气皆由于痰火》)的特点。另一方面,这种强迫性意愿可受到自身注意力的影响。当注意力被兴趣分散时则忘噫,一旦"想起"则又非噫不快。部分患者越是在公共场合或人群越多时越容易嗳气。

(2) 嗳气的伴随表现:郁证性嗳气因七情五志所诱发或加重,并伴有郁证的临床表现。患者在嗳气的同时尚有呕恶食少、泛酸嘈杂、胃痛脘痞等脾胃病症状,并伴有情绪抑郁低沉、乳房或胸胁满闷胀痛、梅核气等肝气郁结症状,或口苦咽干、胃脘灼热、烦躁易怒、面红目赤等肝火症状,为肝胃不和之病郁同存。其中,肝郁化火为主者多表现为肝胃郁热证候,并无火热表现者多为肝气犯胃。

　　嗳气若阙如脾胃病的证据,或虽有轻微脾胃病不足以产生顽固嗳气症状,并见有诸如状若百合、悲伤欲哭、喜太息、忧愁思虑过多、心中懊恼、疑病默默等郁证的临床表现,为因郁致病之单纯郁证。甚至,即使嗳气伴有其他看似脾胃病的症状,如果同时具有以上郁证表现,实际也有可能为肝心郁证作祟。

　　嗳气若阙如上述显性郁证的临床表现,而见到诸如心悸怔忡、失眠多梦、胸闷气短、耳鸣恶寒、不寐多寐、自汗盗汗、疼痛麻木、阳痿遗精、眩晕健忘、虚劳乏力、咽干目涩等多样而广泛的临床表现,当考虑到隐性郁证("披衣郁证")的可能性。隐性郁证即情志病因及情志症状不甚明显者,乃因"事不遂意"(《世医得效方·诸气》)、"郁怒不发"(《续名医类案·郁症》)等原因而表现为"百病丛生"(《删补名医方论·卷五》)。隐性郁证的诊断可参考"郁证诊断论"及"隐性郁证论",需要综合分析判断。

 ## 4. 小结

　　饱食之后偶尔嗳气乃属正常生理现象。病态嗳气是指胃中之气经口频繁外排,其病证情况有三种:第一种属于脾胃病,无关郁证,治疗只需调理脾胃;第二种是肝胃不和,即在脾胃病的基础上复因情志不和致使肝失疏泄、肝气横逆犯胃,属于肝胃同病之病郁同存,临证需病郁兼顾,以疏肝安中为治;第三种是单纯郁证,或为肝病或为心病,即胃本无病,仅因情志失和导致肝失疏泄或心不安神而通过嗳气求疏,则治疗重在从郁论治,包括疏肝理气解郁、养心安神定志以及化痰祛瘀等。

主要参考文献

[1] 郭蓉娟,王颖辉,韩刚,等.广泛性焦虑症的中医症状学调研[J].北京中医药大学学报(中医临床版),2006,13(5):1-7.

[2] 曹晶.徐景藩教授治疗难治性嗳气验案[J].中医学报,2013,28(10):1475-1476.

[3] 王永炎,王燕平,于智敏."心为噫",嗳气治心[J].天津中医药,2013,30(2):65-66.

十二、郁证嘈杂论

嘈杂又称嘈心、嘈烦、心嘈、火嘈、痰嘈、酸水浸心而嘈、脘中饥嘈、咧心、心嗜、心刺、鹘突（《伤寒论辑义》）等。元代朱丹溪《丹溪心法·嘈杂》始将嘈杂作为病名对待，明清医家对其诊治有所发挥。

《实用中医内科学》（王永炎、严世芸主编，2009年上海科学技术出版社出版，下同）将嘈杂附于吞酸后，指出郁怒伤肝、肝胃不和或思虑劳伤心脾均可致嘈杂，并分为气郁痰滞、痰热内扰、脾胃虚弱、营血亏虚四种证型，分别用越鞠丸、黄连温胆汤、香砂六君子汤或益胃汤、归脾汤进行治疗。《中医病证诊断疗效标准》将嘈杂作为郁病气郁化火证的表现之一。由此不难看出嘈杂可起于七情不遂之端倪。事实上，嘈杂确是郁证的常见表现之一，试系统分析如下。

1. 嘈杂的病证特点

东汉张仲景《伤寒杂病论》通过对百合病与脏躁的临床表现记载，描述出郁证的典型表现："百合病者，百脉一宗，悉致其病也。意欲食，复不能食，常默默，欲卧不能卧，欲行不能行，饮食或有美时，或有不用闻食臭时，如寒无寒，如热无热，口苦，小便赤，诸药不能治，得药则剧吐利，如有神灵者，身形如和，其脉微数……妇人脏躁，喜悲伤欲哭，象如神灵所作，数欠伸，甘麦大枣汤主之。"一方面，"身形如和"（外观并无明显异常，或相当于并无器质性病变之意）；另一方面，种种不确定的躯体症状繁杂多变，"如有神灵者"或"象如神灵所作"。这些描述正是郁证的临床特征之所在。

归纳明代医家唐椿《原病集》、虞抟《医学正传》、张景岳《景岳全书·嘈杂》、徐春甫《古今医统大全·嘈杂门》，以及明代王绍隆传、清代潘楫增注《医灯续焰·嘈杂》、程国彭《医学心悟·嘈杂》、李用粹《证治汇补·嘈杂》、丹波元坚《杂病广要·内因类·痰涎》所述，嘈杂通常具有以下三个特征：

一是其症状表现为似饥非饥、似痛非痛、似辣非辣，或作或止，其发如饥欲食、得食暂止、食已复嘈，腹中空空，若无一物；

二是伴有神情不安的表现，如烦杂不安、躁扰不宁、烦沸杂乱、胸膈懊恼

(懊恼)不自宁,或倏尔腹中如火发,或胸膈一时如火烘炙有若热辣不宁之状,以至于莫可名状;

三是嘈杂或兼嗳气、吞酸、干呕、恶心、痞满、胃痛等脾胃病症状,甚或伴随脾胃病以外的临床表现。

由于嘈杂本身就是一个难以描述的自我感觉症状,如再伴随情志类表现甚或种种不确定的躯体症状,则基本符合郁证的临床特征或具有郁证的色彩。

郁证性嘈杂可见于精神心理因素引起的胃食管反流病、慢性胃炎、消化性溃疡及功能性消化不良、功能性烧心等疾病,亦可见于抑郁症、焦虑症、神经衰弱以及胃神经官能症等。精神紧张、抑郁等不良情绪可诱发嘈杂,其部分机制也许与胃酸过多、胃肠动力紊乱、胃黏膜受损、迷走神经兴奋有关。

● 2. 嘈杂的病因病机

(1) **肝胃不和嘈杂**:嘈杂由肝气肝火犯胃所致,而肝病多是因七情内伤而起的郁证。

明代周之千《周慎斋遗书·嘈杂》谓:"嘈杂,是脾虚肝火得以乘聚也。"清代医家对于嘈杂属于肝胃不和的病机多有发挥。叶天士《未刻本叶氏医案》载:"木火郁于中焦,脘痛嘈杂。"黄宫绣《脉理求真·添加四言脉要》载:"嘈杂嗳气本属脾气不运,故切忌脉弦急,恐木克土故也。"何梦瑶《医碥·嘈杂》载嘈杂"由肝火乘于脾胃,土虚不禁木摇,故烦扰不安"。陈士铎《辨证玉函·吞酸》载嘈杂乃"脾受肝火之侵多属于阴,胃受肝火之犯多属于阳耳。犯于阳者,心中嘈杂如火之焚,饮之水而辄吐,吐水必黄绿之色,如醋之酸而不可闻者也。方用解酸汤治之,此方之妙,皆舒肝之圣药,而又解其火郁之气"。

肝胃不和嘈杂为肝木克土所致,属肝胃同病、病郁同存。

(2) **单纯肝病郁证嘈杂**:如果说肝胃不和嘈杂属于肝病郁证与脾胃病互为因果之病郁同存,那么肝病嘈杂则属单纯郁证而可与脾胃病无涉。清代一些医家认为因郁而起的肝病本身可有嘈杂的表现。例如,清代吴金寿《三家医案合刻》将嘈杂视作肝火上炎之果:"心中嘈杂如饥,此肝火上炎所致。"

清代《也是山人医案·嘈杂》载:"冯(四一),经半月一至,夜嘈痛,此属肝阴久亏,肝阳化内风冲突所致。"以生地黄、麦冬、柏子仁、清阿胶、丹参、茯神、生白芍、牡蛎治之。认为夜嘈或五更嘈为肝病郁证表现,故以养心安神、柔肝益阴之药治之。清代何其伟《医学妙谛·三消症章》也载以生地黄、清阿胶、茯神、天冬、紫丹参、白芍治"肝阴虚发嘈(妇人半日一发,夜则更甚)"。两者证治大同小异。

清代王旭高《王旭高临证医案·肝风痰火门》载:"苏,肝阴久亏,风阳上扰不熄,头项目珠皆痛,痛则心嘈难过,漾漾如呕,多烦少寐,大便燥结。高年当春分节阳升勃勃之际,自宜育阴熄风,镇逆宁神。"

从以上所载证治来看,此等嘈杂似属肝病所致而非属肝胃不和之病郁同存,而肝病嘈杂多因郁而起。换言之,嘈杂不仅可见于脾胃病,也可见于肝病,为七情内伤所致,病机包括肝气郁结、肝火上炎、肝阴不足等。

(3) 思虑伤及心脾嘈杂:如果说单纯肝病郁证嘈杂难以完全排除肝木克胃的可能性,那么思虑伤及心脾可致嘈杂的事实可以明证嘈杂可因于郁而属于郁证的表现。

明代龚廷贤《寿世保元·嘈杂》中记载一例思虑伤及心脾导致血虚嘈杂的个案:"一人多思虑,以致血虚,五更时嘈杂是也,宜以四物汤加香附、山栀、黄连、贝母。"有鉴于此等临床事实,龚廷贤在《万病回春·眩晕》中将思虑伤及心脾可致嘈杂上升为理论:"临事不宁,眩晕嘈杂者,此心脾虚怯也。"并在《万病回春·虚劳》中进一步认为郁证性虚劳也可以发生包括嘈杂在内的种种临床表现:"虚劳者,多因气结、忧思惊恐,或清欲动心,或经水不调,变成诸病。上盛下虚,脚手心热,或皮焦骨热,或午后怕寒、夜间发热,或日夜不退,盗汗减食,嘈杂怔忡,呕哕烦躁,胸腹作痛,饱闷作泻,癖块虚惊,面白唇红。"其将嘈杂与怔忡并列,且罗列了种种脾胃病以外纷繁多样的表现,可知此种嘈杂已非单纯脾胃病,乃是郁证性虚劳的表现之一。

持此观点的医家不在少数。明代孙文胤《丹台玉案·癖块门(附嘈杂附呃逆)》认为嘈杂关乎心脾:"凡嘈杂皆因心脾二经虚火发动,两手寸关脉来弦滑是也。"清代程文囿《医述·嘈杂》载:"五更嘈者,乃思虑伤血所致。"

清代叶天士《临证指南医案·调经》有一段记载颇值玩味:"顾(二八),病起经阻,形容日瘦,嘈杂刻饥,心腹常热,此乃悲恸离愁,内损而成劳,阴脏受伤,阳脉不流,难治之症,必得怡悦情怀,经来可挽,但通经败血,断不可用。"明示悲恍离愁或伤心脾之血终成虚劳而致嘈杂、消瘦、闭经等症,治此"必得怡悦情怀"。说明叶天士已经充分认识到运用非药物开导情志方法治疗郁证性嘈杂的重要性和必要性。

或曰:"心脾虚怯""心脾二经虚火发动"之脾病岂非亦属脾胃病范畴哉?笔者以为中医脾病存在两种类型:Ⅰ类脾病是因脾与胃脏腑互为表里而表现为非郁证性脾胃病,如参苓白术散主治之脾虚泄泻之类;Ⅱ类脾病是思虑伤及心脾而表现为单纯郁证或郁证性病证,如归脾丸主治不寐证之类。Ⅰ类脾病可沿习惯称之为"脾胃病";Ⅱ类脾病不妨称之为"脾心病"。两类脾病既可单独出现,也可合并或交互出现,其鉴别要点是:脾胃病症状如由情志因素引起,伴有情志类临床表现甚或伴有脾胃病以外的广义郁证表现,且从郁论治有效,此等脾病即属Ⅱ类脾病(脾心病);否则,当属Ⅰ类脾病(脾胃病)。

(4) 六郁嘈杂以痰为主:宋代陈言《三因极一病证方论·痰饮叙论》认为内伤七情可以产生痰饮:"内则七情泊乱,脏气不行,郁而生涎,涎结为饮,为内所因。"朱丹溪受此影响,创六郁学说,认为嘈杂易受六郁尤其是痰郁的影响而发生。

明代张洁《仁术便览·痰病》认为痰饮为患,除了可致喘咳、呕利、眩晕外,还可有"心嘈杂"。明代董宿《奇效良方·痰饮通治方》指出七情内伤致痰饮生成可发生嘈杂等郁证:"其或喜怒哀乐不中节,起居饮食失其常,皆令荣卫否龃,气血败浊,为痰为涎为饮诸证生焉。结伏于胸膈则眩运,嘈忪忡悸,癃闭痞膈,喘嗽气急。""嘈忪"即心嘈,常与忡悸一起出现,则难以单纯脾胃病来说明。

清代吴谦《医宗金鉴·删补名医方论》认为气郁为痰湿诸郁之本而致嘈杂等百症丛生:"夫人以气为本,气和则上下不失其度,运行不停其机,病从何生?若饮食不节,寒温不适,喜怒无常,忧思无度,使冲和之气升降失常,以致胃郁不思饮食,脾郁不消水谷,气郁胸腹胀满,血郁胸膈刺痛,湿郁痰饮,火郁为热,及呕吐恶心,吞酸吐酸,嘈杂嗳气,百病丛生。"

以上郁证性嘈杂病因病机常可交互出现。如清代张璐《张氏医通·嘈杂》谓:"嘈杂与吞酸一类,皆由肝气不舒,木挟相火乘其脾胃,则谷之精微不行,浊液攒聚,为痰为饮。"其论即是指肝胃不和与痰郁病机复合存在。

● 3. 嘈杂的治疗方药

（1）**现代中医治疗**：近年来临床报道嘈杂的病机涉及肝胃不和、肝郁犯胃、肝胃郁热以及胆胃不和、痰热扰中等，常用的方药如丹栀逍遥散、逍遥散合安神定志丸、四逆散、小柴胡汤合四逆散、越鞠丸合左金丸、甘麦大枣汤合左金丸、柴胡疏肝散合左金丸、化肝煎合左金丸、温胆汤等，涉及的治法有疏肝泄肝、健脾和中、养心安神、安胆宁心、化痰清火等。

（2）**古代中医治疗**：除了上述叶天士"怡悦情怀"非药物情志疗法外，以下古代针对嘈杂的治法方药也可印证郁证性嘈杂之存在。

① **疏肝理气解郁类**：《类证治裁》《证治汇补》《顾松园医镜》以逍遥散治疗嘈杂。

《万病回春》以平肝顺气保中丸（香附、川芎、陈皮、白术、枳实、黄连、吴茱萸、神曲、麦芽、木香、栀子、莱菔子、半夏、茯苓、竹茹、砂仁、干生姜、炙甘草）"治郁火伤脾，中气不运，胃中伏火，郁积生痰，致令呕吐、吞酸嘈杂，心腹胀闷。常服顺气和中，开胃健脾，倍进饮食，化痰消滞，清火抑肝"。

《辨证玉函·吞酸》以解酸汤（柴胡、白芍、苍术、炒栀子、茯苓、陈皮、厚朴、神曲、砂仁、枳壳、香附）治疗肝火犯胃之心中嘈杂如焚。

《医学入门》以香连丹（香附、黄连、神曲）"治久郁心胸痞痛，或嘈杂干噫吞酸"。

② **健脾养心补益气血类**：《古今医统大全》《医学入门》《万病回春》《寿世保元》《证治汇补》《医碥》《碎玉篇》等古籍多以健脾养心、补益气血法治疗嘈杂，主要方药如四物汤加味、当归补血汤（当归、芍药、生地黄、熟地黄、人参、白术、茯苓、麦冬、栀子、陈皮、甘草、辰砂、乌梅、炒米、大枣）、养血四物汤（当归、川芎、白芍、熟地黄、人参、白术、白茯苓、半夏、黄连、栀子、甘草）、茯苓补心汤（当归、川芎、白芍、怀熟地黄、陈皮、半夏、白茯苓、桔梗、枳壳、前胡、干葛、紫苏、人参、木香、甘草、生姜、大枣）、归脾丸等。

③ **行气开郁化痰类**：《证治准绳》《寿世保元》《医学入门》《医林正印》《类证治裁》等以越鞠丸或痰火越鞠丸（海石、胆南星、瓜蒌仁、栀子、青黛、香附、苍术、川芎）治疗六郁嘈杂。

《万病回春》以清郁二陈汤（陈皮、半夏、茯苓、香附、黄连、栀了、苍术、川芎、枳实、神曲、白芍、甘草、生姜)"治酸水刺心及吞酸嘈杂";以化痰清火汤(南星、半夏、陈皮、黄连、黄芩、栀子、知母、石膏、苍术、白术、白芍、甘草、生姜)治痰火嘈杂;以消食清郁汤(陈皮、半夏、茯苓、神曲、山楂、香附、川芎、麦芽、枳壳、栀子、黄连、苍术、藿香、甘草、生姜)治嘈杂闷乱恶心、发热头痛。

● 4. 小结

嘈杂是颇具中医特色的病症之一。作为患者的自觉感受,嘈杂症状本身具有郁证不定愁诉的特性,若因七情五志诱发加重并伴有情志类临床表现,即可初步诊断为郁证性嘈杂;倘若伴有脾胃病以外纷繁多样的广义郁证临床表现并从郁论治有效,更可确诊嘈杂属于郁证无疑。

郁证性嘈杂有病郁同存与单纯郁证之分。病郁同存嘈杂为郁证与脾胃病同时存在,治疗需要调理脾胃与解郁并举;单纯郁证嘈杂为肝病、为心病、为Ⅱ类脾病(脾心病),治疗但须从郁论治,包括疏肝解郁、清泄肝火、养心健脾、益气补血安神、顺气化痰以及疏导情志非药物治疗方法等。

主要参考文献

[1] 赵立英.丹栀逍遥散加减治疗功能性烧心 20 例[J].山东中医杂志,2010,29(8):544.
[2] 汤立东,王垂杰.论嘈杂中医药治疗[J].辽宁中医药大学学报,2013,15(11):26-29.
[3] 周晴,余恒先,徐燎宇.黄连温胆汤治疗胃脘嘈杂临床疗效初探[J].浙江中医药大学学报,2011,35(6):844-845.

十三、郁证痞满论

痞满是指以胸腹痞胀满闷为主的病证,在不同的病证中或为必有症、主症,或为次症、兼症、或有症。

从病因病机看,一般有感受外邪、误下伤中、痰食积滞、七情失和、气滞血瘀、脾胃虚弱等。

从脏腑病位看,三焦皆可痞满且皆可与肝(胆)有关。肝主疏泄,性刚为将军之官。足厥阴肝经起于足大趾而终于头顶,自下肢绕阴器至少腹夹胃两旁,属肝络胆贯膈,分布胁肋经喉。是以肝脏最易受七情内伤影响而导致气机郁滞,可牵连肝经全线受累,三焦皆可因之痞塞满闷。

从症状特性看,朱丹溪《丹溪心法·痞》将痞满与胀满作出区分,认为痞满偏于虚满、胀满偏于实满:"胀满内胀而外亦有形,痞则内觉痞闷,而外无胀急之形。"张景岳《景岳全书·痞满》进一步将痞与满作出区分,认为痞轻于满,有虚有实:"痞者,痞塞不开之谓;满者,胀满不行之谓。盖满则近胀,而痞则不必胀也。"

由是观之,凡由七情不遂导致肝气郁结、气机郁滞而产生的痞满,概属郁证性痞满,其中以上焦胸胁痞满、中焦胃痞、下焦腹胀最为多见。本文主要探讨郁证性胃痞与腹胀的病脉证治。

1. 郁证性痞满的病因病机

痞满所涉病证(症)见表5。古代医家早已认识到各种情志因素皆可导致气机郁滞而生痞满。

隋代巢元方《诸病源候论·痞噎病诸候》载:"痞者,塞也,言腑脏痞塞不宣通也。由忧恚气积,或坠堕内损所致。"

明代龚廷贤《寿世保元·诸气》载:"今之人不知忿怒惊恐悲哀而损其身,忧愁思虑以伤其气,故人之病,多从气而生,致有中满腹胀,积聚喘急。"

清代程文圃《医述·肿胀》载:"气胀者,七情郁结,胸腹满闷。"其在《医述·郁》又谓:"七情不快,郁久成病,或为虚怯,或为噎膈,或为痞满,或为腹胀,或为胁痛,女子则经闭堕胎,带下崩中。可见百病兼郁如此。"

表5 痞满所涉病证(症)

主症		常见病证(症)名
胸膈胸胁痞满	心	胸痹、心悸怔忡
	肺、气管	肺痈、哮喘、肺胀、痰饮、感冒、咳嗽
	肝	胸胁苦满、胸膈满闷
	食管、膈	噎膈、呃逆
胃痞、胁肋痞胀		胃痞、胃痛、反胃、呕吐、呃逆、泛酸、嘈杂、嗳气、胁痛、痰饮、黄疸
腹胀		腹胀、腹痛、积聚、气鼓、痰饮、泄泻、便秘、淋证、癃闭、阳痿、遗精、水肿、关格、虚劳

(1) **胃痞**：脾虚兼肝气郁结可致心下痞。清代沈金鳌《杂病源流犀烛》载："痞满，痞病也，本由脾气虚及气郁不能运行，心下痞塞填满。"

郁怒伤肝可致中痞。宋代陈言《三因极一病证方论·五积证治》载："怒则伤肝，肝以所胜传脾，遇冬肾旺，传克不行，故成脾积，名曰痞气者，以积气痞塞中脘也。"明代李梴《医学入门·内伤》在讨论失味病机时指出："七情，思虑伤心与脾，则益善思而恍惚不寐；忧怒伤肺与肝，则愈动气而痞满眩呕，口仍失味，诸气怫郁故也。"清代林珮琴《类证治裁·痞满》载："暴怒伤肝，气逆而痞。"

思伤脾可致中痞。明代孙志宏《简明医彀·诸气》载："思则气郁不眠、中痞不食……"明代徐春甫《古今医统大全·诸气门》载："思气所致为不眠，为嗜卧，为昏瞀，为中痞。"

(2) **腹胀**：恐惧可致腹胀。《素问·举痛论》载："恐则精却，却则上焦闭，闭则气还，还则下焦胀，故气不行矣。"

忧思可致腹胀。宋代陈言《三因极一病证方论·内因腰痛论》载："肌肉濡渍，痹而不仁，饮食不化，肠胃胀满，闪坠腰胁，忧思所为也。"元代危亦林《世医得效方·大方脉杂医科·集证说》载："思伤脾者，气留不行，积聚中脘，不得饮食，腹胀满，四肢怠惰。"明代李梴的《医学入门》，以及明代王绍隆传、清代潘楫增注的《医灯续焰》亦有类似记载。

肝气郁结恼怒可致腹胀。明代徐春甫《古今医统大全·郁证门》载："郁为七情不舒，遂成郁结，既郁之久，变病多端。男子得之，或变为虚怯，或变噎嗝，气满腹胀等证；妇女得之，或为不月，或为堕胎，崩带虚劳等证。治法必能内养，然后郁开，按证调理。"其在《古今医统大全·心痛门》中又指出："胃心痛者，腹胀满，不下食，食则不消。皆脏气不平，喜怒忧郁所致，属内因。"明代张景岳《景岳全书·郁证》载："兹予辨其三证，庶可无误，盖一曰怒郁，二曰思郁，三曰忧郁。如怒郁者，方其大怒气逆之时，则实邪在肝，多见气满腹胀，所当平也。"清代顾锡《银海指南·郁病论》载："方其盛气凌人，面赤声厉，多见腹胀。及其怒后，逆气已平，中气受伤，多见胀满疼痛，倦怠少食之症。"

部分胃痞腹胀看似食积、痰阻、血瘀或气血亏虚，实乃由七情内伤引发。明代龚廷贤《万病回春·痞满》载："夫痞满者，非痞块之痞也，乃胸腹饱闷而不舒畅也。有气虚中满，有血虚中满，有食积中满，有脾泄中满，有痰膈中满，皆是七情内伤、六淫外侵,或醉饱饥饿失节、房劳过度,则脾土虚而受伤,转输之官失职,胃虽受谷,不能运化,故阳自升而阴自降而成天地不交之痞不通泰也。"清代何梦瑶《医碥·痞满》载:"痞满,但内觉满闷,而外无胀急之形也。有在胸在腹之分,皆由中气不运。而所以致不运者,则或寒而凝闭,或热而胀,或食滞痰停,或气结怒郁,或脾湿不化,或血瘀不行,皆能致之。"

● 2. 郁证性痞满的临床特点

痞满由情志因素触发或加重,但医患双方往往均难以意识到这一点,而习惯性地倾向于往痰食、积滞等有邪有滞有形的病机方面着想。尤其当部分隐性郁证披着痞满病证外衣("披衣"郁证)时,乃由患者隐匿的郁证倾向的体质禀赋或人格特征所致,往往初看似乎并无明显显现在外的七情变化,容易造成漏诊和误诊。临证需仔细望闻问切,剖析人格禀赋,进行精神心理分析。

查阅古代医学著作可知,有关七情内伤所致郁证性痞满的伴随症状有两类。一类是痞满伴随脾胃病以外的症状,诸如胸胁满闷,心腹胀满、旁冲两胁、上塞咽喉,胸胁、腹皮、胃心作痛,不眠,倦怠,嗜卧、卧起不安,心烦,梅核气,四肢怠惰,肌肉濡渍、痹而不仁,眩晕昏瞀,喘促,发热,妇女经闭堕胎、崩带虚劳,男子虚怯或嗝噎或气满,等等。这些伴随症状具有广泛多样、异彩纷呈的特点,涉及多脏腑多系统,这本身就是郁证的临床特点。

另一类是痞满伴随脾胃病的症状,诸如少食、不思饮食、食则不消,呕吐,口中失味,肠鸣,大小便不利,恶心、吞酸吐酸、嘈杂、嗳气等。此时未必可轻易判断为非郁证性脾胃病而否定郁证性痞满。为了排除非郁证性痞满,应当进行内镜、腹部 B 超、X 线、CT、MRI 等影像学检查,必要时可进行呼气试验、胃液分析、胆汁检查、胰腺外分泌功能检查、小肠吸收功能测定等。如果实验室检查结果为阴性,或虽有部分阳性结果但不足以引起痞满或成为痞满的解释时,则有助于作出郁证性痞满的判断。如果实验室检查结果对可否引起痞满的判断处于两可之间,则需要结合四诊进行综合分析,以甄别非郁证性痞满与郁证性痞满。如属郁证性痞满,还需进一步判断属于单纯郁证还是病郁同存。一时难以判断并经常规治疗尤效者,可试探性地从郁论治。

3. 郁证性痞满的治疗

(1) 治疗原则:七情内伤导致气机郁滞之痞满,既可因其病机属于"无邪无滞无形"而运用疏理气机之方药治疗;也可因气郁或化火继发产生食积、痰(湿)浊、血瘀等病理产物,此时治疗与郁证性嗳气、泛酸类同。郁证性痞满的治疗原则可参考以下诸家论述。

《景岳全书·郁证》载:"气郁者,宜木香、沉香、香附、乌药、藿香、丁香、青皮、枳壳、茴香、浓朴、抚芎、槟榔、砂仁、皂角之类。"明代龚信《古今医鉴·胀满》载:"凡胸腹胀初得,是气胀,宜行气疏导之剂,木香、槟榔、枳壳、青皮、陈皮、浓朴之类。"

清代医家更有详尽论述。张璐《张氏医通·腹满》载:"胀起于旬日之间,忽因七情六气而成者,实也,当疏利为主。"杨乘六《医宗己任编·四明心法》载:"胀满悉属脾虚运化不及,浊气填塞所致,初起微佐以消化舒郁为先,势甚而二便涩滞者微利之。"林珮琴《类证治裁·痞满论治》载:"心脾郁结而成痞者,调其气……暴怒伤肝,气逆而痞者,舒其郁……痰挟瘀血,成窠囊,作痞,脉沉涩,日久不愈,惟悲哀郁抑之人有之,宜从血郁治,桃仁、红花、丹皮、香附、降香、苏木、韭汁、童便。"

李用粹《证治汇补·痞满》所论较为全面:"大抵心下痞闷,必是脾胃受亏,浊气挟痰,不能运化为患,初宜舒郁化痰降火,二陈、越鞠、芩连之类,久之固中气,参、术、苓、草之类,佐以他药。有痰治痰,有火清火,郁则兼化。若妄用克伐,祸不旋踵。又痞同湿治,惟宜上下分消其气。如果有内实之症,庶可疏导。"又说:"有饮食痰积不运为痞者,六君子加山楂、谷芽。有湿热太甚,土来心下为痞者,分消上下,与湿同治,或黄连泻心汤。不因误下,邪气乘虚为痞者,宜理脾胃,兼以血药调之。有阴火上炎,痞闷嗳气者,宜降火。有肝气不伸,膈有稠痰,两寸关脉弦滑带涩者,当先吐而后舒郁。有中虚不运如饥如刺者,益气温中。有内伤劳役,清气下陷,浊气犯上者,补中益气,兼清湿热。有悲哀多郁,痰挟瘀血,结成窠囊者,宜逐瘀行气。有食后感寒,饮食不消,或食冷物成痞者,宜温中化滞。"

(2) **方药举隅**:以下方药均明确注明可以治疗七情内伤所致的郁证性痞满(表6)。

表6　郁证性痞满的治疗方药举隅

出处	方剂名称	药物组成
《备急千金要方》	七气汤	半夏、人参、生姜、桂心、甘草
《太平惠民和剂局方》（简称《和剂局方》）	治中汤	人参、白术、干姜、炙甘草、青皮、陈皮
《仁斋直指方》	香橘汤	香附、半夏、橘红、甘草
《和剂局方》	沉香降气汤	香附子、沉香、缩砂仁、甘草
《和剂局方》	五膈宽中散	白豆蔻、炙甘草、木香、厚朴、缩砂仁、丁香、青皮、陈皮、香附子
《济生方》	紫苏子汤	紫苏子、大腹皮、草果仁、半夏、厚朴、木香、橘红、木通、白术、枳实、人参、炙甘草、生姜、大枣
《济生方》	平肝饮子	防风、桂枝、枳壳、赤芍药、桔梗、木香、人参、槟榔、当归、川芎、橘红、甘草
《全生指迷方》	七气汤	京三棱、蓬莪术、青橘皮、香附子、陈橘皮、桔梗、藿香叶、桂心、益智、炙甘草
《三因极一病证方论》（简称《三因方》）	七气汤	丁夏、厚朴、桂心、茯苓、白芍、紫苏叶、橘皮、人参、生姜、大枣
《内外伤辨》	木香化滞汤	柴胡、橘皮、炙甘草、半夏、生姜、当归梢、红花、木香、枳实、草豆蔻
《御药院方》	沉香降气散	沉香、木香、丁香、藿香、人参、甘草、白术、白檀、肉豆蔻、缩砂仁、桂花、槟榔、陈橘皮、青皮、白豆蔻、白茯苓、川姜、枳实
《玉机微义》	木香消痞丸	柴胡、橘皮、炙甘草、半夏、干姜、当归尾、红花、木香
《证治准绳》	温胃汤	炮附子、厚朴、当归、白芍、人参、炙甘草、橘皮、干姜、川椒、生姜
《风痨臌膈四大证治》	分心气饮	紫苏梗、青皮、芍药、大腹皮、陈皮、木通、半夏、官桂、赤茯苓、桑白皮、生姜、灯心
《证治准绳》	木香顺气汤	柴胡、升麻、生姜、半夏、草豆蔻、益智仁、厚朴、木香、苍术、青皮、陈皮、当归、人参、吴茱萸、茯苓、泽泻
《医学入门》	顺气导痰汤	半夏、橘红、茯苓、枳实、南星、甘草、香附、乌药、沉香、木香、磨刺
《医编》	大七气汤	三棱、蓬莪术、青皮、陈皮、香附、藿香叶

续表

出处	方剂名称	药物组成
《古今医鉴》	四七汤	半夏、茯苓、厚朴、紫苏、生姜、大枣
《丹溪心法》	越鞠丸	苍术、香附、川芎、神曲、栀子
《类证治裁》	归脾汤	白术、茯神、黄芪、龙眼肉、酸枣仁、木香、炙甘草、人参、生姜、大枣、当归、远志

从以上治疗方药组成可以看出,郁证性痞满的主要治疗原则主要有疏肝解郁、芳香理气、运脾燥湿、化痰导滞,兼佐温阳化气或活血。

现代医家多以疏肝解郁、理气和胃作为以痞满为主症的疾病的基本治疗原则,方如逍遥散、丹栀逍遥散、四逆散、柴胡疏肝散、越鞠丸、柴胡疏肝散、越鞠丸合甘麦大枣汤、柴胡加龙骨牡蛎汤、柴平汤、自拟健脾疏肝消痞汤、自拟调肝和胃汤。此外,也有治以补脾养心、调心安神者,有以半夏厚朴汤、黄连温胆汤、血府逐瘀汤等从痰从瘀论治者。

从上述所列古今治疗方药分析,其基本与郁证性痞满的病因病机相吻合。

● 4. 郁证性痞满的现代医学认识

痞满大致相当于现代医学之腹胀。

(1) 常见疾病及机制:以腹胀为主症疾病有器质性和功能性之分(表7),部分功能性疾病之腹胀可由精神心理因素引起。

表7　腹胀常见疾病

疾病性质	病名举例
器质性疾病	肝、胆、胰腺疾病,腹膜和腹膜后疾病,心血管疾病,内分泌及代谢疾病,肾脏疾病,急性感染性疾病,脊椎或脊髓疾病
功能性疾病	**功能性消化不良、功能性腹胀、吞气症、肝曲综合征、脾曲综合征、肠易激综合征、功能性便秘**、胃轻瘫、肠腔气体产生过多、假性肠梗阻、肠道气囊肿综合征、回盲瓣综合征、肠道菌群失调、**抑郁症、焦虑症、躯体化障碍等精神障碍性疾病**

注:粗体字所列疾病表示可由精神心理因素引起。

腹胀的原因及病理机制有多种,精神心理因素是其中之一(表8)。

表 8　腹胀的机制及常见疾病

机制	常见疾病
吞咽入胃空气过多	**吞气症、顽固性呃逆**
胃肠道产气过多	细菌代谢产生大量 H_2、CH_4(甲烷)和 CO_2
	唾液、黏液、胰液中碳酸氢盐和胃酸反应产生 CO_2(如十二指肠溃疡或胃酸分泌亢进)
	双糖酶缺乏症双糖排入结肠发酵产生 H_2
	进食不能消化的糖类水果蔬菜后,发酵产生气体(如短肠综合征)
气体吸收障碍	腹腔气体不能经肠壁血管吸收后由呼吸排出(如肿瘤、血栓形成、炎症等肠壁血液循环障碍而影响肠腔内气体吸收,或**自主神经功能紊乱、交感神经亢进**、肠道病变使肠道张力和蠕动减弱)
肺排出 CO_2 障碍	肠道内 CO_2 不能弥散到血中、血中 CO_2 弥散至肠道(呼吸衰竭)
肠道气体不能经肛门排出	肠蠕动减弱或消失(如急性胃扩张、幽门梗阻、肠梗阻、肠麻痹、顽固性便秘、毒血症、败血症、心力衰竭)
精神心理因素致病	**功能性消化不良、功能性腹胀、吞气症、肠易激综合征、功能性便秘**等,**抑郁症、焦虑症、躯体化障碍等精神障碍性疾病**

注:粗体字所列疾病表示可由精神心理因素引起。

(2) 精神心理因素引起的腹胀与治疗: 2016 年版《功能性胃肠病罗马Ⅳ诊断标准》将脑 - 肠互动紊乱与功能性胃肠病(functional gastrointestinal disorders,FGIDs)的关系提升到了一个新的高度。环境、心理、生理因素的相互作用对功能性胃肠病的发生和发展持续产生影响;情感激发脑回路控制自主神经系统和下丘脑 - 垂体 - 肾上腺轴(hypothalamic-pituitary-adrenal axis,HPA),包括迷走神经背核、下丘脑、杏仁核的脑内情感运动系统,及外周肠神经系统的促肾上腺皮质激素释放因子(corticotropin-releasing factor,CRF),影响自主神经的传出及刺激下丘脑 - 垂体 - 肾上腺轴致促肾上腺皮质激素分泌,进而影响胃肠运动功能。胃肠的功能失调也可反过来作为内脏传入信息,通过交感神经或副交感神经传入脑内的自我调节传入系统,致使内脏感觉异常而出现胃肠症状。继发于心理社会因素的中枢神经系统和肠神经系统的功能失调,可致功能性胃肠病患者出现腹胀。Agrawal 等认为,内脏高敏感性是肠易激综合征(irritable bowel syndrome,IBS)和功能性消化不良(functional dyspepsia,FD)的发病机制之一,可参与腹胀的发生。应激和负性情绪反应可改变中枢神经系统神经递质的释放,而脑肠肽是调节脑-肠轴的重要物质(如P物质、血管活性肠肽、脑啡肽、胆囊收缩素、生长抑素、神经肽Y、降钙素基因相关肽、5-羟色胺等),其功能失调可产生焦虑、紧张、恐惧、抑郁等情绪及胃肠道症状。

有学者对功能性消化不良患者用抑郁、焦虑、人格改变等8种精神心理测量量表进行分析,发现其各项精神心理症状指数均显著高于正常人群。对198篇中医药治疗功能性消化不良的文献分析发现,有57篇指出精神紧张、抑郁、焦虑、恼怒等情绪失调是导致本病发生的原因。研究显示,功能性消化不良腹胀与更高水平的自我焦虑和躯体化有关,早饱和餐后饱胀感与高水平的自我焦虑和抑郁有关。

有学者将183例出现腹胀的肠易激综合征女性患者分为极少腹胀组、轻度腹胀组、中重度腹胀组,回顾分析胃肠道症状与心理因素的关系。结果显示,中重度腹胀组多有抑郁症史,且抑郁、焦虑的程度更严重,证明心理因素和胃肠道症状与肠易激综合征患者的腹胀程度相关。

腹胀可以是癔症性症状,与抑郁、失眠、应对障碍、惊恐障碍和恐惧症有关。半数以上的抑郁症患者有腹胀症状。

《中国功能性消化不良专家共识意见(2015年,上海)》指出,精神心理因素与功能性消化不良的发病密切相关,精神心理治疗对伴有焦虑、抑郁的功能性消化不良患者有效。对于质子泵抑制剂及促动力药物治疗无效,并伴有精神心理障碍的功能性消化不良患者,可试用抗焦虑、抗抑郁药物治疗,如选择三环类抗抑郁药、5-羟色胺再摄取抑制剂或5-羟色胺1A受体激动剂。有关的meta分析结果显示,氟哌噻吨美利曲辛片联合胃肠动力药治疗功能性胃肠病的疗效显著优于单独胃肠动力药物。心理、生物反馈、行为、催眠等相关治疗可以改善功能性腹胀。氟哌噻吨美利曲辛联合多潘立酮(吗丁啉)治疗伴有焦虑、抑郁的难治性功能性腹胀,疗效优于给予复方阿嗪米特联合依托必利治疗的对照组。

5. 小结

郁证性胃痞和腹胀,其病因主要由七情内伤所致,其病机既可以是"无邪无滞无形"之气郁,也可以是气机郁滞所产生的火郁、痰郁、湿郁、食郁、血郁;其表现既可以伴随脾胃病症状,也可以伴随脾胃病以外的症状;其形态既可以是单纯郁证,也可以是病郁同存;其治疗既可以从郁论治,又可以病郁同治。

现代医学于 2016 年将功能性胃肠病归结于"肠 - 脑互动异常",新的定义强调其症状的产生与胃肠动力紊乱、内脏高敏感性、黏膜和免疫功能的改变、肠道菌群的改变以及中枢神经系统功能异常有关。这是对中医郁证性痞满的最好诠释。

主要参考文献

[1] 马海丽,朱莹. 柴胡疏肝散治疗气郁质功能性消化不良 30 例[J]. 湖南中医杂志,2013,29(1):17-19.
[2] 李斌,张怡,姬培震,等. 基于"健脾疏肝解郁"功效的越鞠丸加减治疗痞满的临床研究[J]. 中国中医基础医学杂志,2014,20(6):796-797.
[3] 王雄力,黄爱明,陈丽芬. 调心安神法干预治疗伴焦虑抑郁功能性消化不良的临床研究[J]. 辽宁中医杂志,2010,37(12):2376-2378.
[4] 中华医学会消化病学分会胃肠动力学组,中华医学会消化病学分会胃肠功能性疾病协作组. 中国功能性消化不良专家共识意见(2015 年,上海)[J]. 中华消化杂志,2016,36(4):217-229.

十四、郁证纳呆论

纳呆是指缺乏进食的欲望或食欲明显减退,甚者厌食。除脾胃腐熟运化功能减退外,七情内伤亦可导致纳呆,本文称之为郁证性纳呆,分为单纯郁证与病郁同存两种:前者由情志因素引起,当从郁论治,包括疏肝理气解郁、养心安神定志以及健脾养心等;后者由情志因素与脾胃腐熟运化功能减弱共同引起,当从郁论治结合消食导滞通腑和 / 或补益脾胃。不知郁证性纳呆、不知从郁论治或配合从郁论治,是临床常见弊端。

1. 郁证性纳呆的病因病机

纳呆与嗳气、泛酸、嘈杂、痞满、胃痛等病证一样,既可以是脾胃病的症状,也可以七情内伤所致郁证范畴的表现,主要有以下病因病机。

(1) 七情内伤,肝失疏泄:隋代杨上善《黄帝内经太素·虚实所生》:"人有喜怒不能自节,故怒则阴气上,阴气上则上逆,或呕血,或不能食。"清代俞震《古今医案按·不食》强调郁怒引起纳呆为临床常见现象:"震按不食之因甚多,而因郁因怒,其大端也。"丹波元坚《杂病广要·诸气病》:"恚气则积聚在心下,不可饮食。"

清代一些医家认为七情内伤导致纳呆的病机不在脾胃式微而在肝失疏泄。吴金寿《三家医案合刻》将纳呆同奔豚气、干呕、腹痛一样直接看作是肝病的表现:"症见气上撞心,饥不能食,干呕腹痛,全是肝病见端。"林珮琴《类证治裁·肝气肝火肝风论治》将纳呆同嗳气、痞满、呕吐、胁痛胸满、泄泻、疝气一样直接视为肝病:"肝木性升散,不受遏郁,郁则经气逆,为嗳,为胀,为呕吐,为暴怒胁痛,为胸满不食,为飧泄,为疝,皆肝气横决也。"顾靖远《顾松园医镜·虚劳》将纳呆同寒热、月经不调一样直接看作是肝郁肝火的结果:"其师尼寡妇室女愆期,思欲不遂,气血郁结,以致寒热如疟,朝凉暮热,饮食不思,经期不准,或致闭绝,成此病症者甚多,多由郁火内蒸所致。"

以上所论肝病各种症状包括纳呆或皆以张仲景《伤寒杂病论》小柴胡汤证为滥觞:"往来寒热,胸胁苦满、嘿嘿不欲饮食、心烦喜呕,或胸中烦而不呕,或渴,或腹中痛,或胁下痞硬,或心下悸、小便不利,或不渴、身有微热,或咳者,小柴胡汤主之(96)。"小柴胡汤证为少阳枢机不利,即是属于以肝气郁结为病机的单纯郁证。

(2) 肝木克土,肝胃不和:郁怒伤肝既可直接导致纳呆,也可通过克土犯胃致使脾胃功能式微而纳呆,后者属于因郁致病和/或病郁同存。

《素问·气交变大论》:"岁木太过,风气流行,脾土受邪。民病飧泄,食减……"《黄帝内经太素·喜怒》:"怒,肝木也。食,脾土也。今木克土,故怒不欲食,宜补足太阴。"明代孙志宏《简明医彀·却病延龄》:"大怒则火起于肝,甚则呕血。盖怒则阳气逆上,而肝木乘脾,故为呕血,飧泄,胸胁痞痛,不食等证。"清代陈士铎《辨证奇闻·痨瘵》:"一抑郁不伸,致两胁胀闷,食减,颜色沮丧,肢瘦形凋,畏寒热,此肝气不宣,下克脾胃也";其在《辨证录·痨瘵门(十七则)》又说:"人有遭遇坎坷,或功名蹭蹬,或柴米忧愁,以致郁结,胸怀两胁胀闷,饮食日减,颜色沮丧,渐渐肢瘦形凋,畏寒畏热,人以为因愁而成瘵也,谁知是肝气不宣,木克脾胃乎。"清代叶天士《徐批叶天士晚年方案真本》:"情志不适,肝木必乘胃土,食少不化,是以虚中有滞。"

以上所论均借五行学说"木克土"从肝与脾胃的脏腑关系阐述了肝胃病郁同存纳呆的病机。

(3)忧思伤脾,心气不足:思伤脾,思虑过度或所思不遂,可影响脾胃运化功能而致纳呆。从归脾汤的药物组成、功用主治及其演变即可看出这一点。归脾汤出自宋代严用和《济生方》,主治思虑过度、劳伤心脾、健忘怔忡;明代薛已《内科摘要》加入当归、远志,进一步增强其益气补血、健脾养心宁神的功用,适应证增补了惊悸盗汗、嗜卧少食、月经不调。足见归脾汤证之"少食"为劳伤心脾之郁证性纳呆。思伤脾致郁证性纳呆的论述不胜枚举。元代医家朱丹溪《脉因证治·七情证》:"思,为不眠,好卧昏瞀,三焦痞塞,咽喉不利,呕苦筋痿,白淫,不嗜饮食。思伤脾,为气结,怒治思。"《脉因证治·逆痰嗽》又谓:"思伤脾,咳而右胁下痛,隐隐引肩背,甚则不可动,腹胀心痛,不欲食……"危亦林《世医得效方·大方脉杂医科·集证说》:"思伤脾者,气留不行,积聚中脘,不得饮食,腹胀满,四肢怠惰。"明代李梴《医学入门·内伤》:"有郁结在脾,半年不食,或午后发热,酉戌时退,或烦闷作渴加呕,或困卧如痴向里,坐亦喜向暗处,妇人经水极少,男子小便点滴,皆忧思气结。"

情志因素影响心主神明的功能同样可致纳呆。《伤寒杂病论》中百合、狐惑病病机为心气不足,均可以导致纳呆。"百合病者,百脉一宗,悉致其病也。意欲食,复不能食,常默默,欲卧不能卧,欲行不能行,饮食或有美时,或有不用闻食臭时……""狐惑之为病,状如伤寒,默默欲眠,目不得闭,卧起不安……不欲饮食,恶闻食臭……"清代郑寿全《医理真传·内伤说》也指出心气不足诸症蜂起,纳呆为其一:"凡属内伤,皆心气先夺,神无所主,不能镇定百官,诸症于是蜂起矣。此等症,往往发热咳嗽,少气懒言,身重喜卧,不思饮食,心中若有不胜其愁苦之境者,是皆心君之阳气弱,阳气弱一分,阴自盛一分,此一定之至理也。"

(4)母令子虚,心脾两亏:脾主运化、升清、统血,还有在志为思以协同心主神明的功能,故有"思出于心,而脾应之"之谓。忧愁思虑戕害心脾可导致郁证性纳呆,存在两种情况。

一是心火不生脾土致使纳呆。《医学入门·经候》:"忧思耗伤心血,以致火炎,血不归肝,而出纳之用已竭,母令子虚,脾亦不磨而食少……"武之望《济阴纲目·论室女经闭成劳因思虑伤心》:"盖忧愁思虑则伤心,而血逆竭,神色先散,月水先闭;且心病,则不能养脾,故不嗜食。……自能改易心志,用药扶持,庶可保生。"

之后清代医家沿袭此说。魏之琇《续名医类案·经水》:"火既受病,不能荣养其子,故不嗜食。"冯楚瞻《冯氏锦囊秘录·方脉痨瘵合参》:"若忧思抑郁,扼腕不可告人,以致心气结而心火燔,由是心血亏耗,而出纳之用已竭,且母能令子虚,脾不健运而食少矣……"《辨证录·春温门(三十三则)》:"心既不舒不能生脾胃之土,肝又不舒必至克脾胃之土矣,所以虽饥不能食也。"

二是情志因素同时损伤心脾致使影响食欲。清代医家章楠《灵素节注类编·外感内伤总论》:"其有不得于隐情委曲之事,忧思郁结,则心脾俱伤,而无生化转运之力,以致胃病食减。"《类证治裁·经闭论治》:"盖忧愁思虑,多伤心脾,故神衰食减。"

(5)**痰饮瘀血**:清代王士雄撰、石念祖绎注《王氏医案绎注》指出七情郁结、气久不舒,津液凝痰,可致"不饮不食"。《冯氏锦囊秘录·伤寒蓄血症》亦谓情志因素(多怒)导致的蓄血也可表现为不思饮食。

 2. 郁证性纳呆的治法方药

(1)**非药物情志疗法**:纳呆如属情志不遂郁证所致者,可以非药物情志疗法治之;反之,凡可用情志疗法可以治愈者,属郁证性纳呆无疑。上述武之望所谓"改易心志"即属非药物情志疗法,尚有以下诸多医家提倡以此法治疗郁证性纳呆。

《简明医彀·诸气》:"思则气郁不眠、中痞不食等证。……思甚属脾土,宜肝木胜之,当以污辱诬罔之言怒之。"清代郑寿全《医法圆通·胃病不食》:"因七情过度而致不食者,审其所感,或忧思、或悲哀、或恐惧、或用心劳力、或抑郁、或房劳,按其所感所伤而调之,则饮食自进矣。"

明代吴昆《医方考·情志门》载谭氏设宴招待有萝卜甚大,众羡之。谭氏吹牛说尚有萝卜大如人者,遭众讥笑。谭自此悔恨忧愤自咎不已,连日不能食。其子读书达事,思父素不轻言而愧赧成疾,必实所言始可疗病,遂遣人取萝卜如人大者复招众客验明,其父大喜,厥旦疾愈(而可进食)。

明代楼英《医学纲目·狂》载项开合之妻,病饥不欲食,常好叫呼怒骂,众医皆处药无效。戴人往视之,曰:此难以药治。乃使二娟作伶人状逗妇人大笑;其旁又以两能食之妇夸其食美,病妇亦索其食而尝之。不数日,怒减食增。不药而瘥,后得一子。《医学纲目·痞》又载一年二十余女子,许婚后夫远出,二年不归。女子病重不食,困卧如痴,他无所苦,诸医不效。予见女向里床而睡,形体羸瘦。思此气结病也,药不能治,得怒可解。往激其怒,掌其面三,责其以不得有外思。女果大怒而哭一二时许,令其父母解之。进药二帖,即欲食矣。后其夫归而病得全愈。

(2) **药物疗法**:郁证性纳呆的法则方药举例如下。

① 疏肝解郁类

越鞠丸　明代孙文胤《丹台玉案·诸气门(附气滞附郁)》谓其可治郁久不能食等一切郁症,食郁可再加山楂、麦芽、神曲。清代医家亦善用之,刘一仁《医学传心录·妇人心烦潮热多是郁生》:"妇人多有抑郁之症,乍寒乍热,食减形瘦,宜用越鞠丸以开其郁,逍遥散以调其经。"朱时进《一见能医·寡妇心烦潮热多是郁生》论治同上,又提出可用柴胡抑肝汤或启脾丸。吴谦《删补名医方论》认为越鞠丸可治喜怒忧思以致胃郁不思饮食、脾郁不消水谷。越鞠丸加枳实、沉香、宿砂、红曲名舒郁丸。

(加味)逍遥散　明代王肯堂《证治准绳·结核》治怒不思食。清代医家亦仿之,何炫《何氏虚劳心传·逍遥散》治郁怒伤肝、嗜卧少食;程文囿《程杏轩医案·又翁自病肝郁证似外感》治情志抑郁、肝木不舒之口苦食少;石寿棠《医原·内伤大要论》治情志怫郁、食减化迟;《续名医类案·腰痛》治因怒口苦不食。

小柴胡汤　明代龚廷贤《万病回春·耳病》治因怒不食;民国刘世祯、刘瑞瀜《伤寒杂病论义疏·小柴胡汤方》治苦欲之情致默默不欲食。

交感丹(香附米、白茯苓)《万病回春·诸气》治公私拂情、名利失志、抑郁烦恼、七情所伤致不思饮食。

伐木汤(炒栀仁、骨皮、丹皮、青黛、石斛、白芍、当归、甘菊、女贞子)《辨证奇闻·痿证》治怒后不思食等症。

②养心安神益气健脾类

归脾汤 除已述外,《女科证治准绳·吐血》治怀抱素郁,胸满食少;《证治准绳·疠》治脾气郁结之体倦少食或盗汗少寝。清代何梦瑶《医碥·血》治忧思或胸怀郁然之食饮无味或饥不欲食;费伯雄《校注医醇賸义·劳伤》治思虑太过、劳伤心脾之怔忡健忘、惊悸盗汗、发热体倦、食少不眠;《类证治裁·虚损劳瘵论治》治忧思郁结之食减无味。

寿脾煎(白术、当归、山药、炙甘草、枣仁、远志、干姜、莲肉、人参) 明代张景岳《景岳全书·郁证》治生儒蹇厄,思结枯肠,及任劳任怨,心脾受伤,以致怔忡健忘,倦怠食少。

一志汤(人参、茯神、白术、甘草、黄芪、益智、远志、柏仁、广皮、木香、大枣、生姜)《校注医醇賸义·劳伤》治思虑太过、心烦意乱之食少神疲。

养心丸(茯神、人参、炙黄芪、酸枣仁、熟干地黄、远志、五味子、柏子仁、朱砂) 宋代杨倓《杨氏家藏方·养心丸》治忧思太过致日渐羸瘦、全不思食。

安神丸(黄连、朱砂、当归、怀生地、炙甘草) 清代单南山《胎产指南·医方类》治忧愁思虑,伤心不食。

四君子汤、补中益气汤《景岳全书·郁证》治怒后倦怠食少(五味异功散);薛己《口齿类要·茧唇》治劳役怒气之体倦不食(补中益气汤加味);《续名医类案·呕吐》治因怒不食(六君子汤加味);清代罗美《古今名医汇粹·女科》治因怒少食(六君子汤及补中益气汤)。

③理气开郁化痰类

参香散(人参、黄芪、白茯苓、白术、山药、莲肉、砂仁、乌药、橘红、干姜、炙甘草、木香、丁香、檀香、沉香) 宋代陈言《三因极一病证方论·虚损证治》治心气不宁之饮食减少。

分心气饮(木通、官桂、茯苓、姜半夏、桑白皮、大腹皮、青皮、陈皮、紫苏、羌活、甘草、赤芍、生姜、大枣、灯心)《万病回春·诸气》治忧愁思虑,忿怒伤神或临食忧戚或事不遂意,使抑郁之气留滞不散致饮食减少诸症。

大藿香散(藿香叶、半夏曲、白术、木香、白茯苓、人参、枇杷叶、官桂、炙甘草、生姜、大枣)《济生方·大藿香散》治七情伤感,气郁于中,变成呕吐不进饮食。

木香化滞汤、消痞丸 明代孙一奎《医旨绪余·论五郁》治忧思痞结不思饮食。

顺气导痰汤(导痰汤加香附、乌药、沉香、木香、磨刺)《医学入门·痞满》治七情气郁成痞,不思饮食,食之不散(或用木香化滞汤)。

温胆汤《医学纲目·痞》治事不如意,半年不食;《医学入门·伤食》治忧思伤脾,全不食者。

四磨饮《删补名医方论》治七情感伤,妨闷不食。

清痰丸(乌梅、枯矾、黄芩、苍术、陈皮、滑石、青皮、枳实、南星、半夏、神曲、山楂、干生姜、香附)《丹溪心法》主治中焦热痰积;清代喻昌《医门法律·痰饮留伏论》治多忧脾气内郁,而食亦不食,气食痰饮互结成癖。

● 3. 郁证性纳呆的现代医学支持

郁证性纳呆主要见于情绪不佳引起的生理性食欲不振、抑郁症(major depressive disorder,MDD)、恶劣心境(dysthymia)、神经性厌食(anorexia nervosa,AN)、躯体化障碍(somatization disorder,SD)等精神类疾病以及精神心理因素引起的功能性消化不良(functional dyspepsia,FD)等功能性胃肠病。

(1) 食欲减退的精神心理因素及其相关机制:精神心理因素对食欲的影响不容小觑。抑郁、紧张、焦虑、悲伤及过度脑力劳动,可导致食欲减退甚至厌食。食欲减退可作为抑郁症(ICD-10)、恶劣心境(DSM-V)、神经性厌食、躯体化障碍(DSM-Ⅲ-R)等精神类疾病的诊断项目之一。

应激状态、抑郁症患者下丘脑 - 垂体 - 肾上腺轴(hypothalamic-pituitary-adrenal axis,HPA)功能亢进,促肾上腺皮质激素释放激素、促肾上腺皮质激素、皮质醇(cortisol,COR)分泌增强,致使食欲减退。HPA 轴亢进亦可抑制 5- 羟色胺(5-hydroxytryptamine,5-HT)合成,引起褪黑素分泌下降而致食欲下降。长期高 COR 状态损害与下丘脑、杏仁核、脑干关系密切的海马区等大脑中枢,影响情绪和食欲调节。抑郁症患者肽 YY、胆囊收缩素增高,脑源性神经营养因子、神经肽 Y(neuropeptide Y,NPY)降低,γ- 氨基丁酸功能缺陷,这些均与食欲减退有关。

非典型抑郁症患者血清瘦素(leptin,LP)水平高于健康对照组。LP 作用于下丘脑阿片 - 促黑色素细胞皮质素原神经元促进生成 α- 促黑色素细胞刺激素,后者作用于黑皮素受体 4,起抑制食欲的作用。LP 与其受体结合后还可作用于下丘脑饱食中枢,抑制弓状核神经元合成和释放 NPY,从而降低食欲。

Cuijpers 等于第 3 年和第 5 年随访 154 例阈下抑郁患者(抑郁量表小于 16 分)时,发现有进食和睡眠问题者发展为心境障碍远高于无进食和睡眠问题者。

神经性厌食有特异的精神病理形式的体象扭曲,表现为持续存在一种害怕发胖的无法抗拒的超价观念,患者强加给自己一个较低的体质量限度,其发病机制虽尚不完全明确,但认知障碍、人格特质、情绪特点、社会文化、家庭影响、生物学异常等心理社会及生物学因素相互作用至少是其原因之一。神经性厌食与去甲肾上腺素及 5-HT 代谢紊乱、5-HT$_{2A}$ 受体基因单核苷酸多态性以及 HPA 轴亢进、COR 增高有关。

绝大多数躯体化障碍患者有抑郁、焦虑、精神分裂症样和精神紊乱、转换性紊乱、诈病、疑病症等精神症状。精神社会危机(应激)是躯体化障碍的驱动力,社会 - 精神因素可加重包括食欲减退在内的各种躯体症状。

精神心理因素导致功能性消化不良也可发生食欲减退,其心理 - 社会 - 生物学机制参见有关文献。

(2) 治疗: 抗抑郁药联合小剂量的抗精神病药治疗抑郁症、恶劣心境,能明显改善患者的躯体化症状。心理辅导、帕罗西汀联合柴胡龙骨牡蛎汤治疗抑郁症,其食欲明显好于治疗前。运用抗抑郁药联合胃肠功能调节剂可改善抑郁症及其胃肠道症状。逍遥颗粒加氟西汀治疗恶劣心境,其纳呆总有效率明显高于氟西汀对照组。逍遥归脾汤合米氮平治疗恶劣心境,其脘痞纳呆总有效率明显高于米氮平对照组。

神经性厌食需要运用心理教育、认知行为疗法、家庭治疗、自助技术、自我暴露与反应预防法等心理疗法,也可用选择性 5- 羟色胺再摄取抑制剂及三环类抗抑郁药、抗精神病药进行治疗。

躯体化障碍的治疗包括支持性心理疗法、认知行为疗法、生物反馈法、暗示疗法、森田疗法等心理治疗,必要时可运用抗抑郁药、小剂量抗焦虑药、抗精神病等药物。舒眠胶囊联合小剂量氟伏沙明治疗具有食欲不振等消化道症状并伴有失眠、焦虑或抑郁情绪的躯体化障碍患者,治后 SCL-90 躯体化、抑郁、焦虑 3 项因子分及总分均低于氟伏沙明对照组。解郁丸合并小剂量丙米嗪治疗躯体化障碍具有食欲不振等胃肠症状及有抑郁、焦虑情绪者,其疗效显著优于单一丙米嗪组对照组。米氮平能改善功能性消化不良患者消化道症状,增加食欲和体重,并改善部分患者伴随的精神障碍。

4. 小结

郁证性纳呆是指由情志不遂引起,且经从郁论治或结合从郁论治有效的病证;病机涉及肝气郁结或化火、肝木克土肝胃不和、心脾郁结以及食郁痰滞血瘀等。除肝胃不和属病郁同存外,其余多属单纯郁证,其鉴别需要借助现代医学实验室检查。凡精神心理因素诱发的生理性食欲不振以及功能性消化不良、抑郁症、恶劣心境、神经性厌食、躯体化障碍等疾病以食欲不振为主者,可参照中医郁证性纳呆进行诊疗。

主要参考文献

[1] 张大荣,徐玉玉,张卫华.ICD-10 进食障碍分类和诊断标准在中国应用的几点修改建议[J].中国心理卫生杂志,2009,23(12):879-882.

十五、郁证便秘论

现代医学将慢性便秘定义为存在至少 3~6 个月的以下 2 个或 2 个以上症状:排便频率减少,排便费力,粪便变形,粪便干结,排便不尽感或直肠肛门阻塞感,需手法辅助排便,未使用泻药情况下罕有稀便。中医将便秘定义为大便秘结不通的病证,可表现为排便间隔延长,或虽不延长但排便困难。长期以来,中医按虚(气虚、血虚、阴虚、阳虚)实(热秘、气秘、冷秘)为纲辨治便秘。其实,便秘无论虚实,都存在因七情失和所引起的郁证性便秘,对此需要从郁论治或配合从郁论治,方能取得更好的疗效。

1. 郁证性便秘的病因病机

"魄门亦为五脏使"(《素问·五脏别论》),大便正常与否关乎于五脏功能的协调。清代黄元御《四圣心源·便坚根原》载:"盖肾司二便,而传送之职,则在庚金;疏泄之权,则在乙木。阴盛土湿,乙木郁陷,传送之窍既塞,疏泄之令不行。大肠以燥金之腑,闭涩不开,是以糟粕零下而不黏联,道路梗阻而不滑利;积日延久,约而为丸。"可见乙木郁陷疏泄失权,则影响大肠传送。而肝之疏泄功能可因情志而伤,于是郁证性便秘成立。

(1)肝肠相通,肝郁肠滞:金元李东垣认为如同胸胁苦满、口苦、寒热往来一样,大便困难也是肝木枢机不利的表现之一。《脾胃论·脾胃胜衰论》载:"肝木妄行,胸胁痛,口苦舌干,往来寒热而呕,多怒,四肢满闭,淋溲便难,转筋,腹中急痛,此所不胜乘之也。"

历史上有四位医家认为肝与大肠相通,大便秘泄病位虽在大肠,但与肝之疏泄功能正常与否密切相关。

一位是明代李梴,其在《医学入门》中指出:"肝与大肠相通(肝病宜疏通大肠,大肠病宜平肝经为主)……因怒伤肝,乘肺传大肠者,肠鸣气走有声,二便或闭或溏,六君子汤加苏子、大腹皮、木香、草果、厚朴、枳实。便闭者,三和散、四磨汤。"

一位是清代程文囿,其在《医述》中遵李梴注解:"肝与大肠相通,肝病宜疏通大肠;大肠病宜平肝。"

一位是清代唐宗海,其在《金匮要略浅注补正》中直指肝失疏泄则大便困难:"肝主疏泄大便,肝气既逆,则不疏泄,故大便难。"其在《中西汇通医经精义·脏腑通治》中再次强调:"肝与大肠通,肝病宜疏通大肠,大肠病宜平肝经为主。肝内膈膜,下走血室,前连膀胱,后连大肠。厥阴肝脉,又外绕行肛门。大肠传导,全赖肝疏泄之力。以理论,则为金木交合。以形论,则为血能润肠,肠能导滞之。故所以肝病宜疏通大肠,以行其郁结也。大肠病如痢症、肠风、秘结、便毒等症,皆宜平肝和血润肠。以助其疏泄也。"此理论亦受到民国医家涂蔚生的推崇(《推拿抉微·认症法·脏腑通治》)。

一位是清代吴谦,其在《医宗金鉴·订正仲景全书金匮要略注》中指出大便困难如同胁痛一样均是肝失条达之果："肝自郁则失其条达之性，必本经自病，故便难两胠痛也。"

现代陈英杰提出"肝寄腑于大肠"之论，以试图解释"肝与大肠相通"的病机。其大意是与肝相表里的胆难以为肝降泄浊气，故借道大肠而行降浊功能；肝气疏泄正常则利于大肠降泄浊气、排出糟粕，反之大肠开合有度则利于肝气疏泄。

肝与大肠相通，肝失疏泄条达之令则大便困难，故便秘易受情志因素的影响。这是有目共睹的临床事实。

(2) 忧愁思虑，气结气虚：《灵枢·本神》载："愁忧者，气闭塞而不行。"《素问·通评虚实论》载："隔塞闭绝，上下不通，则暴忧之病也。"后世医家对此多有注解。明代医家王肯堂《证治准绳·关格》载："忧愁则气闭塞不行，血脉断绝，故大小便不得通。"董宿《奇效良方·膈噎门（附论）》载："大凡忧愁愤怒，盖出于思，思则伤神，气不舒，气聚结不散，为结为痞，为膈为噎，乃正气虚，使气道噎塞，大便自结。"清代姚止庵《素问经注节解》载："然愁忧者，气闭塞而不行，故隔塞否闭，气脉断绝，而上下不通也。气固于内，则大小便道偏不通泄也。何者？脏腑气不化，禁固而不宣散，故尔也。"

可见历代诸家基于《黄帝内经》所论，均认为忧愁思虑可以导致脏腑气机闭塞不行而发生便秘。结合肝与大肠相通理论，可以进一步理解为忧愁思虑导致肝气失于疏泄，影响大肠传导而致便秘；又根据思伤脾、思则气结的理论，可以理解为脾气约束不能为胃行其津液而发生脾约便艰。

以上均从情志因素导致气机郁滞立论。明代秦景明在《症因脉治·大便秘结论》中的论述更为全面，其将忧愁思虑引起便秘的病机分为虚实两个方面："怒则气上，思则气结，忧愁思虑，诸气怫郁，则气壅大肠，而大便乃结。若元气不足，肺气不能下达，则大肠不得传道之令，而大便亦结矣。"结合忧伤肺、肺与大肠相表里的理论，可以理解为忧愁思虑致使肺脾气虚不足，无力推送大肠传导，从而发生虚秘，与气壅大肠实秘形成对照。

明代徐春甫《古今医统大全·痨瘵门》也注意到了忧伤损耗肺之气液导致虚秘的病机："劳于肺者，因过忧而耗气，则燥胜而液枯，干咳声哑，二便秘涩，皆由此而作也。"而清代叶天士则认为肺气痹阻可致实秘，提出了"肺痹"便秘的证治，其在《临证指南医案·肺痹》中指出："脉小涩，失血呕逆之后，脘中痞闷，纳谷膜胀，小便短赤，大便七八日不通。此怒劳致气分逆乱，从肺痹主治。怒劳气逆，鲜枇杷叶、土栝蒌皮、黑栀皮、郁金、杏仁、杜苏子、紫降香、钩藤。"

概而言之，忧愁思虑怫郁愤怒等七情内伤影响气机导致便秘有虚实两端。气滞实秘乃是由于肝失调达气机郁滞或肺气痹阻导致气壅大肠，气弱虚秘乃是由于脾肺气虚无力推送大肠传导。

(3) 五志化火，津枯肠燥：七情五志郁久化火，耗伤阴津血液，致使肠枯便秘，犹如无水行舟。丹波元坚《杂病广要·痼冷积热》载："倘使七情抑郁，五志感触，六淫外侵，以致营卫不调，气血变乱，阴阳舛错，即我之真元，变而为烁石消金之烈焰，津精血液从此而枯，枯则虚火愈甚，轻为舌破口糜，齿疼目痛，二便秘结……"

清代张璐《张氏医通·火》认为五脏六腑皆可因五志之火灼伤津液而致肠燥便秘："又凡动皆属火，故气郁火起于肺，大怒火起于肝，醉饱火起于脾，思虑火起于心，房劳火起于肾，此五脏所动之火也。然而六腑皆然。……舌苔喉痛，便秘不通，此大肠之火动也。"

脏腑诸火之中，心火及肝火最易引起便秘。清代黄凯钧《友渔斋医话·证治指要一卷》载："用心血耗，好色精亏，善怒肝旺，肝旺则脾胃先伤，纳食欠运，大便或燥结，或溏泄，饮食不化精微，而成痰涎。"清代张锡纯《医学衷中参西录·脑充血门》载："盖大便不通，是以胃气不下降，而肝火之上升，冲气之上冲，又多因胃气不降而增剧。"

火旺劫津，导致肠燥虚秘；另一方面，也可因思伤脾，脾胃虚弱生化不足，导致津血亏虚便秘，殊途同归。丹波元坚《杂病广要·脾胃病》认为思虑伤脾既可引起便溏又可引起血枯便秘："思虑则伤脾。心脾相连，心生血而脾统血，血枯脾弱，外证则大肠干燥而秘结，非若饮食不节，脾气损伤，大肠多溏也。当归补血药，故用之最多。"年迈体虚、忧思郁结亦可导致津枯便秘，如清代林珮琴《类证治裁·肝气肝火肝风论治》中指出："高年忧思菀结，损动肝脾，右胁气痛，攻胸引背，不能平卧，气粗液夺，食少便难。"

(4) 心主神明，劳心便秘：《素问·灵兰秘典论》最早暗示情志影响心主神明的功能可能引起便秘："主不明则十二官危，使道闭塞而不通，主明则下安。"

明代傅仁宇则明确指出情志伤心可致血燥津枯便难,其在《审视瑶函·运气原证》中指出:"心者,神明之官也,忧愁思虑则伤心,神明受伤,则主不明而十二官危,故健忘怔忡。心主血,血燥则津枯,故大便不利。"清代诸家均有同感,黄庭镜《目经大成》进一步阐述道:"心者,神明之官。过于思虑忧愁,久久则成心劳,心劳而神明伤矣。是以怔忡健忘,目暗羞涩。且心主血,血燥便难,血濡便润。"巢元方《诸病源候论·虚劳病诸候》也指出劳心便秘的现象:"心劳者,忽忽喜忘,大便苦难,或时鸭溏,口内生疮。"

可见劳心导致便秘既可因于心火炽盛伤津而肠枯便涩,也可因于心血亏虚而肠枯便涩。

(5) 气郁食滞,痰瘀内阻:肝失条达、气机郁滞造成六郁,尤以食、痰、瘀最能影响肠腑通畅。元代朱丹溪《丹溪心法·破滞气》有载:"七情相干,痰涎凝结,如絮如膜,甚如梅核窒碍于咽喉之间,咯不去咽不下,或中艰食,或上气喘急,曰气隔、曰气滞、曰气秘、曰气中,以至五积六聚,疝瘕癥瘕,心腹块痛,发则欲绝殆,无往而不至矣。"说明气滞痰瘀可以引起便秘。

情志怫抑也可引起血瘀便秘。清代陈士铎《辨证录·大便秘结门》即指出:"人有大便闭结不通,手按之痛甚欲死,心中烦躁,坐卧不宁,似乎有火,然小便又复清长,人以为有硬屎留于肠中也,谁知有蓄血不散乎? 夫蓄血之症,伤寒多有之,今其人并不感风寒之邪,何亦有蓄血之病? 不知人之气血,无刻不流通于经络之中,一有怫抑,则气即郁塞不能,血即停住不散,遂遏于皮肤而为痛,留于肠胃而成痛,搏结成块,阻住传化之机,隔断糟粕之路,大肠因而不通矣。"

2. 郁证性便秘的治法方药

以下治法方药均明言可用于治疗情志因素所引起的郁证性便秘。

(1) 疏肝解郁、清肝泻火类:宋代王怀隐、陈昭遇等著《太平圣惠方·肝实热》载泻肝柴胡散(柴胡、玄参、甘菊花、地骨皮、羌活、细辛、川大黄、石膏、黄芩、羚羊角屑、蔓荆子、炙甘草)"治肝实热,头疼目眩,心膈虚烦,大肠不利"。

明代李梴《医学入门·杂病用药赋》载泻青丸(龙胆草、当归、川芎、山栀、大黄、羌活、防风、竹叶、薄荷)"治肝经郁热,两胁因怒作痛,目自肿疼,手循衣领,大便秘涩"。《医学入门·发热(附恶寒)》又载:"内伤色欲,阴虚发热,便硬能食者,滋阴降火汤、加味逍遥散、清骨散。"

明代陈实功《外科正宗·阴疮论》载凉荣泻火汤(川芎、当归、白芍、生地黄、黄芩、黄连、山栀、木通、柴胡、茵陈、龙胆草、知母、麦冬、甘草、酒炒大黄)"治妇人怀抱忧郁,致生内热,小水涩滞,大便秘结"。

清代吴鞠通《吴鞠通医案·淋浊》载有借火腑通胆腑法(黄芩、桃仁泥、胡黄连、龙胆草、广郁金)"治因怒郁而大小便闭"之案。

清代魏之琇《续名医类案·郁症》载以杏仁、桃仁、树根皮、山栀仁、青皮、槟榔、枳壳治"肝经郁火所致大便秘结"案。《续名医类案·二便不通》中又介绍一便秘案治疗过程:初因小便时秘,服五苓散、八正散、益元散俱不效;因二尺俱无脉,用八味丸补益下元阴虚水涸,又不效;用脾约丸、润肠丸,大便反连闭十日;用三一承气汤下之,服后微利随闭并绕脐满痛;复用舟车丸、遇仙丹,日利三五次,里急后重,粪皆赤白,半月间日夜呻吟。易诊之关尺无恙,病在膈上,此思虑劳神气秘病也。以越鞠汤(香附、苏梗、连翘、山栀、川芎、苍术、黄芩、神曲、桔梗、枳壳、甘草)投之,服一盂嗳气连出,再一盂大小便若倾,所下皆沉积之物,浑身稠汗。次早复诊,六脉无恙,调理气血数日痊愈。若论通下之力,越鞠汤无可与脾约丸、润肠丸、三一承气汤及舟车丸类比肩。提示治疗郁证性便秘,解郁贵于通腑,通腑勿忘解郁。

当然也不可拘执,如果肝火恒至大便不通,通利大便亦是清泄肝火下行之道。《医学衷中参西录·肠胃病门》载:"素有肝气病,因怒肝气发动,恒至大便不通,必服泻药始通下。"故肝火便秘,通便即是泻火降火。

(2) 行气燥湿、宽中化滞类:宋代严用和《济生方·胀满论治》载紫苏子汤(紫苏子、大腹皮、草果仁、半夏、厚朴、木香、橘红、木通、白术、枳实、人参、炙甘草、生姜、大枣)"治忧思过度,邪伤脾肺,心腹膨胀,喘促胸满,肠鸣气走,辘辘有声,大小便不利,脉虚紧而涩"。

元代危亦林《世医得效方·秘涩》载小通气散(陈皮、苏叶、枳壳、木通)"治虚人忧怒伤肺,肺与大肠为传送,致令秘涩。服燥药过,大便秘亦可用"。

《丹溪心法·破滞气》载分心气饮真方(紫苏子、半夏、枳壳、青皮、橘红、腹皮、桑白皮、木通、赤茯苓)"治忧思郁怒诸气,痞满停滞"。

明代丁毅《医方集宜·秘结门》载三和散(羌活、紫苏叶、宣木瓜、大腹皮、沉香、槟榔、木香、陈皮、白术、川芎、炙甘草)"治七情气结,脾胃不和,心腹痞满,大便秘涩"。

《医学入门·燥结》载:"七情气闭,后重窘迫者,三和散、六磨汤。"

《张氏医通·腹满》载局方七气汤(半夏、人参、生姜、桂心、甘草)"治忧思过度致伤脾胃,心腹膨胀,喘促烦闷肠鸣,气走辘辘有声,大小便不利,脉虚而涩"。

(3) 清心安神、益脾养血类:顾靖远《顾松园医镜·虚劳》载天王补心丹"治忧愁思虑伤心,心血不足,神志不宁,健忘怔忡,心跳善惊,虚烦无寐,大便不利,小便短赤,咽干口渴,口舌生疮等症"。

黄庭镜《目经大成》载补心丹(生地黄、丹参、玄参、朱砂、茯神、柏子仁、酸枣仁、天冬、麦冬、五味子、人参、远志、桔梗、当归)治思虑忧愁心劳神伤之血燥便难,谓"血濡便润"。

林珮琴《类证治裁·三消论治》载:"谓忧伤心,思伤脾,郁结不遂,则营液暗耗,胃大肠俱失通润,而肌肉风消也。宜归脾汤送固本丸,或生脉散。"

《张氏医通·大小便不通》载:"汪石山治一妇,因忧惧劳倦,小腹胀满,大小便秘结不通,医以硝、黄三下之,随用随秘,反增胸腹胃脘胀痛,自汗食少。汪诊之,脉皆濡细而数。曰:此劳倦忧惧伤脾也。盖脾失健运之职,故气滞不行,前药但利血而不能利气,遂用人参二钱,归身钱半,陈皮、枳壳、黄芩各七分,煎服而愈。"健脾益气通便胜于硝黄,此亦乃郁证性便秘之特点。

(4) 化痰化瘀类:明代李时珍《本草纲目·牵牛子》载:"一宗室夫人,年几六十。平生苦肠结病,旬日一行,甚于生产。服养血润燥药则泥膈不快,服硝黄通利药则若罔知,如此三十余年矣。时珍诊其人体肥膏粱而多忧郁,日吐酸痰碗许乃宽,又多火病。此乃三焦之气壅滞,有升无降,津液皆化为痰饮,不能下滋肠腑,非血燥比也。润剂留滞,硝黄徒入血分,不能通气,俱为痰阻,故无效也。乃用牵牛末皂荚膏丸与服,即便通食,且复精爽。盖牵牛能走气分,通三焦;气顺则痰逐饮消,上下通快矣。"此案患者由于体肥痰多滞膈,故化痰通腑力胜硝黄。

《杂病广要·噫醋(吐酸)》载先子丁灵丸(此当是香灵丸,用丁香、辰砂、五灵脂,及狗胆汁或猪胆汁),继用温胆汤加姜、连,后以二陈汤加味治疗其族妹恹恹思虑、大便燥结半月一行。其法亦以化痰为主。

《张氏医通·惊》治惊怒致痰气中结便秘:"用钩藤钩一两,煎成入竹沥半盏,姜汁五匕,连夜制服。明日复延往候,云服药后,即得安寐,六脉亦已稍平,但促未退。仍用前方减半。调牛黄末一分。其夕大解三度,共去结粪五六十枚,腹胀顿减,脉静人安。稀糜渐进,数日之间,平复如常。"《张氏医通·大小便不通》还主张用导痰汤多加姜汁、竹沥,下滚痰丸,甚则下控涎丹,以治肥人素多痰饮湿热结聚之大便不通者。

《辨证录·大便秘结门》以抵当汤(水蛭、大黄、桃仁、虻虫、枳实、当归)治疗因于怫抑之蓄血便秘。

(5) 现代中医临床报道:据统计分析,1979 年 1 月至 2011 年 6 月有关中药治疗便秘或脾约的 877 篇有效文献中,涉及中药 465 种,以理气药使用频次较高,如枳实、白芍、柴胡、炒枳壳、陈皮、厚朴、桃仁、升麻、木香、炒莱菔子等;运用具有理气消积解郁功效的方剂有 243 次,如小柴胡汤、四磨汤、半夏泻心汤、甘麦大枣汤、逍遥散(丸)、柴胡疏肝散、平胃散、桂枝汤等。疏肝理气在治疗便秘中占主导作用,此外还有以宁心安神、活血化瘀、化痰通腑等治疗便秘的报道。

3. 郁证性便秘的现代医学支持

郁证性便秘可见于精神心理因素诱发的急性便秘以及便秘型肠易激综合征(irritable bowel syndrome with predominant constipation,IBS-C)、功能性便秘(functional constipation,FC)、功能性排便障碍(functional defecation disorders,FDD)等慢性便秘,还有躯体化障碍、广泛性焦虑障碍、抑郁症、神经性厌食等精神心理障碍类疾病。

肠易激综合征亚型可随粪便性状发生变化而改变。便秘型肠易激综合征和功能性便秘的诊断可因腹痛程度的变化而转换,有学者将其合二为一。以往对功能性疾病引起的便秘认识不足,分别有功能性便秘、习惯性便秘、单纯性便秘、特发性便秘等名称,除功能性便秘外,其他名称现已基本不用。

美国结直肠外科医师学会2016年新颁布的《便秘的评估与管理临床实践指南》认为,社会心理问题是参与便秘发生的多种致病因素之一。《中国慢性便秘诊治指南(2013年,武汉)》指出,正常传输型便秘多见便秘型肠易激综合征,发病与精神心理异常等有关。《中国肠易激综合征专家共识意见(2015年,上海)》指出,精神心理因素与部分肠易激综合征密切相关,肠易激综合征严重程度和肠道症状、肠道外症状、精神心理状态和生命质量有关,应从多方面评估肠易激综合征的严重程度。

亚洲人群普遍存在焦虑、抑郁与便秘的相关性,焦虑是便秘的重要病因。特发性便秘女性患者焦虑、抑郁和社会功能障碍以及躯体化症状显著增加。功能性便秘患者更易有抑郁、焦虑、躯体化、强迫症倾向和其他神经质的性格特征。慢传输型功能性便秘患者的结肠传输缓慢与焦虑症、抑郁症、强迫症相关。症状自评量表(SCL-90)显示,肠易激综合征组患者在躯体化、强迫症、人际关系敏感、抑郁、焦虑、偏执、精神质等方面显著高于健康对照组。

心理障碍可直接抑制外周自主神经对结肠的支配,或影响消化道激素分泌及其对胃肠道的调节。例如,降钙素基因相关肽能抑制结肠环形肌和纵形肌的自主收缩,抑制直肠纵形肌和肛门内括约肌的收缩;生长抑素抑制性神经递质可抑制胃固体排空,抑制胃张力收缩,延长小肠和结肠的转运时间;血管活性肠肽减少会使有效的推动性运动减弱,血管活性肠肽缺乏或其受体的抑制可能是便秘的原因之一。还有研究显示,便秘型肠易激综合征患者产生便秘与结肠黏膜血管活性肠肽增高导致结肠收缩抑制有关。肠道微生物群可通过中枢神经、自主神经、肠神经、内分泌和免疫系统途径,影响脑的功能和行为,反之亦然。

中枢神经系统接收内外环境变化时传入的各种刺激,整合后通过自主神经系统和下丘脑-垂体-肾上腺轴将其调控信息传递给肠神经系统或直接作用于胃肠道效应细胞,从而对胃肠平滑肌、腺体、血管起调节作用。在功能性便秘人群中,直肠低敏感性与功能性排便障碍有关,与结肠传输时间延长无关;直肠低敏感性是便秘和/或大便失禁的常见病因。

慢性便秘的治疗方法包括有氧运动、液体摄入、膳食纤维、饮食疗法、纤维素添加剂、手术治疗、药物治疗及精神心理治疗等。精神心理治疗方法包括一般心理治疗、生物反馈、认知行为疗法、动力心理治疗、催眠疗法、松弛疗法、暗示疗法。如合并明显的心理障碍者,可酌情予三环类抗抑郁药、选择性 5- 羟色胺再摄取抑制剂、选择性 5- 羟色胺以及去甲肾上腺素双重再摄取抑制剂等。使用低于抗精神病剂量的抗抑郁药可改善便秘型肠易激综合征患者的大便性状。然现有资料尚不足以推荐功能性便秘患者使用该类药物。考虑到三环类抗抑郁药具有便秘的不良反应,在其他疗法无效时推荐使用选择性 5- 羟色胺再摄取剂,如果有效,疗程应持续 6 个月以上。

4. 小结

肝与大肠相通,肝气郁结易致气滞便艰;思则气结,忧虑则脾肺气虚,均致大肠传送不力;五志化火,灼伤阴津则肠燥无水行舟;劳心烦神则血燥肠枯便难;七情六郁,痰食积瘀均能造成大便闭结。

治疗郁证性便秘大致有疏肝解郁、清肝泻火类,行气燥湿、宽中化滞类,清心安神、益脾养血类,以及化痰化瘀类。其要在于条达情志、疏导气机以使畅通。但知以番泻叶、硝、黄之类通便图快,终使患者肠黑赖药。不知郁证性便秘之证治,非上工所为。凡精神心理因素诱发之便秘型肠易激综合征、功能性便秘、功能性排便障碍以及便秘具有抑郁焦虑倾向者,大致属于郁证性便秘的范畴,但其确诊需要相关实验室检查以排除器质性疾病。

❀----- 主要参考文献

[1] 李文林,谢松,曾莉,等 . 中医临床及专利文献中的慢性便秘方药分析[J]. 中华中医药杂志,2012,27(7):1823-1825.

[2] 张毅超 . 便秘从疏肝论治五法及临床应用[J]. 新中医,2014,46(9):218-219.

[3] 张庆,张庆霞,左续艳,等 . 便秘型肠易激综合征与功能性便秘患者精神心理的比较[J]. 世界华人消化杂志,2014,22(36):5615-5622.

[4] 中华医学会消化病学分会胃肠动力学组,中华医学会外科学分会结直肠肛门外科学组 . 中国慢性便秘诊治指南(2013,武汉)[J]. 胃肠病学,2013,18(10):605-612.

[5] 中华医学会消化病学分会胃肠功能性疾病协作组,中华医学会消化病学分会胃肠动力学组 . 中国肠易激综合征专家共识意见(2015 年,上海)[J]. 中华消化杂志,2016,36(5):299-312.

十六、郁证泄泻论

宋代陈言《三因极一病证方论·泄泻叙论》："热湿之气,久客肠胃,滑而利下,皆外所因。喜则散,怒则激,忧则聚,惊则动,脏气隔绝,精神夺散,必致溏泄,皆内所因。其如饮食生冷,劳逸所伤,此不内外因。"指出外因、内因及不内外因三端皆可致病泄泻。其中,因七情内伤导致泄泻者,谓之郁证性泄泻。

金元时期张从正《儒门事亲·九气感疾更相为治衍》载："昔闻山东杨先生,治府主洞泄不已。杨初未对病患,与众人谈日月星辰缠度,及风云雷雨之变,自辰至未,而病者听之,而忘其圊。杨尝曰:治洞泄不已之人,先问其所好之事。好棋者,与之棋;好乐者,与之笙笛,勿辍。"杨先生并未用药治疗,只是畅谈患者所喜好的天文,以至于使之忘却临圊。这便是运用非药物方法治疗郁证性泄泻的典范。朱丹溪《丹溪手镜·五脏》亦云:"怒,为呕血飧泄……悲治怒。"提示情志相胜法可治飧泄。大医所见略同,足证郁证性泄泻之存在。

● 1. 郁证性泄泻的类型

(1) 怒泄

① 病因病机:《素问·举痛论》最早指出愤怒生气可以导致泄泻:"怒则气逆,甚则呕血及飧泄,故气上矣。"明清王肯堂和吴谦对此解释为肝怒气上横逆犯脾所致。《证治准绳·诸气》:"怒则阳气逆上而肝木乘脾,故甚则呕血及飧泄也。"《杂病心法要诀·诸气总括》:"若为怒触,怒则气逆甚呕血,其气上矣。上极而下乘脾之虚,则为飧泄也。"

② 临床表现:忿怒所伤飧泄常伴胸胁胀满疼痛、面青、手足冷、太息不乐等,其脉沉弦。如清代李用粹《证治汇补·泄泻》:"肝泄者,忿怒所伤,厥而面青,必兼胁满。"何梦瑶《医碥·发热》:"恚怒不发,止自摧抑,则肝气不宣,郁而成热,妇人最多此证。证见胸胁胀痛,或飧泄,面青,手足冷,太息不乐,脉沉弦。"

③ 治法方药:张景岳虽力倡"泄泻之本,无不由于脾胃"之论,但也认可肝怒触发脾泄并示出了抑肝扶脾的治疗大法。《景岳全书·泄泻》:"气泄证,凡遇怒气便作泄泻者,必先以怒时挟食,致伤脾胃。故但有所犯,即随触而发,此肝

脾二脏之病也。盖以肝木克土,脾气受伤而然。使脾气本强,即见肝邪,未必能入,今既易伤,则脾气非强可知矣。故治此者,当补脾之虚而顺肝之气,此固大法也,但虚实有微甚,则治疗宜分轻重耳。如禀壮气实,年少而因气泄泻者,可先用平胃散,或胃苓汤。若肝气未平而作胀满者,宜解肝煎先顺其气。若脾气稍弱者,宜二术煎,或粘米固肠糕,或消食导气饮。若脾气稍寒者,宜抑扶煎、吴茱萸散,或苍术丸。若脾弱居多者,宜温胃饮、圣术煎,或六味异功煎。若既畏此证为患,则必须切戒气怒。"指出怒泄是否发生尚赖脾土强弱,治疗需根据虚实微甚轻重年龄禀赋而定,或先治肝或先治脾,治脾又分多种方法,体贴入微。

治疗怒泄的方药还有如《医碥·发热》:"木郁则达之,宜逍遥散。"清代罗美《古今名医汇粹·怒伤肝证》:"《内经》曰:怒则气逆,甚则呕血及飧泄。……飧泄者,以四君子加青皮、柴胡、神曲、香附以清之。"《证治准绳·怒》:"怒则气逆,甚则呕血及飧泄是也。大法以悲胜之,或用药益肺金以平肝木。"

可见治疗怒泻的主要原则可以归纳为抑木解肝舒郁,强脾实土;也可酌情运用情志相胜等非药物治疗方法;总以戒怒为前提。

(2) 惊泄

① 病因病机:指受惊吓而导致泄泻。小儿多见,因其大脑心智发育未熟,易受惊吓,为小儿泄泻的特殊类型。但未必不见于成人,"屁滚尿流"即是受惊吓而发生二便失禁的极端性事件。主要病机为肝(胆)受惊则横逆犯脾,或脾弱受惊肝木乘之,或心惊水入谷道。古代认为小儿惊泻更有甚者也可因进食脾虚受惊及怒动肝火之母乳而发生。

明代薛铠《保婴撮要·惊泻》:"小儿惊泻者,肝主惊,肝,木也,盛则必传克于脾,脾土既衰,则乳食不化,水道不开,故泄泻色青,或兼发搐者,盖青乃肝之色,搐乃肝之症也。亦有因乳母脾虚受惊,及怒动肝火而致者。"元代朱丹溪《脉因证治·泄》:"惊泻者,因心受惊,惊则气乱,心气不通,水入谷道而泄。"

② 临床表现:泻下色青如草如菜色、质稠胶,面青色,眼微青,睡中惊跳,夜卧不安,昼则惕惊,或兼身微热甚或抽搐反张。如宋代刘昉《幼幼新书·惊泻》:"茅先生小儿有中惊泻候:面青色,眼微青,身微热,下泻青红水,或如草汁。此候本因先有惊,积在后,吃冷物冲发致此。"明代孙志宏《简明医彀·泄

泻》："惊泻,则大便菜色,睡中惊跳"。

③ 治法方药:《幼幼新书·惊泻》:"所治者,先用活脾散,镇心丸夹乳香散、匀气散与调理即愈。"

《脉因证治·泄》:"惊泻者……心脉散大者,是宜调心利水。"元代曹世荣《活幼心书·诸泻》:"惊泻,粪青如苔,稠若胶粘,不可便止,但镇心抑肝,和脾胃,消乳食,斯为治法。先投五苓散,次用三棱散,水姜、粳米煎服,或三解散,煨神曲、生姜煎汤调服,及沉香槟榔丸、不惊丹调治。"

《保婴撮要·惊泻》:"小儿惊泻者……法当平肝补脾,慎勿用峻攻之药。脾气益虚,肝邪弥甚,甚至抽搐反张者,亦肝火炽盛,中州亏损之变症也。""凡见惊症,即宜用四君、六君、异功散等方,加白附子定风,柴胡平肝引经以杜渐,则必不至泻搐而自安矣。今已见泻吐惊搐,尚不知补脾平肝,以保命、抱龙、镇惊等药治之,其亦去生远矣。"明代徐春甫《古今医统大全·泄泻门》:"惊泻者,由慢惊病后,或吐胃虚,或气弱因惊,眼白如淡墨,大便青黄,此泻宜至圣保命丹、钩藤饮主之。或乳随粪下,消乳热,进食丸主之。或微渴,心脾喘燥狂热,此泻尤难治,朱砂五苓散主之。冷者,定命饮子,服后与温惊朱君散、睡惊太乙丹等药治之。大要散风邪,消积滞,开胃进食,养脾之药。"《简明医彀·泄泻》:"(惊泻)当止泻,兼镇惊之药。"

清代万全《幼科指南·泻证门》:"惊泻者,因气弱受惊,致成泄泻。其候夜卧不安,昼则惕惊,粪稠若胶,并带青色如苔也。治宜镇心抑肝,先以镇惊散定其惊,次以养脾丸服之理其脾,则通灵可望也。"载以益脾镇惊散及养脾丸治之。民国陈守真《儿科萃精·惊泻》:"小儿惊泻,若用古之镇惊理脾二方,诚恐肝不能抑,心不能镇,而脾亦不能理,多生变端,盖儿因惊而始泻,只要化其惊而泻自无不止,方用朱砂拌茯苓钱半,白泽泻一钱,细木通八分,赤茯苓一钱,炒白芍一钱,引用金银器煎汤,代水煎药。"

治疗惊泻的主要原则可以归纳为镇心平肝,健脾消食。

(3) 肝泄(又名痛泻)

① 病因病机:七情伤肝肝失疏泄,肝气横逆犯土乘脾所引起的泄泻。《素问·至真要大论》有一段论述颇值玩味,意谓厥阴司天,民病胃脘当心而痛,冷泄腹胀,溏泄,病本于脾;而阳明司天,民病左胠胁痛,腹中鸣,注泄鹜溏,病本

于肝。可见肝病与脾病一样也可发生泄泻。因此，李梴、程文囿、唐宗海、吴谦以及现代陈英杰诸位均以"肝与大肠相通"立论，郁证性便秘是如此，郁证性泄泻同样如此。换言之，就郁证性大便秘泄而言，病位在肠，脾胃所辖，却可受到肝之疏泄情志功能的始动影响。

清代医家对此认识颇丰，指出肝郁可以引起泄泻。唐宗海《血证论》："木之性主于疏泄，食气入胃，全赖肝木之气以疏泄之，而水谷乃化，设肝之清阳不升，则不能疏泄水谷，渗泻中满之证在所难免。"叶天士《临证指南医案》："肝病必犯土，是侮其所胜也，克脾则腹胀，便或溏或不爽。"黄元御《素问悬解·金匮真言论》："长夏土湿，益以饮食寒冷，伤其脾阳，水谷不化，脾陷肝郁，风木下冲，故生洞泄。"冯楚瞻《冯氏锦囊秘录·方脉泄泻合参》："泄泻而属脾胃者，人固知之矣。然门户束要肝之气也。守司于下，肾之气也。若肝肾气实，则能闭束而不泻泄，虚则闭束失职，而无禁固之权矣。"

②临床表现：患者易感情志变化，每因抑郁恼怒或情绪紧张之时发生腹痛欲泻，泻后痛减。故人以为口苦、咽干、目眩、胸胁苦满以及乳房、睾丸疼痛是肝病的表现，却不知凡泛酸、嘈杂、嗳气、痞满、便秘以及腹痛泄泻都可以是肝病的表现。

肝泄特点之一——腹痛泄泻：腹痛、泄泻都可以是肝病的症状及特点。《黄帝内经》反复多次强调腹痛是肝病的表现之一。例如，肝病两胁下痛引少腹（《脏气法时论》），肝热病腹痛（《刺热》），寒气客于厥阴之脉则胁肋与少腹相引痛（《举痛论》），肝病少腹痛（《标本病传论》），肝木受邪则两胁下少腹痛、两胁满且痛引少腹、体重腹痛（《气交变大论》），厥阴之复则少腹坚满、里急暴痛（《至真要大论》），等等。清代肝病大家王旭高通过临床实践认识到腹痛泄泻的系肝病症状，其在《医学刍言》谓"怒伤肝，或腹胁胀痛"，"郁证乃七情杂沓，难分经络……腹中时痛"，"少腹痛，少腹两旁属厥阴肝部"。

飧泄也可以是肝病的表现之一。例如，"肝足厥阴之脉……是主肝所生病者，胸满呕逆飧泄，狐疝，遗溺闭癃"（《灵枢·经脉》）。肝病克脾而发飧泄是为常见病机，"岁木太过，风气流行，脾土受邪。民病飧泄，食减，体重，烦冤，肠鸣，腹支满，上应岁星"（《素问·气交变大论》）。

肝泄特点之二——晨起大便：明代秦景明《症因脉治·泄泻论》生动地描

述了痛泻的临床表现及其特点："胁肋常痛,痛连小腹,夜多不寐,每至五更,小腹左角一泛,急欲登厕,火性急速,一泻即止,此肝火泄泻之症也。""或恼怒伤肝,肝气怫逆,或积热在内,肝胆不宁。肝主施泄,木旺寅卯,至五更生旺之时,则肝火发泄而泻作矣。"古人早睡早起,五更泄泻可以理解为今之晨起即泻。这段论述还提示五更泻远非肾虚一端,肝病亦每易致之。

肝泄特点之三——腹痛欲泻不得:腹痛欲泻不得包括泻而不尽或泻后又欲泻。清代陈士铎《辨证录·腹痛门》:"人有腹痛至急,两胁亦觉胀满,口苦作呕,吞酸欲泻,而又不可得,此乃气痛也。用寒药治之不效,热药亦不效,用补药亦不效。盖肝木气郁,下克脾土,土畏木克,而阳气不敢升腾,因之下行而无可舒泄,复转行于上而作呕,彼此牵掣而痛无已时也。治法必须疏肝气之滞,而又升腾脾胃之阳气,则土不畏木之侵凌,而痛自止也。"

笔者将便次增多但欲泻不得或难以排尽或有后重感之大便异常视为异于便秘、泄泻、痢疾的"第四种大便异常",命名为"滞泄",其中部分可由精神因素引起者亦可属肝泄之类。

肝泄特点之四——痛泄复作:即腹痛欲泻,泻后痛减,反复发作。清代麻瑞亭《麻瑞亭治验集·泻泄》:"肝木郁冲,行其疏泄,故而腹痛即泄。泄后腹内舒和,肝郁遂减,故而泄后痛减。移时大肠壅满,土木复郁,故痛泄复作。肝郁不得上达,盘郁大腹,故症见大腹胀满。"以上论述不仅道出了肝泄痛泻之肝脾肠之间的病机联系,更是指出了肝泄痛泻具有"反复发作"的临床特征。

肝泄特点之五——泄泻与便秘交替:清代石寿棠(公元1805—1869年)早在1861年前即发现肝泄病证存在腹泻与便秘交替出现的情况,其在《医原·内伤大要论》记叙道:"更有七情伤神之辈,为害尤甚。尝见情志怫郁,悲忧思虑过度,心阳郁结,而肝、脾、肺之气亦因之郁结。肝叶撑张,则为胀为痛,多怒多烦;脾不输精,肺不行水,则生痰生饮,嗳腐吞酸,食减化迟,大便作燥,不燥则泻。"所论七情伤神,大便"不燥则泻"即提示肝泄并非总是泄泻,也可表现为便秘或与便秘交替出现。

③ **治法方药**:朱丹溪《脉因证治·泄》:"气泄者,躁怒不常,伤动其气,肝气乘脾而泄,脉弦而逆,宜调气。飧泄者,春伤于风,肝旺受病而传于脾,至季夏土而泄,宜泻肝补土。"《丹溪治法心要·泄泻》:"忧思太过,脾气结而不能升

举,陷入下焦而泄泻者,开其郁结,补其脾胃,而使谷气升发也。"提出治疗这类泄泻,要在疏肝调气、补益脾胃,并提出"炒白术、炒芍药、炒陈皮、防风"治"治痛泄",此即"痛泄要方"。明代王肯堂《证治准绳·泄泻》、戴思恭《推求师意·泄泻》、赵献可《医贯·泻利并大便不通论》以及清代罗美《古今名医汇粹·吐泻门》、程文囿《医述·泻(附肠鸣)》等多从其意。

明代医家薛己注解王纶《明医杂著》提出:"若胁胀、善怒、泻青,此肝乘脾虚也,宜六君加柴胡、升麻、木香。"孙文胤《丹台玉案·泄泻门》提出:"泄泻两胁痛,名曰肝泄,以芍药为君,佐以白术、茯苓、苍术、浓朴、青皮、甘草。"秦景明《症因脉治·泄泻论》提出对于肝郁化火泄泻者,则以龙胆泻肝汤、左金丸、柴胡栀连汤、栀连戊己汤、加味逍遥散去当归、丹皮治之。

清代医家林珮琴《类证治裁·肝气肝火肝风论治》提出:"肠鸣飧泄,则泄木安土,人参安胃散加半夏曲。"何梦瑶《医碥·泄泻》提出:"肝泄,止泻汤加柴胡、青皮。"王旭高《西溪书屋夜话录·治肝卅法》:"一法曰:培土泄木。肝气乘脾,脘腹胀痛,六君子汤加吴茱萸、白芍、木香。"陈士铎《辨证录·腹痛门》:"方用逍遥散加减最妙。"

针对腹泻便秘交替出现者,《医原·内伤大要论》提出:"在初起时,宜用抑者散之之法。夫散非发散之谓,亦非辛香破耗之谓。如逍遥散法,不用散而用汤,减去白术,借柴胡之微辛以达之,酌加蒌皮、薤白、贝母、杏仁、柏子仁、当归、酸枣仁、远志、生谷芽之类,辛润以开之。"

治疗痛泻的主要原则可以归纳为抑木扶土,泻肝缓急止痛,补脾健中止泻。

(4) 其他: 以下均也是七情伤及心、脾、肺、肾所致郁证性泄泻的证治类型。

① 心劳泄泻: 明代吴昆《医方考·虚损劳瘵门》载天王补心丹主治:"过劳其心,忽忽喜忘,大便难,或时溏利,口内生疮者,此方主之。"认为"过于忧愁思虑,久久则成心劳","心主血,血濡则大便润,血燥故大便难,或时溏利者,心火不足以生脾土也"。意即忧思劳心,既可肠燥便秘又可泄泻,治疗以天王补心丹养心安神为要。

治疗心劳泄泻的主要原则可以归纳为养心安神。

② 脾劳泄泻:《张氏医通·泄泻》:"忧思太过,脾气结而不能升举,陷入下

焦而成泄泻者,逍遥散去归加升麻、木香;或越鞠、枳术相和服。不应,用补中益气加木香。"《张氏医通·腹满》:"忧思过度,致伤脾胃,心腹膨胀,喘促烦闷,肠鸣气走,漉漉有声,大小便不利,脉虚而涩,局方七气汤。"

清代黄凯钧《友渔斋医话》:"伤劳倦忧思,则病四肢怠惰,肌肉痿黄,大便溏泄,饮食不化,或不时身热。宜用补药,党参、黄芪、白术、炙草、茯苓、扁豆、怀山药、大枣;如六君子、补中益气、参苓白术散等方均可选用。"

《类证治裁·虚损劳瘵论治》谓忧思郁结脾肺亏损之飧泄,"惟四君、保元、养营、归脾诸汤宜之"。《医学刍言·七情治法》:"思虑伤脾,食少倦怠,或便溏,归脾汤为主。"

需要指出的是,脾虚毫无疑问为泄泻之本,何以见得以上脾劳泄泻属于郁证? 如同笔者多次强调的那样,脾病分Ⅰ类(脾胃病)和Ⅱ类(脾心病),Ⅰ类脾病(脾胃病)属于脾胃病范畴,Ⅱ类脾病(脾心病)属于思虑伤脾所致郁证范畴。因此,凡用六君子汤、补中益气汤以及参苓白术散类治疗的泄泻即为脾胃病脾虚泄泻,属于Ⅰ类脾病(脾胃病);凡用逍遥散、归脾丸、越鞠丸类治疗的泄泻即为郁证性泄泻,属于Ⅱ类脾病(脾心病)。由于存在病郁同存,故Ⅰ类脾病(脾胃病)与Ⅱ类脾病(脾心病)可以交互出现,治疗方药也可存在部分重叠。

治疗脾劳泄泻的主要原则可以归纳为疏肝理气开郁、健脾益气养心安神。

③ 肺劳泄泻:肺与大肠相表里,肺失所养可为飧泄。《丹溪手镜·泄泻》:"……气泻,躁怒不常,伤动其气,肺气乘脾,脉弦而逆,宜调气。"可见朱丹溪所谓"气泻"乃因情志因素伤及肺气、导致"肺气乘脾"的结果。

清代医家对七情内伤所致肺劳泄泻的证治有所发挥。薛雪《医经原旨·摄生》:"秋三月……无外其志,使肺气清,此秋气之应,养收之道也。逆之则伤肺,冬为飧泄,奉藏者少。"肝主升,肺主降,七情内伤可因影响气机升降而致泄泻,故吴金寿《三家医案合刻》指出:"惊则动肝,肝气上逆,忧则伤肺,肺气失降,升降失司,中焦不运,气聚成形,风扰鸣泄。"

顾靖远《顾松园医镜·火》:"常见焦思生心火,忧愁生肺火,劳倦生脾火,忿怒生肝火,思想无穷生肾火,此皆本经之自病,治在本经。心火太过,必克肺金,清肃之令将衰;……如肺有火,咳嗽日久,必遗热于大肠,则成泄泻;……此皆脏遗热于腑之症,治在脏而腑病自消焉。"并提出肺经实以黄芩泻之,若肺经虚火则投二冬、桑皮、百合、童便之属。

孙一奎《孙文垣医案·陈氏妇肠鸣腹痛合目汗出下午潮热》载因忧伤肺、思伤脾致肠鸣腹痛,大便溏泻的治疗:"以四君子汤加半夏曲、滑石、红曲、麦芽、苡仁、酒炒白芍药、酒炒黄连、牡蛎、桔梗八帖,而病去如释。"

治疗肺劳泄泻的主要原则可以归纳为补养肺气、调整气机升降及佐以健脾,甚至可以治肺不治肠,脏(肺)愈则腑(肠)病泄泻自消。

2. 郁证性泄泻的现代医学支持

(1) 疾病种类及其机制:郁证性泄泻可见于功能性腹泻(functional diarrhea,FD)、肠易激综合征(irritable bowel syndrome,IBS;腹泻型肠易激综合征 irritable bowel syndrome-diarrhea,IBS-D)等功能性胃肠疾病以及心境恶劣、广泛性焦虑障碍、躯体形式障碍、抑郁症等精神心理障碍类疾病。

精神紧张可致腹泻。焦虑障碍(恐慌和广泛性焦虑障碍)、情绪障碍(抑郁和情绪障碍)和躯体疾病(疑病症和躯体化障碍)是 FD 与 IBS 最常见的伴随症。IBS-D 患者人群的焦虑、人际敏感、抑郁、敌意及躯体化等心理特质显著升高。精神症状与 IBS 患者的腹泻有显著相关性。IBS-D 的病理生理学基础主要为心理社会因素、内脏感觉过敏、肠道蠕动异常、自主神经系统功能失调、胃肠道菌群失调以及遗传等,精神心理因素可通过脑 - 肠互动影响胃肠道分泌及其运动功能,导致出现各种胃肠道症状。血管活性肠肽(VIP)、IL-1β、血浆 P 物质、5- 羟色胺(5-HT)的含量在 IBS-D 发生发展过程中均有不同程度的上调。焦虑抑郁状态可能引起 IL-1β 和 IL-10 水平变化,致促炎和抗炎细胞因子的失衡,诱发或加重 IBS-D。5-HT 不仅参与调节行为活动及情绪,其与 5-HT$_3$、5-HT$_4$ 受体结合尚可增加结肠蠕动、排便次数,促进肠上皮腺体分泌、增加肠腔内液体的容量,导致腹泻。急性心理和体能的应激可改变 IBS 患者的直肠传出自主神经支配功能。IBS-D 患者肾上腺素能神经功能过度。外源性促肾上腺皮质激素释放因子(corticotropin-releasing factor,CRF)或心理应激使 CRF1 受体激活,能诱导腹泻、内脏痛觉过敏、自主神经功能改变,增强结肠蠕动、渗透性、细菌易位、黏液分泌,激活肥大细胞,并产生焦虑或高度警惕行为,这些变化能被选择性 CRF1 受体拮抗剂所缓解。

精神心理因素能诱导肥大细胞脱颗粒,分泌多种细胞因子和炎性介质参与调节神经-免疫-内分泌调控机制,引起肠道动力异常及内脏感觉阈值下降,致使 IBS-D 发生。IBS 患者的焦虑抑郁总积分与回盲部肠黏膜肥大细胞数目、脱颗粒比率之间具有正相关性。

Philip Strandwitz 于 2016 年美国微生物学会上宣布从人体肠道中发现了一种专以人类脑部化学物质 γ-氨基丁酸(GABA)为生的细菌 KLE1738,其与生产 GABA 的肠道细菌比例失衡,有可能通过调节人体 GABA 水平而影响人类的行为。国外报道显示肠道微生物可影响人类大脑功能,进而调节应激反应和精神障碍相关行为,早年长期的生活压力也可影响肠道菌群的构成。心理压力能减少肠道内乳酸杆菌的数量,增加大肠埃希菌和铜绿假单胞菌等致病菌的数量,导致肠道微生态失衡,这不仅与 FD、IBS 的发病有关,且能影响脑功能和行为,甚至诱发精神疾患。

抑郁倾向于引起便秘,但也约有 14.2%~27.7% 可出现腹泻。单一和多元逻辑回归分析显示男性的腹泻与抑郁症显著有关。焦虑倾向于引起 IBS 尤其是 IBS-D 的发作。与健康对照组相比,焦虑症组的小肠和全胃肠传输时间显著加快,增加排便频率。

(2)心理疗法及抗抑郁药治疗的必要性:应了解 FD 患者的心理负担,耐心解释饮食、应激、精神状态可引起腹泻,使其放松心理状态,再根据腹泻程度予止泻及对症处理。

需对 IBS 患者现时的焦虑、抑郁症状进行心理学分析,通过治疗其焦虑和抑郁可以改善肠道症状,治疗方法包括心理疗法、认知行为疗法、精神动力学、人际关系疗法、催眠疗法和镇静疗法,其中心理疗法是以焦虑、恐慌和抑郁为主要表现的 IBS 患者的首选治疗方法。

症状严重而顽固的 IBS-D 经一般治疗和药物治疗无效者,应考虑抗抑郁药治疗及心理行为治疗。若对抗痉挛药或薄荷油反应不佳,可使用三环类抗抑郁药,小剂量的抗抑郁药可显著降低内脏高敏感性以减少胃肠道症状。

回顾性分析显示,并非腹泻患者都需要用止泻药物治疗,多数患者仅需治疗腹泻以外的消化道症状和焦虑/抑郁障碍及其引起的自主神经症状,腹泻自会得到不同程度的缓解;少部分严重患者需服止泻药及较长疗程的抗焦虑抗抑郁治疗。

 3. 小结

郁证性泄泻有怒泄、惊泄、肝泄、心泄、脾泄、肺泄等证治类型,其发病与七情内伤或气郁质相关禀赋有关。肝泄最为常见,具有腹痛泄泻,泄后痛减,晨起大便,便意难尽,或泄泻与大便困难交替出现,反复发作等临床特征。古代中医对其证治刻画远早于关于 IBS 的罗马标准。治疗郁证性泄泻除健脾止泻外,更需疏肝理气解郁、养心安神、镇惊定志、益气补肺以及调整气机升降。非药物心理类治疗方法的作用也不容忽视。现代医学 FD、IBS、IBS-D 等功能性胃肠疾病以及抑郁症、焦虑症等精神心理障碍类疾病多见郁证性泄泻,中医治疗具有一定的优势。

主要参考文献

[1] 万红宇,陈玉龙.肠易激综合征与精神心理因素[J].临床心身疾病杂志,2005,11(1):88-92.

十七、郁证呕恶论

一般认为,恶心呕吐(以下简称呕恶)由外邪犯胃、饮食所伤、肝郁犯胃以及脾胃虚弱所引起,其病机在于胃气上逆。以上认知存在如下不足:一是将呕恶病位局限于胃,实际上肝(胆)病、心病、脾病皆可引起呕恶,非独胃也;二是没有认识到七情内伤之郁证亦可导致呕恶。郁证性呕恶既有单纯郁证又有病郁同存,前者但有郁证而无胃病,后者则是指郁证与(脾)胃病同时存在。倘若不识此理,但知健脾消食、和胃降逆,则无法统治郁证性呕恶。

郁证性呕恶因机证治如下。

1. 郁证性呕恶的类型

(1) 肝病郁证呕恶

① 肝病可致呕恶：今人皆以为呕恶是脾胃病，但历代众多医家指出，呕恶不仅是脾胃病的症状，也可以是肝胆病的症状（表9）。

表9　有关肝(胆)病可致呕恶的古代文献论述

医籍(作者)	内容
《素问》	厥阴所至，为胁痛、呕泄 少阳所至为喉痹、耳鸣、呕涌 厥阴之胜，耳鸣头眩，愦愦欲吐 胆病者，善太息，口苦，呕宿汁
《灵枢》	肝足厥阴之脉……是主肝所生病者，胸满、呕逆、飧泄、狐疝、遗溺、闭癃
《经络全书》(沈子禄、徐师曾等)	肝病头目眩、呕泄、胁支满
《医贯》(赵献可)	又有一种肝火之证，亦呕而不入，但所呕者酸水，或苦水，或青蓝水，惟大小便不秘，亦能作心痛，此是火郁木郁之证
《古今医统大全》(徐春甫)	少阳所至，为嚏呕、疮疡、耳鸣、呕涌溢食不下、惊躁瞀昧、目不明、暴注、恶病暴死
《医学入门》(李梴)	色青肝病，胁痛、干呕、便血等症，其脉当弦而急
《温热经纬》(王士雄)	呕，肝病也
《温热逢源》(柳宝诒)	呕属肝病，木火同气；且邪在上，多呕也
《三家医案合刻》(吴金寿)	邪陷复利，伤及厥阴。症见气上撞心、饥不能食、干呕腹痛，全是肝病见端
《张畹香医案》(张畹香)	干呕或有清水，肝病也
《古今医彻》(怀远)	少阳寒热呕而口苦。木郁则宜达之也
《时方妙用》(陈念祖)	不能纳谷而因吐者，病由木郁
《医述》(程文囿)	呕酸苦者，肝火也

由上表可知，呕恶、泛酸、饥不能食或不能纳谷、暴注泄泻等，看似脾胃病的常见症状同样可以是肝胆病的临床表现。且举凡口苦、目不明、耳鸣、喉痹、

眩晕、太息、心痛、气上撞心(奔豚气)、胸满、胁痛、腹痛、狐疝、遗溺、闭癃甚至惊躁瞀昧、恶病暴死等,也都可以是肝胆病的临床表现。

呕恶作为肝胆病的表现,有肝胆郁结、脾胃病共见之病郁同存,以及肝胆郁结之单纯郁证两种情况。

② **病郁同存之肝病呕恶**:以呕恶为肝胃不和者,是因为在临床上观察到情志内伤导致肝失疏泄克伐胃土、肝郁与脾胃病同时引起呕恶的事实,属于病郁同存(包括因郁致病与因病致郁)范畴。

明代医家主要有以下论述。袁班《证治心传·胸胁腹痛肝胃气逆辨》载:"至肝病甚多,如头痛、吐泻、呕逆、胀泄等候,皆属肝胃之症也。"吴正伦《脉症治方·诸痛(头心脾腹胁腰背是也)》载:"呕吐不食。乃肝木火甚。乘于脾土也。"张景岳《景岳全书·呕吐》载:"气逆作呕者,多因郁怒致动肝气,胃受肝邪,所以作呕。"《景岳全书·虚损》又谓:"又或气以怒伤,而木郁无伸,以致侵脾气陷,而为呕为胀,为泄为痛,为食饮不行者,此伤其阳者也。"秦景明《症因脉治·呕吐论》载:"恼怒伤于肝胆,佛逆升生之令,贼乘中土,则胃家呕苦水;或饮食填满太仓,少阳升发之气不舒,则胃家亦呕苦水。"

清代医家主要有以下论述。吴坤安《伤寒指掌·呕吐(新法兼参叶案)》载:"凡痞胀,食入即吐,并呕酸水,口渴舌黄,此肝火犯胃,恒因恼怒而得。"黄元御《素问悬解·气厥论》载:"肝胆主怒,怒则肝气下陷,胆气上逆,甚则肝木贼脾而为泄利,胆木刑胃而为呕吐。"庆恕《医学摘粹·里证类》载:"胃以下行为顺,倘木郁克土,而胃气上逆,则诸病(指呕吐、哕、呃逆)作矣。"

由于历史上长期以来,以胃气上逆作为呕恶的病机而忽略了七情内伤导致肝气犯胃的始动病因病机,故叶天士反复提醒凡遇呕吐不食,切不可但以脾胃病立论,须察是否存在情志因素引起肝病犯胃的机理。《临证指南医案·木乘土》指出:"肝为风木之脏,又为将军之官,其性急而动,故肝脏之病,较之他脏为多,而于妇女尤甚,肝病必犯土,是侮其所胜也……因呕吐不食,胁胀脘痞等恙,恐医者但认为脾胃之病,不知实由肝邪所致,故特为揭出,以醒后人之目耳。"《临证指南医案·呕吐》又指出:"呕吐症,《内经》与《金匮》论之详矣,乃后人但以胃火胃寒痰食气滞立论,不思胃司纳食,主乎通降,其所以不降而上逆呕吐者,皆由于肝气冲逆,阻胃之降而然也,故《灵枢·经脉》篇云,足厥阴肝所生病者,胸满呕逆,况五行之生克,木动则必犯土,胃病治肝,不过隔一之治,此理浅近易明,人乃不能察,而好奇之辈,反夸隔二隔三之治,岂不见笑于大方也哉。"

③ 单纯郁证之肝病呕恶: 以呕恶为肝病者,是因为在临床上观察到情志内伤导致肝失疏泄、肝郁肝火可以引起呕恶的事实,属于单纯郁证范畴。

心烦喜呕是东汉张仲景《伤寒论》小柴胡汤主治症之一,病机属少阳枢机不利。金元医家李东垣认为此症与多怒类情志因素有关,《脾胃论·脾胃胜衰论》载:"肝木妄行,胸胁痛,口苦舌干,往来寒热而呕,多怒,四肢满闭,淋溲便难,转筋,腹中急痛,此所不胜乘之也。"朱丹溪亦认为肝病呕恶多为怒伤肝所致。《丹溪手镜·脏腑病及各部所属药性》载:"肝病则胃脘当心而痛,上支两胁,膈咽不通,饮食不下,甚则耳鸣,眩转,目不识人,善暴戾,胁痛呕泄,令人善恐。"《脉因证治·逆痰嗽》载:"此怒伤肝,胆受之,咳呕胆汁。"

明清医家沿袭此说。李梴《医学入门·内伤》载:"忧怒伤肺与肝,则愈动气而痞满眩呕,口仍失味,诸气怫郁故也。"李延昰《脉诀汇辨》载:"怒气上者,怒则气逆,甚则呕血及食,故气上矣。"唐宗海《血证论·呕血》载:"但呕不吐,属少阳;呕吐兼有,属肝经。肝气善怒,其火最横……则知肝气怒逆而为呕逆。尤宜攘除肝火,不可纵敌为患。"

或有观点顽固坚持呕恶总属胃气上逆的病机,纵然是肝胆病,也是因为情志因素触发肝气犯胃从而导致胃失和降云云。笔者并不以为然,理由如下。

首先,从生理病理角度看,呕恶可以是肝胆病的临床表现之一(如同表9所示),不仅呕恶,举凡泛酸、嗳气、嘈杂、痞满、胃痛、纳呆甚至大便秘泄等脾胃病的症状,都可以是肝胆病的临床表现(郁证性病证只是肝胆病证的特殊表现类型而非全部)。如同现代医学将肝胆疾病视作消化系统疾病一样,传统中医历代诸多医家从来就是将肝胆病证视为相当于"消化系统"或曰"广义脾胃病"的范畴。只是一方面也许受李东垣《脾胃论》的深刻影响,另一方面受当代教科书分类失当的泥囿,才将肝胆病证从"广义脾胃病"中分离出去。

其次,从病因病机角度看,仅就肝郁呕恶而言,始动病因是七情内伤,始动病机是肝失疏泄,胃失和降或上逆只是被牵连涉及而已。正如《证治心传·胃为生化之源记》所指出："人身七情之感，怒盛伤肝，肝动则气逆上冲，怒息则肝自平，而所病者，乃被冲之胃耳。"其明言怒盛伤肝则肝气逆而上冲，怒息则肝气自平。在此病理过程中，胃只是受到间接影响而已。清代吴瑭更是明确指出呕吐、哕、痞看似胃气上逆，其实并非病在胃病而是病在肝胆，其在《温病条辨·湿温》中有云："盖胃之为腑，体阳而用阴，本系下降，无上升之理，其呕吐哕痞，有时上逆，升者胃气，所以使胃气上升者，非胃气也，肝与胆也。故古人以呕为肝病，今人则以为胃病已耳。"

第三，从脏腑属性角度看，肝胆病呕恶或许难以彻底撇开肝木横逆犯胃的病机关联嫌疑，但仅就郁证性呕恶而言，除了肝郁以外，尚有心病呕恶、Ⅱ类脾病(脾心病)呕恶(参见"(3)脾病之郁证呕恶")等，难以一概用肝气犯胃、胃气上逆进行解释。

最为重要的是，治疗呕恶的方法有很多，难以一概用调理脾胃、和胃降逆治法取效。就郁证性呕恶而言，从郁论治即可获效。

(2)心病之郁证呕恶：最先提出心病可致呕恶的是《素问·刺热》篇："心热病者，先不乐……烦闷善呕。"明代高武《针灸素难要旨·热》、宋代庞安石《伤寒总病论·暑病论》等皆沿袭此说。西晋王叔和已意识到肝胆病呕恶常伴心悸胆怯的郁证表现，其在《脉经·胆足少阳经病证》中云："胆病者，善太息，口苦，呕宿汁，心淡淡恐，如人将捕之，嗌中介介然，数唾。"说明呕恶可以伴随心悸如恐的症状。

隋代巢元方认为心病温温欲呕是忧思导致心气不足而产生奔豚气之类郁证的表现。《诸病源候论·气病诸候(凡二十五论)》载："若气满支心，心下闷乱，不欲闻人声，休作有时，乍瘥乍极，吸吸短气，手足厥逆，内烦结痛，温温欲呕，此忧思贲豚之状。"温温欲呕即是恶心欲吐又吐不出，缘于心病郁证。

明代孙一奎认为心病呕哕吐酸是怫逆不遂导致心火郁结的表现，其在《医旨绪余·论五郁》中指出："火郁发之，火郁者，心郁也。发者，发越之谓也。火性炎上，怫逆不遂，则郁。故凡瞀闷目赤，少气疮疡，口渴溲黄，卒暴僵仆，呕哕吐酸，瘛疭狂乱，皆火郁症也。"

清代医家多认为心病呕恶可由心肝火旺合病所致。柳宝诒《温热逢源·详注灵枢素问伏气化温诸条》载："呕属肝病，木火同气；且邪在上，多呕也。"黄元御《素问悬解·刺热》载:"君相同气,甲木刑胃,胃土上逆,是以善呕。"罗美《古今名医汇粹·吐泻门》载:"厥阴所至,为胁痛呕泄;少阳所至,为呕涌……吐者也,火主心,心主炎上,故呕吐也。"吴瑭《温病条辨·原病篇》载:"呕,肝病也,两厥阴同气,膻中代心受病,故热甚而争之后,肝病亦见也,且邪居膈上,多善呕也。"丹波元坚《杂病广要·脏腑总证》载:"心乘肝,必吐利。"

心主神明为君主之官,情志因素导致心气不足或心虚胆怯或心火郁结或心肝火旺,无论刑胃与否,皆可导致呕恶。

(3) 脾病之郁证呕恶:脾与胃一脏一腑互为表里,其为病合则统称脾胃病,分则为胃病、脾病。其中,胃病呕恶多属一般意义上的脾胃病,即为非郁证性脾胃病或病郁同存之脾胃病;脾病呕恶则多属情志因素引起的郁证性脾胃病,即Ⅱ类脾病(脾心病),主要为单纯郁证,也可见于病郁同存。这是因为思伤脾、忧思气结等情志因素最易影响"脾藏意"(《素问·宣明五气》)的功能而引发郁证。以下诸多论述可以进一步证明Ⅱ类脾病(脾心病)之郁证可致呕恶。

《丹溪手镜·五脏》载:"思,为不眠好卧,昏瞀,三焦痞塞,咽喉不利,呕苦,筋痿目淫,不嗜饮食,思伤脾,为气结,怒治思。"其认为思伤脾所致呕苦等病证属于郁证,可以"怒治思"类非药物情志疗法进行处置。此Ⅱ类脾病(脾心病)之呕恶属于单纯郁证。

《医学入门·内伤》也指出忧思郁结在脾可致呕恶等多种郁证表现:"有郁结在脾,半年不食,或午后发热,酉戌时退,或烦闷作渴加呕,或困卧如痴向里,坐亦喜向暗处,妇人经水极少,男子小便点滴,皆忧思气结。"此Ⅱ类脾病(脾心病)之呕恶亦属单纯郁证。

清代李用粹《证治汇补·脾胃》同样认为忧思恚怒伤脾可以引起恶心等郁证性症状:"忧思恚怒,劳役过度,则伤脾,脾伤则不能化,二者俱伤,纳化皆难,而恶心胀满,面黄倦怠,食不消化等症作矣。"此Ⅱ类脾病(脾心病)之呕恶属单纯郁证,但也可见于病郁同存。

《杂病广要·诸气病》载:"七情者,喜怒忧思悲恐惊是也。虽七证自殊,无逾于气,积之既久,脾胃衰弱,血气虚耗,至于上焦不纳,中焦不化,下焦不渗,展转传变,渐成呕吐、噎膈、痰饮、诸般积聚、心腹疼痛之证……思则气结,结于心而伤于脾也。及其既甚,则上连肺胃,而为咳喘,为失血,为膈噎,为呕吐。"其所指有几层含义:一是七情内伤均可伤脾,并非仅限于"思伤脾";二是虽说"喜伤心""思伤脾",但喜伤心毕竟少见,思虑过度不仅伤脾而且伤心,可以引起呕恶等症;三是郁证日久可以影响脾胃甚至三焦功能,致生呕恶等种种变端。

尤怡《金匮翼·呕吐统论》载:"七情内郁,关格不平,此气攻之症,经所谓诸郁干胃则呕吐是也。"其同样认为七情内伤郁证可以引起呕恶,无论"干胃"与否,都是郁证性呕恶。

(4)痰饮瘀血之郁证呕恶:南宋永嘉学派创始人陈言以因辨病,指出内伤七情可以产生痰饮而引起呕吐,其在《三因极一病证方论·眩晕证治》中指出:"喜怒忧思,致脏气不行,郁而生涎,涎结为饮,随气上厥,伏留阳经,亦使人眩晕呕吐,眉目疼痛,眼不得开,属内所因。"

其后,明清诸家对此多有关注。例如,龚信《古今医鉴·痰饮》指出七情气逆,液浊变为痰饮可致恶心呕吐;《景岳全书·痰饮》认为七情过思,湿因气化,痰留胃脘则作呕泻;《医学入门·痿》指出内因喜怒伤气伤志或呕,皆痰火郁气病;张洁《仁术便览·痰病》指出痰之为呕,因四气七情所干;《杂病广要·痰涎》指出七情气乱,痰涎壅滞则为呕为哕为吐;吴正伦《脉症治方·诸痛(头心脾腹胁腰背是也)》指出呕吐不食乃肝木火甚乘于脾土,亦有夹痰与火者,大抵因七情所触者居多。

内伤七情也可产生瘀血而引起呕吐。例如,宋代严用和《济生方·呕吐论治》指出:"又如忧思伤感,宿寒在胃,中脘伏痰,胃受邪热,瘀血停蓄,亦能令人呕吐。"明代龚廷贤《万病回春·青筋》详述瘀血有呕哕恶心等种种证候,恼怒气逆或忧郁气结不散是其病机之一。《张氏医通·呕吐哕》提出以试验性治疗以识别七情内伤所致的瘀血呕吐:"怒中饮食呕吐,胸满膈胀,关格不通,二陈加青皮、木香;未效,丁、沉、木香、砂仁、浓朴、神曲;更不效,有瘀血也,当从蓄血例治。"

2. 郁证性呕恶的治法方药

治疗郁证性呕恶的代表性方药如表10所示。

表 10　郁证性呕恶的代表性治疗方药

方剂类别	方剂名称	方剂出处	药物组成
疏肝泄肝类	平肝饮子	《济生方》	防风、桂枝、枳壳、赤芍、桔梗、木香、人参、槟榔、当归、川芎、橘红、甘草
	抑青丸	《丹溪治法心要》	黄连
	抑肝散	《保婴撮要》	柴胡、甘草、川芎、当归、白术、茯苓、钩藤
行气宽中类	顺气木香散	《普济本事方》	高良姜、干姜、茴香、陈皮、缩砂仁、肉桂、丁皮、桔梗、厚朴、苍术、炙甘草、生姜、大枣
	七气汤	《三因方》	半夏、厚朴、桂心、茯苓、白芍、紫苏叶、橘皮、人参、生姜、大枣
	紫苏子汤	《济生方》	紫苏子、大腹皮、草果仁、半夏、厚朴、木香、橘红、木通、白术、枳实、人参、炙甘草、生姜、大枣
	神香散	《景岳全书》	丁香、白豆蔻
	分心气饮	《万病回春》	紫苏梗、青皮、芍药、大腹皮、陈皮、木通、半夏、官桂、赤茯苓、桑白皮、生姜、灯心
	流气饮	《证治准绳》	紫苏叶、黄芪、青皮、当归、半夏、乌药、芍药、茯苓、桔梗、防风、川芎、陈皮、枳实、木香、甘草、大腹子
	木香散	《盘珠集胎产症治》	木香、炙甘草、丁香
健脾养心安神类	寿星丸	《济生方》	天南星、琥珀、朱砂、石菖蒲、人参
	寿脾煎	《景岳全书》	白术、当归、山药、炙甘草、酸枣仁、远志、干姜、莲子肉、人参
	七福饮	《景岳全书》	人参、熟地黄、当归、炒白术、炙甘草、酸枣仁、远志
	养营汤	《景岳全书》	人参、茯苓、白术、炙甘草、地黄、白芍、当归、五味子、远志、陈皮、官桂、生姜、大枣
	莲子清心饮	《醉花窗医案》	黄芩、麦冬、地骨皮、车前子、甘草、石莲子、人参、黄芪、茯苓
化痰燥湿类	大藿香散	《济生方》	藿香叶、半夏曲、白术、木香、白茯苓、人参、枇杷叶、官桂、炙甘草、牛姜、大枣

续表

方剂类别	方剂名称	方剂出处	药物组成
化痰 燥湿类	五膈宽中汤	《证治准绳》	白豆蔻、甘草、木香、厚朴、缩砂仁、丁香、青皮、陈皮、香附子
	枳梗二陈汤	《医学入门》	枳壳、桔梗、陈皮、半夏、茯苓、甘草
	正气天香汤	《医学入门》	天台乌药、干姜、香附、陈皮、紫苏叶
	藿香定呕汤	《丹台玉案》	人参、藿香、半夏、枇杷叶、苍术、肉桂、木香、橘红、桔梗、甘草
活血 化瘀类	利气丸	《古今医鉴》	大黄、黑丑、木香、槟榔、枳壳、香附、青皮、广陈皮、莪术、黄连、黄柏
	金铃子散加味	《临证指南医案》	延胡索、川楝子、川黄连、乌梅、桂枝、生姜

　　此外,作为临床熟知的方剂,疏肝泄肝类方尚有小柴胡汤(《伤寒论》)、柴胡疏肝散(《类证治裁》)、逍遥散(《太平惠民和剂局方》),健脾养心安神类方尚有归脾汤和六君子汤(《证治准绳》)、四君子汤(《类证治裁》)、保元汤和固元汤(《景岳全书》)、补中益气汤(《脾胃论》),化痰燥湿类方尚有半夏生姜汤和半夏厚朴汤(《金匮要略》)、二陈汤加味和滚痰汤(《万病回春》)、丁沉透膈汤和导痰汤(《证治准绳》)、温胆汤(《古今医彻》)、越鞠丸(《医碥》)、柴陈汤(《医学入门》),等等。根据原书记载,以上方药均可以治疗七情内伤所致的呕恶。

　　治疗单纯郁证之呕恶,通常但宜从郁论治,所谓"治法不必止吐,而惟在平肝"(清代陈士铎《辨证录·翻胃门(五则)》),肝火呕苦亦但"宜降之泄之"(清代凌晓五《凌临灵方·肝火乘胃》)之类是也。治疗病郁同存之呕恶,可从郁论治与调理脾胃并行。

　　郁证性呕恶病机可涉及多端,需要兼顾合治。明代孙文胤《丹台玉案·痰门》指出:"(痰饮)留于胃脘,多吞酸嘈杂,呕吐少食,噎膈嗳气,名曰郁痰……百病兼痰。如此治法,以痰生于脾胃,宜实脾燥湿;又随气而升,宜顺气为先,分导次之;又气升属火,顺气在于降火,热痰则清之。"其认为治痰郁需要根据兼杂病机,顾及实脾燥湿、顺气分导、降火清热等。此可类推。

3. 郁证性呕恶的现代医学原理

(1) 疾病范畴及流行病学调查: 郁证性呕恶一般包括精神心理因素诱发的功能性恶心呕吐(包括慢性特发性恶心、功能性呕吐、周期性呕吐综合征),功能性消化不良等功能性胃肠病、预期性恶心呕吐,以及心境障碍之抑郁发作、广泛性焦虑障碍、惊恐障碍、躯体形式障碍、疑病症、神经性贪食症等精神类疾病所致的恶心呕吐。美国精神病学会《精神障碍诊断与统计手册(第四版修订版)》(DSM-Ⅳ-TR,2000 年)、第五版(DSM-Ⅴ,2013 年)已将恶心呕吐纳入广泛性焦虑障碍、惊恐障碍、躯体形式障碍的诊断标准中。

焦虑、抑郁、恐惧等不良情绪及精神障碍均可引起呕恶。功能性呕吐与心理因素显著相关。八成以上的功能性呕吐患者存在抑郁和 / 或焦虑状态。心理社会因素可参与慢性特发性恶心的发生。儿童慢性恶心并发偏头痛、自主障碍、睡眠问题、疲劳和焦虑的概率较高。预期性恶心呕吐存在焦虑抑郁情绪。恶心呕吐也是抑郁和疑病症的常见躯体症状。进食障碍可引起慢性复发性恶心呕吐,也与心理因素密切相关。

(2) 病理生理学机制: 恶心呕吐是胃肠与中枢神经、自主神经系统相互作用的结果。精神心理因素可刺激大脑皮质从而引起恶心呕吐。应激和负性情绪反应可改变 5- 羟色胺等中枢神经系统神经递质的释放。肠道内嗜铬细胞也可释放大量 5- 羟色胺和 P 物质,并与受体结合兴奋迷走神经引发恶心呕吐。心理因素及外界环境通过中枢神经系统还可降低迷走神经张力,致使胃排空延迟而引起呕恶。预期性恶心呕吐患者心理应激强,交感神经紧张程度和唾液腺皮质醇较高。神经性贪食症是一类与暴饮暴食及对形体曲解相关的精神障碍疾病。

(3) 心理疗法及抗抑郁治疗: 催眠疗法可治疗精神心理因素引起的呕吐。行为干预疗法可减少患者预期性恶心呕吐的发生率。认知行为疗法可显著减少社交恐惧症患者的呕吐。心理干预可减少神经性贪食症患者的呕吐。

镇静催眠药可通过抑制大脑皮质和皮质下中枢产生一定的镇吐效果。维持营养和精神支持是治疗功能性恶心呕吐必不可少的措施。三环类抗抑郁药对伴或不伴抑郁症功能性恶心呕吐均有效。二环类抗抑郁药或选择性 5- 羟色胺再摄取抑制剂治疗周期性呕吐综合征有一定疗效。艾司西酞普兰能有效治疗抑郁症引起的恶心呕吐。低剂量米氮平联合选择性 5- 羟色胺再摄取抑制剂治疗重症抑郁症或惊恐障碍孕妇的严重恶心等症安全有效。

● 4. 小结

呕恶不仅是脾胃病的表现，也可以是七情内伤所致之肝(胆)病、心病、Ⅱ类脾病以及病机属于痰饮瘀血的郁证表现。郁证性呕恶存在两种样式：一是单纯郁证，无关胃病；二是病郁同存，即郁证与脾胃病同时存在。

郁证性呕恶可见于精神心理因素引起的多种疾病，其中医病机亦有多端。解郁内涵丰富：单纯郁证之呕恶，但宜解郁；病郁同存之呕恶，可解郁结合调理脾胃。

主要参考文献

[1] 杜春玲,王学梅,王云.ABC 情绪管理在预期性呕吐患者中应用[J].实用临床医药杂志,2012,16(12):4-6.
[2] 董伟.枳实消痞丸联合 5-HT$_3$ 受体拮抗剂治疗化疗恶心呕吐的临床观察[D].济南:山东中医药大学,2012.

十八、郁证味觉、舌觉异常论

味觉异常和舌觉异常是临床常见症，其中味觉异常主要有口苦、口甘、口酸、口咸、口辛、口涩、口淡等，舌觉异常主要有舌痛、舌麻、舌干燥、舌强(僵)、舌肿满(大)、舌灼热甚或舌疮等。数种味觉异常或数种舌觉异常同时兼具者有之，味觉异常与舌觉异常也可同时并存。至于口中黏腻不适之类，很难分清是属于味觉异常还是舌觉异常。

历史上长期受《素问·宣明五气》"酸入肝，辛入肺，苦入心，咸入肾，甘入脾"的理论影响，临床大多口苦从心论治、口甘从脾论治、口咸从肾论治……，时而有效时而无效。有效的机制都有共通之处，无效的原因却有各式各样。不谙郁证性口舌之症便是原因之一。七情不遂可以导致味觉、舌觉异常，需要加以识别并采用从郁论治,才能获效。

1. 郁证性味觉异常

(1)郁证性口苦:兹以口苦为例进行剖析。

① 口苦病位病机病因:五行理论认为苦为心味,故思虑伤心导致口苦不在话下,但是口苦未必全在心病,临床上肝胆病郁证性口苦更为多见。"口苦者病名曰胆瘅"(《素问·奇病论》),"胆病者,善太息,口苦"(《灵枢·邪气脏腑病形》),"肝气热则胆泄口苦"(《素问·痿论》)。张仲景认为口苦不仅是枢机不利之少阳病的特点,郁证百合病同样也有口苦的表现。

汉代以降,诸多医家开始认识到肝胆病口苦多因七情不遂所致。

隋代巢元方《诸病源候论》:"肝劳者,面目干黑,口苦,精神不守,恐畏不能独卧,目视不明。"

宋代《圣济总录·肝劳》载:"论曰恚怒气逆,上而不下则伤肝,肝劳则面目干黑、口苦,精神不守,恐畏不能独卧……"《太平圣惠方·治胆实热诸方》指出:"夫胆是肝之府,若肝气有余,胆实,实则生热,热则精神惊悸不安,起卧不定,胸中冒闷,身体习习,眉头倾萎,口吐苦汁,心烦咽干,此是胆实热之候。"

明代龚廷贤《万病回春·口舌》:"若恚怒过度、寒热口苦而舌肿痛,为肝经血伤火动。"

清代医家冯楚瞻《冯氏锦囊秘录·方脉口唇病合参(附呵欠)》:"更有因谋虑不决,肝移热于胆,而口苦者。"尤怡《金匮翼·胀满统论》:"怒动肝火,逆于中焦,其症口苦……"程文圃《医述·水火》:"忿怒生肝火……肝有火,胁痛日久,则遗热于胆,必汁溢口苦。"

综上所述,口苦的病位主要在于肝胆。病机涉及少阳肝胆枢机不利、肝热肝火、肝劳肝虚,以及胆热胆火、胆虚胆实。病因主要有忿怒气逆、谋虑不决导致肝胆疏泄失常。除口苦外,通常还伴有精神情志类及躯体症状类表现,前者诸如善太息、精神不守、恐畏不能独卧、怛怛情不乐、如人将捕之、精神惊悸不安、起卧不定、胸中冒闷、眉头倾萎、心烦、坐卧不宁;后者诸如咽干、目眩、面目干黑、目视不明、眼生黑花、苦胁下坚胀、寒热、腹满、不欲饮食、口吐苦汁、舌肿痛、身体习习及血伤火动等,不一而足。

口苦以肝胆实热居多,但也存在肝胆虚寒。《太平圣惠方·治肝虚补肝诸方》即指出:"夫肝虚则生寒,寒则苦胁下坚胀,寒热,腹满,不欲饮食,悒悒情不乐,如人将捕之,视物不明,眼生黑花,口苦……"金元朱丹溪《脉因证治·卷四》更是明确指出:"口苦亦有肝虚寒者。"

郁证性口苦虽以心肝(胆)郁热为多见,却未必仅限于心肝(胆)郁热,凡是郁证,皆可导致。诚如明代戴思恭《秘传证治要诀及类方·五劳》指出:"五劳者,五脏之劳也。皆因不量才力,勉强运为,忧思过度,嗜饮无节,或病失调理,将积久成劳。其病头旋眼晕,身疼脚弱,心怯气短,自汗盗汗,或发寒热,或五心常热,或往来潮热,或骨蒸作热,夜多恶梦,昼少精神,耳内蝉鸣,口苦无味,饮食减少,此皆劳伤之证。"所云"劳证",显属郁证性虚劳之类,同样可生口苦。

② 从郁论治口苦方药举隅

疏肝解郁清火类:针对上述病因病机,历代医家有用小柴胡汤(薛己《内科摘要·各症方药》、王肯堂《证治准绳·舌》、徐春甫《古今医统大全·口病门》、怀远《古今医彻·调经论》、郑寿全《医法圆通·喉蛾》)、(丹栀)逍遥散(唐宗海《血证论·吐血》及《血证论·咳血》、程文囿《医述·口》、何梦瑶《医碥·口》、郑寿全《医法圆通·喉蛾》)、当归龙荟丸及龙胆泻肝汤(楼英《医学纲目·口》、徐春甫《古今医统大全·口病门》)为主方进行治疗。

宁胆安神化痰类:历代医籍所载宁胆安神化痰类方剂中,用温胆汤者如唐宗海《血证论·咳血》、程文囿《医述·不寐(附欠)》、林珮琴《类证治裁·不寐论治》、冯楚瞻《冯氏锦囊秘录·方脉惊悸怔忡健忘合参》),用十味温胆汤者如杨云峰《临症验舌法·下卷·方略》,用越鞠丸者如何梦瑶《医碥·口》等。

《圣济总录·胆瘅》中载有治疗胆虚气逆口苦方剂数首,曰半夏茯苓汤方(半夏、赤茯苓、麦门冬、酸枣仁、桂心、黄芩、远志、人参、生姜、秫米),地骨皮汤方(地骨皮、生干地黄、前胡、茯神、麦门冬、知母、人参、炙甘草、豉、粟米),麦门冬汤方(麦门冬、地骨皮、黄芩、茯神、大黄、升麻、炙甘草、羚羊角、竹茹),泄热益胆汤方(黄芩、炙甘草、人参、桂、苦参、茯神),人参汤方(人参、炙甘草、冬葵子、黄芩、赤茯苓、枳壳、生姜),所治者盖属谋虑伤胆、胆虚气逆、邪热攻冲之口苦烦渴、膈脘虚烦等。不难看出,以上治胆方药多暗含人参、茯苓等养心安神类药物。

清心养心安神类：历代医籍所载清心养心类方剂，主要有栀子汤方（《圣济总录·胆瘅》：栀子仁、升麻、黄芩、大青、茯神、甘草、豉），分心气饮（龚廷贤《万病回春·诸气》：木通、官桂、茯苓、姜半夏、桑白皮、大腹皮、青皮、陈皮、紫苏、羌活、甘草、赤芍、生姜、大枣、灯心），除烦清心丸（孙文胤《丹台玉案·胎前门》：知母、黄连、天冬、麦冬、朱砂），黄连泻心汤（李用粹《证治汇补·口病》），归脾汤加丹皮栀子柴胡白芍麦冬五味子（唐宗海《血证论·崩带》），莲子清心饮（费伯雄《校注医醇賸义·火》）等。

对于郁证之口苦，历代医家以养心安神联合疏肝解郁类方药为治者更多。如朱丹溪《丹溪手镜·口甘苦》："口苦胆热也，乃谋虑不决。柴胡汤主之。柴胡加麦门冬、酸枣仁、地骨皮、远志。"《万病回春·口舌》："胆热而口苦者，乃谋虑不决也。小柴胡汤，根据本方加麦门冬、酸枣仁、远志、地骨皮。"

此外，《圣济总录·胆瘅》治疗谋虑伤胆口苦的方中大多有人参、茯苓或茯神、麦门冬、酸枣仁、远志等养心安神之品。明代李梴《医学入门·口舌唇》之谓"谋虑不决，胆虚口苦，人参、远志、茯神、甘草为君，柴胡、龙胆草为使，甚者肾气丸"。《古今医统大全·口病门》引治疗口苦的河间益胆汤（黄芩、炙甘草、人参、官桂、苦参、茯神、远志）亦同样如此。

明代张景岳《景岳全书·杂证谟》所载的"心脾虚则肝胆邪溢而为苦"，或可解释为什么胆虚口苦方中多含养心安神之品，似乎养心安神即所以宁胆安神，病机表达或异，治疗药物却有类同之处。事实上，清心养心安神类方与宁胆安神类方药物多有重叠之处。以上盖属从郁论治范畴，故其所治疗的口苦大抵为郁证性口苦。

(2) 其他郁证性味觉异常：如同口苦一样，其他味觉异常亦均可为郁证的表现。其基本原理如《灵枢·脉度》所说："心气通于舌，心和则舌能知五味矣。"西汉戴圣《礼记·大学》亦谓："心不在焉，视而不见，听而不闻，食而不知其味。"

心主神明，饮食知味或口中味觉异常皆可受情志因素的影响，非独口苦一端。例如《医述·水火》指出脾热口甘实可由郁证引发："忿怒生肝火，忧虑生肺火，焦思生心火，劳倦生脾火，动欲生肾火……脾有火，口渴口甘，必遗热于胃，则生胀满。"笔者认为劳倦有劳力与劳心之分，劳心伤脾即同思虑伤脾，所致口甘亦为郁证性口甘。陈士铎《辨证录·内伤门（二十三则）》则指出口淡舌燥可为郁证表现："人有怔忡善忘,口淡舌燥,多汗,四肢疲软,发热,小便白而浊,脉虚大而数,人以为内伤之病也。谁知是由思虑过度而成之者乎。"思虑伤及心脾而致口淡舌燥,属郁证无疑。

当代中医有关七情不遂导致郁证性味觉异常并采用从郁论治的临床报道不胜枚举。例如口咸,有以黄连阿胶汤合交泰丸治疗琐事心烦、心肾不交所致者,有以半夏厚朴汤治疗忧虑过度所致者。口辣,有以导赤散治疗心火独炽、夹胃气上逆致口辣似咀椒者,有以黛蛤散合泻白散、栀子豉汤治疗郁怒不舒、肝郁肺热所致者。口酸,有分别以左金丸合化肝煎、温胆汤加味、柴胡疏肝散、越鞠丸或香砂六君子汤合平胃散加味治疗者,还有学者指出部分口酸、口苦等口腔异味症患者具有精神性或神经性疾病的性质,主张化痰化瘀治疗。口甘,有以柴胡疏肝散合二陈汤加减、归脾丸、参苓白术散合甘麦大枣汤加减等疏肝解郁、养心安神治疗者,还有以甘麦大枣汤、逍遥散合越鞠丸加味治疗食甜为酸、食咸为苦者,并认为口苦、口臭、口酸等口味异常常受患者情绪影响而加重或反复,常规辨证论治无效时不妨试以活血化瘀治疗。心火内扰可致口涩,治以朱砂安神丸。此外尚有诸如口中有"煤油味"等特殊气味者,亦可治以四逆散合黄连温胆汤加减。至于口苦从郁论治者更是得到了极大地丰富与发展。

概而言之,虽然味觉异常未必全为郁证,但毋庸置疑郁证常可存在种种味觉异常,盖由七情五志情志致病因素所致,治需从郁。限于篇幅,不再分述。

2. 郁证性舌觉异常

(1) 病位病机病因:明代董宿原认为舌强可有思虑忧伤等心病引起,其在《奇效良方》中有云:"多因汲汲富贵,戚戚贫贱,又思所爱触事,不意真血虚耗,心主失辅,渐成怔忡。怔忡不已,变生诸证。舌强恍惚,善忧悲,少颜色,皆心病之候。"陈士铎认为舌干可由用心过度心虚引起,其在《辨证奇闻》中云:"一用心过度,心动不宁致梦遗,口渴舌干,面红颧赤,目闭即遗,夜或数次,疲倦困顿,人谓肾虚,谁知心虚乎。"

薛己认为舌肿痛如同口苦一样可由恚怒肝火引起,其在《口齿类要》云:"若恚怒过度,寒热口苦,而舌肿痛,为肝经血伤火动。"

明代陈实功认为口燥舌干可由思虑伤脾引起,其在《外科正宗》云:"脾主肌肉,故思虑伤脾……口燥舌干,饮食不进,根脚走散,脓秽色败。"

清代李学川意识到七情郁结致舌肿满与心肝均有关,其在《针灸逢源》中云:"心脉系乎舌本,肝脉系乎舌旁,故舌病皆心肝二经之所主也。脾壅则血上泛,心热则舌裂成疮或因风寒所中,则舌卷缩而不能言;或房劳过多,则舌长寸许而不收;或七情所郁,则舌肿满而不消。"

还有许多医家认为,舌卷缩、舌肿满、舌痹强木麻硬、舌裂生疮、舌出血及白胎如雪等,可由忧怒思恐心绪烦扰七情郁结损及心肝脾三经所致。如宋代陈言《三因极一病证方论》载:"故心之本脉,系于舌根;脾之络脉,系于舌傍;肝脉,循阴器,络于舌本。凡此三经,或为风寒湿所中,使人舌卷缩而不能言,或忧怒思恐所郁,则舌肿满而不得息,心热则破裂生疮,肝壅则出血如涌,脾闭则白胎如雪。"清代高秉钧《疡科心得集》亦谓:"舌痹者,强而麻也。乃心绪烦扰,忧思暴怒,气凝痰火所致。夫舌固属心脾,而肝脉亦络舌本。故伤寒邪传厥阴,则舌卷囊缩而不言;七情所郁,则舌肿满口而不得息;心热则舌裂而疮;脾热则舌滑而胎;脾闭则舌白胎如雪;肝热则舌木而硬。若人无故舌痹者,不可作风热治,盖由心血不足、血虚火烁耳,理中汤合四物汤主之。"

郁证性舌觉异常伴有繁杂的躯体症状,如上述心胸痞闷、胁肋虚胀、噎塞不通、呕哕恶心、头目昏眩、四肢倦怠、面色萎黄、饮食减少、日渐羸瘦、精神恍惚、心慌气喘、心腹刺痛、腹中急痛、胁肋腰背痛、头痛脑疼、寒热往来、四肢满闷、淋溲便难等。如因忧愁思虑、怒气伤神、临食忧戚、事不随意、怒气郁结所致,则基本可以判断为郁证性舌觉异常。

(2) 从郁论治方药举隅

① 疏肝解郁类:《类证治裁》指出舌麻因肝郁者当治以逍遥散、小柴胡汤类:"风根据于木,木郁则化风,为眩,为晕,为舌麻,为耳鸣,为痉,为痹,为类中,皆肝风震动也……治肝气,先疏其郁,宜逍遥散。因怒动肝,小柴胡汤加山栀、青皮。"

《口齿类要》谓治舌痛若因暴怒,"用小柴胡加丹皮、山栀"。

《内科摘要》载:"一妇人,善怒,舌本强,手臂麻。余曰:舌本属土,被木克制故耳,当用六君加柴胡、芍药治之。"

清代魏之琇《续名医类案》载张意田治柯姓人,因失手自碎粥罐而怒不止，面目皆红，鼻青耳聋，眼瞪神昏，自语不休，舌燥赤大，唇紫齿燥，"用逍遥散去白术，加地黄、丹皮、炒栀之属而愈"。

② **健脾养心安神类**：《类证治裁》指出，舌麻可用"酸枣仁汤去川芎，加人参、山药、小麦"治疗。《口齿类要》载："一妇人善怒，舌痛烦热，用降火化痰等药，前症益甚，两胁作胀；服流气饮，肚腹亦胀，经行不止。此肝虚不能藏血，脾虚不能统血。用加味归脾加麦门、五味而愈。"

陈士铎运用相火君火理论，主张从心论治口干舌燥或口淡舌燥。其在《辨证录》云："人有口干舌燥，面目红赤，易喜易笑者，人以为心火热极也，谁知是心包膻中之火炽甚乎……然而泻心包必至有损于心，心虚而心包之气更虚，必至心包之火更盛。不如专补其心，心气足而心包之火自安其位，何至上炎于口、舌、面、目，而成喜笑不节之病乎。方用归脾汤。"其在《辨证奇闻》里又有如下记录："一怔忡善忘，口淡舌燥，多汗，四肢疲软，发热，小便白浊，脉虚大而数，人谓内伤，谁知思虑过度乎……不如补心气，大滋肾水，则心火宁，心包火自安。用坎离两补汤：人参、生地、麦冬、山药五钱，熟地一两，菟丝子、炒枣仁、茯苓、白术三钱，丹皮二钱，北味一钱，桑叶十四片。十剂愈。此心肾双补，水上济，心火无亢炎，自有滋润。譬君王明圣，权臣何敢窃柄，势必奉职恐后，共助太平矣。"坎离两补汤具有交通心肾的功效。

③ **滋阴泻火类**：上述坎离两补汤即有滋肾阴以泻心火、资北水以平南炎之意。清代包三述《包氏喉证家宝》载："六十一、舌上龟纹。由思虑烦甚、少睡所致。舌痛若无皮，淡白斑细点，甚者陷路龟纹，脉虚，不渴，四物汤加知、柏、丹皮、肉桂。舌硬，柏一两，青黛三钱，桂一钱，冰二分吹。"《医碥》载："口破，色红，腮舌肿，干渴，凉膈散(见发热)、赴筵散；色淡白，不渴，由思烦多醒少睡，虚火所发，滋阴四物汤[作者注：四物汤加黄柏、知母、牡丹皮、肉桂(《嵩崖尊生》)]、柳花散[作者注：黄柏、青黛、黄连、延胡索、密陀僧(《御药院方》柳花散)；黄柏、青黛、肉桂、冰片(《外科正宗》柳花散)]。"

对于仅有火而阴不虚者，则但泄脏腑热。《丹溪治法心要》载："一妇人，体肥气郁，舌麻眩晕，手足麻，气塞有痰，便结，凉膈散加南星、香附、台芎开之。"顾靖远《顾松园医镜·虚劳》载："虚劳之病，无外邪相干，皆由内伤脏腑所致……在心则为惊悸怔忡，为掌中干热，为虚烦无寐或梦魇不宁，为口苦舌干，或口舌糜烂。"可以导赤散、清心莲子饮类方清心火。余如清肝火之龙胆泻肝汤、泻青丸、当归龙荟丸,清胃火之清胃散,清脾火之泻黄散之类,凡清泻因七情郁结蕴热而成的脏腑之火,亦属从郁论治范畴。

④ **当代中医治疗:**当代医家同样认识到情志因素可致舌觉异常,并从郁论治。如以加味逍遥散或四君子汤合逍遥散治疗舌痛;以导赤散、二陈汤及血府逐瘀汤、柴胡疏肝散加减、逍遥散加减治疗舌痹舌重;以涤痰汤合柴胡疏肝散加减治疗思虑伤及心脾之舌肿胀,等等。

● 3. 郁证性味觉、舌觉异常的临床特征

味觉障碍主要有味觉(一种或全部)减退或丧失、味觉倒错(将食物本身所具有的味觉感受为另一种味觉)以及幻味(客观现实中并不存在的味道)。在诊断为郁证性味觉舌觉异常之前,首先需要排除非郁证性的器质性疾病(表11)。味觉障碍可见于精神创伤、强迫症、抑郁症、癔症、神经衰弱等精神心理障碍类疾病,以及与精神因素相关的更年期综合征、灼口综合征等疾病。舌觉异常可见于抑郁症、焦虑症以及与精神因素相关的更年期综合征、灼口综合征。上述这些疾病所伴有或产生的味觉舌觉异常,大抵属于郁证性味觉、舌觉异常的范畴。

表 11　味觉、舌觉异常的常见疾病

类型	主症	常见疾病
味觉异常	味觉减退或消失	口腔疾病,巨幼细胞贫血,家族性自主神经功能异常,唇舌水肿及面瘫综合征,蝶腭神经痛,后咽喉综合征,河豚、氟化物中毒,颅底骨折,乳碱综合征,药物性,尿毒症,甲状腺功能减退,硬皮病,急性肝炎,肾上腺功能不足,颈部放射治疗,恶性肿瘤,流感样疾病,B 族维生素及维生素 A 缺乏,大量应用某些药物,妊娠期,特发性面神经麻痹,*干燥综合征,心理性疾病(如精神创伤、强迫症、神经衰弱),更年期综合征,灼口综合征*
	味觉倒错	老年人自发性味觉倒错,口腔卫生不良,唾液成分异常,细菌及真菌代谢产物对味觉受体的刺激,内分泌改变,孕妇,全身麻痹症,*精神分裂症、迫害狂、忧郁症*等精神病
	幻味	癫痫,颞叶肿瘤,脊髓痨,*精神分裂症,癔症*

续表

类型	主症	常见疾病
舌觉异常	舌痛	复发性阿弗他溃疡,坏死性龈口炎,创伤性口炎,变态反应性口炎,口腔结核,舌叶状乳头炎,舌癌,口底癌,恶性贫血,甲状腺功能亢进,三叉神经痛,舌咽神经痛,舌下腺囊肿,干燥综合征,维生素 B_2 缺乏症,烟酸缺乏症,卵巢疾病,维生素 B_{12} 缺乏症,化学性烧伤,烫伤,放射性损伤,*灼口综合征,抑郁症,焦虑症*
	舌干燥	干燥综合征,放射性口腔炎,急性萎缩型念珠菌病,放射性损伤,维生素 B_2 缺乏症,烟酸缺乏症,更年期综合征
	舌裂(裂纹舌/沟纹舌)	干燥综合征,烟酸缺乏症,游走性舌炎,梅-罗综合征
	舌大/巨舌	舌部血管瘤,淋巴管畸形,淋巴管瘤,舌淀粉样变,舌下腺囊肿,呆小病,肢端肥大症
	舌麻木、重/舌运动受限	舌下间隙感染,口底蜂窝织炎,舌癌,口底癌,舌淀粉样变,舌下腺囊肿,甲状腺功能亢进

注:斜体、加粗体字疾病与精神心理因素有关。

郁证性味觉、舌觉异常概因七情不遂所致,其轻重或有无变化每可受到情绪的影响。

郁证性味觉、舌觉异常既可单独出现,也可兼见并存或变幻不定。这类患者通常在平时具有过度关注自己的味觉舌觉或舌象的倾向,喜欢每日频繁照镜子以观舌象或自刮舌苔,常常自觉口中或口舌具有莫可名状的不适,并且这些口舌不适往往可受到自身注意力的影响,即当注意力集中在口舌时,味觉、舌觉异常症状明显;反之,当注意力被分散时,味觉、舌觉异常症状便不明显甚至消失。郁证性味觉、舌觉异常伴随情志类表现,如善太息、精神不守、恐畏不能独卧、悒悒情不乐、如人将捕之、惊悸不安、起卧不定、胸中冒闷、眉头倾蓼、心烦等,这些都是显性郁证的临床表现。

郁证性味觉、舌觉异常还可伴有广泛多样纷繁复杂、涉及多脏腑多系统的躯体症状,如咽干目眩、头旋眼晕、耳内蝉鸣、目视不明、眼生黑花、苦胁下坚胀、腹满、不欲饮食、口吐苦汁、心怯气短、怔忡、夜多噩梦、自汗盗汗、昼少精神、身体习习、身疼脚弱、面目干黑、寒热、五心常热、往来潮热、骨蒸作热等,这些通常都是隐性郁证的临床表现。运用"隐性郁证论"及"郁证诊断论"中有关方法,不难判别。

郁证性味觉、舌觉异常的病位病机以肝胆、脾胃、心肾脏腑功能失调多见。肝胆少阳枢机不利、肝热肝火、肝劳肝虚及胆热胆火胆实,多致口苦;恚怒肝心胃脾之火,可致舌痛;七情郁结,可致舌肿满;劳心思虑伤脾,多致口甘、口淡、口燥舌干、舌强;忧思暴怒气凝痰火,多致舌痹。对此,采用从郁论治多可获效。

4. 郁证性味觉、舌味异常的现代医学认识

味觉、舌觉异常与精神心理因素的关系逐渐得到现代医学的肯定,然其具体的发病机制尚未十分明确。心理测试显示心理异常致味觉障碍者占10%。情感、急性应激能调控味觉感知强度,积极情绪与甜味知觉强度增加、酸味知觉强度下降有关,消极情绪则相反。志愿者经过脑力劳作后,由于紧张状态增加,苦、酸、甜味感知持续时间缩短而其强度下降。应激产生的肾上腺素、去甲肾上腺素、皮质醇等对味知觉产生复杂影响。对精神心理因素所致的口酸患者服用温胆汤合氟哌噻吨美利曲辛片后,口酸消失。部分顽固性口苦患者可予心理治疗获效。

精神疾病可引起口腔干燥,致味觉末梢感受器功能障碍。隐匿性抑郁症有以舌痛为主要表现者。抑郁焦虑等精神疾病可发生口腔烧灼感等躯体症状并可伴有主观的口腔干燥和味觉障碍。癔症患者亦可出现味觉障碍。

心理社会因素可影响灼口综合征(BMS)的发生和发展。应激事件(心理背景因素)、个性特征(内向不稳定型个性为主)和情绪状态(情绪反应过强而不稳定或持续太久)可致BMS发生。精神因素既可是BMS的重要诱因,也可是BMS的继发症状;症状自评量表(SCL-90)显示躯体化、强迫、焦虑、抑郁、恐惧、精神质等与BMS相关。抑郁症和BMS患者唾液中脱氢表雄酮水平降低,从而导致口腔黏膜或中枢感觉区域的神经活性类固醇产生的减少,产生口腔烧灼感及舌痛。

氟哌噻吨美利曲辛片治疗伴抑郁性精神障碍的灼口综合征有效,氟西汀片也有一定疗效。左旋舒必利治疗近期出现烧灼/刺痛的BMS有效。心理治疗或联合心理治疗是治疗精神因素相关灼口综合征的有效方法。

更年期综合征患者雌激素水平波动或下降导致自主神经系统功能紊乱，可见口干舌燥并伴有神经心理症状。雌激素水平下降与味觉敏感性呈反比。长期焦虑会导致类固醇失调，尤其在更年期随着性激素水平的下降，导致相应的神经活性类固醇和神经保护作用减弱，进而在口腔黏膜和／或一些大脑区域参与口腔体感神经的小神经纤维变性改变，可引起口腔烧灼痛、味觉障碍、口干燥症。

● 5. 小结

味觉与舌觉异常多是郁证的表现之一，凡七情不遂或思虑劳心太过或五志化火，皆可引起味觉、舌觉异常。此乃心开窍于舌、舌为心之苗等中医理论的重要本义。现代医学口腔科及五官科对此类味觉、舌觉异常病证几乎没有诊治方法，致使患者多来求治于中医。医者如果只知机械教条地拘执五味归五脏之说，不识郁证庐山真面目、不知从郁诊治，无功而返必不可免。如若掌握了从郁诊治的方法，必将有助于拓宽诊疗视野而提高临床疗效。从郁论治味觉与舌觉异常，除了药物以外，还应重视运用非药物情志心理治疗方法。

主要参考文献

［1］王枫.温胆汤合黛力新治疗口酸的体会［J］.中医中药,2016,16(69):256.

［2］袁莲珍,童昌珍.加味消遥散治疗舌痛的疗效观察［J］.口腔医学研究,2000,16(2):106.

［3］李建,代成林,华红.灼口综合征的心理因素分析及心理治疗［J］.现代口腔医学杂志,2005,19(1):99-100.

［4］马玉晶.味觉障碍与临床［J］.日本医学介绍,1993,14(8):361-362.

［5］宗鼎法,丁成英.口苦症状260例分析［J］.华人消化杂志,1998,(S2):356-357.

十九、郁证肛病论

《素问·五脏别论》有云："魄门亦为五脏使"。魄门即肛门，从中医整体观来看，肛门局部的生理功能与病理变化同样受到五脏的影响，需要依赖心神的主宰、肺气的肃降、肝气的条达、脾气的升提、肾气的固摄,方不失其常度。《素问·灵兰秘典论》又云心藏神,肺藏魄,肝藏魂,脾藏意,肾藏志,是以七情不遂导致五脏功能失常,如思虑伤及心脾或肝气郁结,则不仅影响大便,还可致使肛门发生种种不适的症状。

郁证性肛病是指情志因素导致的肛肠感觉异常,常见于肛门直肠神经症(又称肛门直肠神经官能症、功能性肛门直肠疼痛或肛门直肠躯体化障碍)以及焦虑障碍、抑郁障碍、强迫性障碍、神经衰弱等可以引起肛门直肠感觉异常的精神障碍类疾病。

1. 现代医学与郁证性肛病有关的观点

(1) 概念及机制:肛门直肠神经症是自主神经功能失调致肛门直肠神经紊乱而发生的一组综合症候群,常表现为自觉肛门局部疼痛、坠胀堵塞感、排便不尽感以及麻木、瘙痒、灼热、蚁行虫爬等感觉异常,多伴有精神抑郁、乏力、食欲减退、失眠、心烦等全身症状。

《功能性胃肠病罗马Ⅳ诊断标准》"功能性肛门直肠疼痛"包含3种形式:痉挛性肛门直肠疼痛、肛提肌综合征和非特异性功能性肛门直肠疼痛。痉挛性肛门直肠疼痛表现为直肠区域突发、剧烈疼痛,持续数秒至数分钟,然后完全缓解;肛提肌综合征也称肛提肌痉挛,常表现为模糊的钝痛或直肠内的压迫感,坐位时更重。

功能性肛门直肠疼痛的病理学机制主要有脑-肠轴神经系统记忆假说、外周-中枢性机制学说及盆底肌异常。

① **脑-肠轴神经系统记忆假说**:脑-肠轴神经系统存在不受高级神经系统意识控制和支配的记忆功能。外界有害因素(物理化学、精神心理等)刺激脑-肠轴神经系统可产生肛门直肠处的感觉或功能异常;当外界有害刺激去除后,肛门直肠感觉或功能异常却被"记忆"下来并持续一段时间。这些异常持续时间的长短、强度随有害刺激的大小和个体敏感性不同而异,随时可被轻微的、相同的刺激所唤醒或强化,成为日后发病的基础。

② **外周-中枢性机制学说**:肛门或肛周感受伤害的纤维、背根神经节细胞受到损害,从而对机械、热、化学刺激异常敏感;脊髓后角中枢感受肛门或肛

周伤害性冲动的神经元延迟敏化、兴奋性增高,对非伤害刺激也出现反应;感受肛门或肛周伤害的神经元变性引起低阈值的机械敏感性末梢解剖性出芽,与中枢感受伤害性神经元形成联系,均可引起肛门或肛周感觉异常敏感或不适。

③ 盆底肌异常:盆底肌异常收缩增加氧的消耗,导致局部组织缺血而引起盆底痛;同时激活肌肉伤害性感受器,激活屈肌反射,这种病理反应介导缓激肽、P物质等炎性物质释放,导致肌肉痛觉过敏并形成恶性循环。

痉挛性肛门直肠疼痛及肛提肌综合征的发作与心理障碍有关,常由应激性生活事件或焦虑促发。据调查,痉挛性肛门痛患者超过半数具有完美主义和焦虑症的某些特征,四成有疑病倾向;功能性肛门直肠疼痛患者的生活事件量表评分中负性事件得分显著为高。

肛门直肠神经症及功能性肛门直肠疼痛与精神压力、紧张焦虑以及社会环境等因素相关。忧愁、惊恐、思虑情绪导致精神高度紧张,自主神经功能紊乱,交感神经异常兴奋,可引起内括约肌的异常收缩而导致疼痛。此外,因肛门直肠疾病在检查诊治过程中的失误、失败使患者精神受到刺激、产生恐惧悲观疑惑而引起持续性精神紧张,也可导致肛门直肠神经活动失调而发病;患者对肛门直肠术后过分关注,也易放大疼痛等感觉。

(2) 非药物及药物治疗:单纯心理干预(认知疗法、放松疗法等)或心理干预联合穴位注射对肛门直肠神经官能症患者焦虑、抑郁情绪的改善均具有明显的疗效。认知行为疗法结合生物反馈治疗可显著降低功能性肛门直肠疼痛患者的焦虑自评量表(SAS)、抑郁自评量表(SDS)评分。

功能性肛门直肠疼痛药物治疗以抗抑郁、舒张肛门括约肌、松弛血管平滑肌为主。氟哌噻吨美利曲辛片可显著降低功能性肛门直肠痛患者的疼痛视觉模拟评分,并提高健康调查简表有关项目的评分。肛门神经症亦以抗抑郁为主,轻症给予地西泮片,重症给予盐酸氟西汀;联合心理干预可提高疗效。

● 2. 郁证性肛病的临床特点

(1) 排除器质性疾病:肛门直肠疼痛为主者需排除肛窦炎、肛乳头炎、肛周脓肿、肛瘘、肛裂、内痔嵌顿、血栓外痔、晚期肛管直肠肿瘤、子宫颈肿瘤、细菌性痢疾、溃疡性结肠炎等器质性疾病。

肛门瘙痒为主者需排除肛窦炎、阴道炎、尿道炎、前列腺炎、肛门湿疹、皮炎、疣癣、寄生虫感染等肛门直肠炎症及会阴疾病。服用可卡因、吗啡、某些抗生素、嗜食辛辣刺激食品、穿着窄小质地不舒适的内裤等亦可诱发肛门瘙痒。

肛门坠胀为主者需排除直肠内脱垂、直肠前壁膨出、会阴下降综合征等脱垂性疾病,肛隐窝炎、肛腺炎、高位肛周脓肿、结肠炎等炎症性疾病,肛乳头肥大、结直肠息肉、肛管直肠肿瘤等增生性疾病,耻骨直肠肌综合征、盆底失弛缓综合征、肛门内括约肌失弛缓症等痉挛性疾病,腰椎间盘突出、骶部肿瘤、直肠子宫内膜异位症、盆底疝等压迫性疾病,以及术后创面刺激等。

(2) 具有郁证的共性特点:肛门感觉异常与情志因素相关。症状常随情绪波动而进退,并通过意志转移或暗示可获暂缓。部分患者具有"内生性情志病因",即具有多虑善思、疑病内向、易受暗示的性格或人格特征。

多伴有情志类表现。如精神萎靡、悲伤欲哭、心烦易怒等,或处于不同程度的焦虑、抑郁、恐惧、疑病之类神经衰弱状态。

易有离奇怪异、不合逻辑、近乎幻觉的症状。例如自觉肛门处有怪响异声、特殊臭味、臀部大小不一等;又如患者描述一回到家即觉肛门疼痛,或一闻到液化石油气、橡胶燃烧等异常气味即引发肛门疼痛或其他异常感觉;甚或有一见到穿着红色衣服的人即觉肛门坠痛,等等,不一而足。

易伴随纷繁多样的症状。除肛肠部不适外,还常伴有多系统的躯体症状,如头昏眩晕、疲乏无力、不寐多梦,食减、胃痞、胸闷气短、心悸怔忡等,不胜枚举。

总之,郁证性肛病具有隐性郁证或广义郁证的临床表现。四诊合参综合分析,不难诊断。

● 3. 郁证性肛病的现代中医治疗

古代中医有关郁证性肛病的治疗内容寥寥无几,当代中医有关临床报道虽也并不算多见,却有逐年递增之势。

有以养心安神、益气升提法之甘麦大枣汤加升麻、黄芪、党参治疗以肛门坠胀为主症的肛门直肠神经症女性患者,其疗效明显优于使用抗炎疗法的对照组。有以疏肝理气解郁法之柴胡疏肝散合金铃子散治疗在闻到特殊气味后引发肛门胀痛;有以疏肝解郁、化积法之五积散(白芷、枳壳、麻黄、苍术、干姜、桔梗、厚朴、甘草、茯苓、当归、肉桂、川芎、芍药、半夏、陈皮)合逍遥散对因饱食牛肚后引发的肛门疼痛、坠胀麻木、蚁行感伴失眠头晕、精神萎靡、情绪悲观者有效。

采用疏肝解郁联合养心安神方药进行治疗更为多见,例如以半甘汤(半夏、厚朴、苏叶、茯苓、甘草、生姜、浮小麦、酸枣仁、远志、丹参、川楝子)行气解郁、养心安神治疗肛门直肠神经官能症有效;解郁止痛汤(柴胡、白芍、枳实、三七、蜈蚣、莲子心、牛膝、炙甘草)可有效缓解肝郁气滞型功能性肛门直肠痛患者疼痛症状。

疏肝解郁合健脾益气之健脾疏肝汤(柴胡、黄芪、白芍、当归、升麻、川芎、香附、白术、陈皮、牡丹皮、栀子、甘草)能有效改善肝郁脾虚型肛门直肠神经症患者的临床症状,提高患者生存质量;补中益气汤结合微波腔内理疗能显著缓解功能性肛门直肠痛患者的症状。

为了进一步提高临床疗效,临床医生试图用中药联合心理疏导和/或针灸进行治疗。如以解郁方(一号方:柴胡、制香附、枳壳、郁金、石菖蒲、白芍、当归、陈皮、佛手、甘草、茯苓、半夏;二号方:甘草、生白芍、合欢花、当归、浮小麦、大枣、紫石英、柏子仁、炙黄芪)联合心理疏导对重度、中度、轻度肛门直肠神经症患者的有效率分别可达80%、87.5%、100%;自拟疏肝解郁、养心安神方(柴胡、当归、知母、牛膝、延胡索、川楝子、地黄、麦冬、小麦、大枣、甘草)联合针刺及心理疏导治疗肛门直肠神经症患者,取效良好;采用清肝泻火、养心安神方药(肝郁燥火予玉女煎合金铃子散,心脾两虚予归脾汤,阴虚脏躁予甘麦大枣汤,湿热下注予三妙丸,肝肾不足予六味地黄丸和玄参汤)联合针刺(足三里、长强、八髎穴)与心理疏导对肛门直肠神经症的疗效优于仅用心理疏导者;采用疏肝解郁、养心安神中药联合电针、穴位注射综合疗法治疗肛门直肠神经官能症15例,均获痊愈,1年以上随访未见复发。单纯使用针灸对郁证性肛病同样具有一定的疗效。

解郁中药联合催眠镇静或抗抑郁西药进行治疗与单用抗抑郁西药进行疗效比较，也是当代中医所作出的尝试。例如以通便解郁汤（柴胡、当归、白芍、茯神、香附、黄芪、升麻、首乌、黄精、桑葚、肉苁蓉、柏子仁、天门冬、麦门冬、生地、炙甘草）联合盐酸多塞平片治疗以肛周不适为主诉的抑郁性神经症，疗效优于单纯服用盐酸多塞平片者；以疏肝解郁、养心安神方药（心脾两虚予归脾汤，肝气郁结予柴胡加龙骨牡蛎汤，肝肾阴虚予玄参汤，气郁化火予丹栀逍遥散，忧郁伤神予甘麦大枣汤）联合针灸、心理疗法对肛门直肠痛的临床疗效显著优于服用氟哌噻吨美利曲辛片组；当归芍药散治疗功能性肛门直肠疼痛，其疼痛视觉模拟评分较使用氟哌噻吨美利曲辛片联合温水坐浴的对照组具有显著性降低（$P<0.05$）；复方秦艽片（秦艽、苍术、防风、泽泻、当归、桃仁、升麻、槟榔、金银花、牛蒡子）联合氟哌噻吨美利曲辛片治疗60例肛门直肠躯体化障碍的患者，总有效率达93.33%，与单纯口服氟哌噻吨美利曲辛片组比较有显著的统计学意义（$P<0.05$）；以防风通圣散联合氟哌噻吨美利曲辛片治疗肛门直肠神经症的总有效率、SAS和SDS评分以及健康调查简表评分（SF-36）均优于单用氟哌噻吨美利曲辛片的对照组。

活血化瘀、燥湿化痰法同样可以治疗郁证性病证。有用桃红四物汤加减治疗肛门直肠神经官能症；自拟调脏汤（当归、川芎、大黄、泽泻、枳壳、白芷、升麻、柴胡、柏子仁、郁李仁、桃仁、红花）治疗60例肛门直肠神经症患者，有效率达96.67%；自拟疏肝理气、活血化瘀方（柴胡、香附、延胡索、白芍、当归、红花、川芎、甘草）配合硝苯地平片和温水坐浴可显著降低功能性肛门直肠痛患者的视觉模拟评分；加味芍药甘草汤（白芍、桃仁、皂角刺、当归尾、甘草）活血化瘀、缓急止痛，联合坐浴熏洗治疗痉挛性肛门直肠痛疗效满意；升阳止痛汤（升麻、白芷、柴胡、陈皮、延胡索、地榆、赤芍、当归尾、炒皂角刺、黄柏、苍术、甘草）理气活血、清热利湿，结合保留灌肠治疗肛门直肠痛疗效肯定；止痛如神汤（秦艽、桃仁、皂角子、苍术、防风、黄柏、当归、泽泻、槟榔、熟大黄）灌肠加长强穴穴位注射对功能性肛门直肠痛疗效显著。

根据以上临床报道内容，可以推导出郁证性肛病的病机大致可归纳为肝气郁结（包括肝郁化火）、心脾亏虚以及痰（湿）瘀内蕴等数端，大抵属于郁证的病机证候范畴。

● 4. 小结

肛门感觉异常的病因复杂多端,其中由情志因素所致者并不少见。肛病作为脾胃病的最后一关,郁证性肛病也是郁证性脾胃病的组成部分。中医将五脏看作是具有活的灵魂的肉体,五脏所藏神魄魂意志的功能异常,可以造成肛门种种不适。虽然古代医家对此论述并不多见,但此理论为当代中医临证诊治拓展了治法用药的视野。随着医学的发展和患者自我关注度的不断提升,情志因素导致肛门感觉异常正逐渐受到重视。郁证性肛病本质上是披着肛肠病外衣的郁证,具有郁证的因机证治特点。现代医学从病理学、心理学及治疗学的不同角度亦证实了精神心理因素与肛门直肠感觉异常的密切关联,"肠 - 脑互动异常"学说为中医郁证性肛病作出了最新的科学注脚。

🏵 主要参考文献

[1] 贺平,王启 . 功能性肛门直肠病患者的精神心理因素分析[J]. 结直肠肛门外科,2010,16(6):388-389.

[2] 王丹丹,赵刚,迟玉花 . 黛力新治疗功能性肛门直肠痛的临床观察[J]. 中医药临床杂志,2014,26(10):1041-1042.

[3] 张敏,王业皇 . 解郁方治疗肛门直肠神经症 32 例[J]. 陕西中医,2010,31(7):863-864.

[4] 冯艳,冯龄 .28 例肛门直肠神经官能症的中医治疗[J]. 中国中医药信息杂志,2008,5(S1):61-62.

🏵 二十、郁证疲劳论

疲劳,历代有疲乏、神疲、劳倦、倦怠、懈怠、乏力以及酸软困重等表述,除指躯体疲乏劳倦外,古代早已认识到尚有神疲、精神短少、神思昏倦等属于精神困倦及心理疲劳者。疲劳作为主观症状,是机体在身体或心理负荷失衡时出现的体力和 / 或精力上的降低,是一种复杂的病理生理心理状态。

疲劳具有全身状态性的特征。一时感觉疲劳未可称病,若经常处于明显的疲劳状态,经过休息或调整后仍不能恢复,则属病态。

疲劳与虚劳、虚证既密切相关又有区别。疲劳是指症状(或状态),虚劳是指病证名,虚证是指病证属性。虚劳、虚证多有疲劳症状,但有疲劳症状者并非就是虚劳、虚证,理解这一点至关重要。

令人遗憾的是,当代中医长期以来临床每遇患者诉说疲劳总是倾向于认为属于虚劳或虚证,动辄补益为治,殊不知如同存在郁证性虚劳一样,还存在郁证性疲劳之类型。郁证性疲劳概指七情内伤所导致的疲劳。

1. 郁证性疲劳的病因病机

(1) 气血不足,情志所致:气血亏虚看似疲劳病机,根子实缘于七情内伤。

清代吴尚先《理瀹骈文·脏腑》:"血为忧煎,气随悲减,令人饮食无味,神倦肌瘦。"表明悲忧导致气血亏虚而出现神倦肌瘦。

清代费伯雄《医醇賸义·劳伤》:"劳者,五脏积劳也。伤者,七情受伤也。百忧感其心,万事劳其形,有限之气血,消磨殆尽矣。思虑太过则心劳,言语太多则肺劳,怒郁日久则肝劳,饥饱行役则脾劳,酒色无度则肾劳。方其初起,气血尚盛,虽日日劳之,而殊不自知;迨至愈劳愈虚,胃中水谷之气,一日所生之精血,不足以供一日之用,于是荣血渐耗,真气日亏,头眩耳鸣,心烦神倦,口燥咽干,食少气短,腰脚作痛,种种俱见。"指出七情劳伤五脏,终至耗伤荣血真气而致神倦。

清代阎纯玺《胎产心法·蓐劳骨蒸论》:"若富贵之家,虽有美食及药力以调养,必有他事不如意,而怒动肝火,耗伤其方生之血,亦能致饮食减少,虚赢体倦。"说明虚赢体倦可因事不如意而伤及气血,此种气血亏虚非关营养不良,故亦非补益气血药物所能纠正,需如意方能呈吉祥。

(2) 心主神志,劳神则倦:西晋王叔和《脉经·心手少阴经病证》:"愁忧思虑则伤心,心伤则苦惊,喜忘,善怒。心伤者,其人劳倦即头面赤而下重,心中痛彻背,自发烦热,当脐挑手,其脉弦,此为心脏伤所致也。"指出忧愁思虑伤心可致疲劳,甚至可出现类似真心痛的症状或诱发真心痛。

南朝梁陶弘景《养生导引秘籍·养生咏玄集》:"心动则神疲。凡诸技俩营营与人角胜负者,未有不减年者也。技俩之中,作诗弈棋,劳神独甚。"可见用心过度可致神疲。

清代高学山《高注金匮要略·五脏风寒积聚病脉证治》:"劳倦,因劳而倦。凡外而劳形,内而劳神者皆是。"明确将劳倦分劳形与劳神二种,后者乃得之劳心。

清代陈士铎论述了思虑劳心伤神困惫的必然机理。《辨证录·内伤门(二十三则)》:"人有怔忡善忘,口淡舌燥,多汗,四肢疲软,发热,小便白而浊,脉虚大而数,人以为内伤之病也,谁知是由思虑过度而成之者乎。"《辨证录·虚损门(十三则)》:"人有用心太过,思虑终宵,以至精神恍惚,语言倦怠,忽忽若有所失,腰脚沉重,肢体困惫,人以为怯症之成也,谁知是劳心以至伤神乎。""夫心藏神,神之久安于心者,因心血之旺也。思虑无穷,劳其心矣。心劳则血必渐耗,而神无以养,恍恍惚惚,有无定之形。且神宜静不宜动,神动则心更动,心动而血益亏,血亏而神愈动,虽有肾水之资,而血不能滋,虽有肝木之养,而液不能入,寡弱之君,无以自立,虽有良辅而四体不能强健,此腰脚肢体所以沉重而困惫也。治法必急救其心,而救心必以安神为主。"强调思虑无穷初则劳心伤血,久则暗耗肝肾精血,无以良辅寡弱心君,必致身重困惫,当急安神救心;否则,必将进一步发展至心肾不交,如《辨证录·梦遗门》指出:"人有用心过度,心动不宁,以致梦遗者,其症口渴舌干,面红颧赤,眼闭即遗,一夜有遗数次者,疲倦困顿,人以为肾虚之过也,谁知是心虚之故乎。夫心喜宁静,不喜过劳,过劳则心动,心动则火起而上炎,火上炎则水火相隔,心之气不能下交于肾,肾之关门大开矣。"

串联陈士铎所论可知,思虑劳心初则四肢疲软,程度尚轻,并伴怔忡善忘;继之腰脚沉重、肢体困惫,程度渐重,并伴精神恍惚、语言倦怠;再后来发展至疲倦困顿,程度更重,并伴梦遗频繁、口渴舌干、面红颧赤,展示了疲劳从劳心伤神到心肾不交由轻渐重的病机演变过程。

心肾不交还可发展至阴虚火旺。如清代张璐《张氏医通·诸伤门》:"七情妄动,形体疲劳,阳火相迫,致血错行,脉洪多热,口干便涩……"

(3) 肝主疏泄,罢极之本:"肝者,将军之官,谋虑出焉"(《素问·灵兰秘典论》);"肝者,罢极之本,魂之居也"(《素问·六节藏象论》)。《素问悬解·运气·六节脏象论》注解道:"肝藏魂而主筋,罢极则伤筋力,故肝为罢极之本,魂之居也。"肝主疏泄、藏血、主筋是"肝为罢极之本"的物质基础,谋虑悲哀致肝失疏泄,必将影响肝藏血主筋的功能而致躯体罢极。明代皇甫中《明医指掌·经论总抄》论及谋虑伤肝筋极之念:"六极者,尽力谋虑,劳伤乎肝,应乎筋极。"

《临证指南医案·肝火》:"肝者将军之官,相火内寄,得真水以涵濡,真气以制伏,木火遂生生之机,本无是症之名也,盖因情志不舒则生郁,言语不投则生嗔,谋虑过度则自竭,斯罢极之本,从中变火,攻冲激烈,升之不熄为风阳,抑而不透为郁气,脘胁胀闷,眩晕猝厥,呕逆淋闭,狂躁见红等病,由是来矣。"《古今名医汇粹·病能集》:"肝者罢极之本,其人或劳役苦辛,或恼怒内伤,肝火下流,不能藏血,热伤阴络而血溢焉。"以上叶天士和罗美均指出情志不舒伤肝而致罢极的道理。

胆附于肝而主决断。明代王肯堂《证治准绳·杂病·神志门·惊》:"心胆虚怯,触事易惊,或梦寐不祥,遂致心惊胆慑,气郁生涎,涎与气搏,变生诸证,或短气悸乏,或复自汗……"说明气短心悸乏力之类也可缘于情志病因影响胆主决断的功能,以至于气郁生痰而成。

(4) 脾主肌肉,共肺主气:脾胃运化水谷精气与肺吸入清气相合为气,脾肺气虚是疲劳的常见病机,但仍可因情志而伤。

思虑劳心亦可伤脾,情志因素同饮食劳倦一样可致后天之本脾虚而出现倦怠乏力的症状。金代李东垣《兰室秘藏·饮食劳倦门·劳倦所伤论》:"夫喜怒不节,起居不时,有所劳伤,皆损其气,气衰则火旺,火旺则乘其脾土,脾主四肢,故困热,无气以动,懒于语言,动作喘乏,表热自汗,心烦不安"。清代吴澄《不居集·脾经需分阴阳》:"脾胃之元气虚者,多因思虑伤脾,或因劳倦伤脾。脾虚胃弱,中宫营气不和,肢体困倦,饮食日减,肌肉消瘦而解㑊,中满恶心,脾泄飧泄,喜热恶寒,睡卧不安,六脉微弱而缓。"以上皆指出忧愁思虑伤脾而致疲劳。

嗔怒躁扰可使肺气虚而致劳倦。唐代孙思邈《备急千金要方·肺脏方》:"肺气伤,其人劳倦则咳唾血,其脉细紧浮数皆吐血,此为躁扰嗔怒得之,肺伤气壅所致也。"

忧愁思虑伤及心肺营卫而致疲劳。清代叶天士《叶天士医案精华·咳嗽》:

"凡忧愁思虑之内伤不足,必先上损心肺。心主营,肺主卫,二气既亏,不耐烦劳,易于受邪。"

思虑郁结以致脾肺气虚而发生怠惰身倦。清代杨云峰《临症验舌法·方略》:"劳役过度,饥饱失时,思虑太甚,郁结尤多,以致脾肺气虚,荣血不足,畏寒发热,食少无味,四肢无力,懒动怠惰,嗜卧身倦,饥瘦色枯,气短惊悸,怔忡健忘少寐……"清代林珮琴《类证治裁·虚损劳瘵论治》:"凡怯寒少气,自汗喘乏,食减无味,呕胀飧泄,皆阳虚症也。此脾肺亏损,由忧思郁结,营卫失和……"

(5) 痰饮瘀血,亦致倦怠: 情志病因可以产生痰饮瘀血而继发郁证,郁证性疲劳也不例外。

《证治准绳》所谓心胆虚怯气郁生涎变生短气悸乏即是痰饮导致疲劳之例。明代李中梓《医宗必读·痰饮》载:"刑部主政徐凌加,劳且怒后,神气昏倦,汗出如浴,语言错乱,危困之极,迎余疗之。诊其脉大而滑且软,此气虚有痰也。"此案神气昏倦,起因于劳怒,病机为气虚生痰。

明代江瓘《名医类案·郁》载:"一少妇年十九,因大不如意事,遂致膈满不食,累月羸甚,不能起坐,巳(脾)午(心)间发热面赤,酉(肾)戌(心包)退,夜小便数而点滴,脉沉涩而短小(沉为气滞,涩为血瘀,短小为虚),重取皆有,经水极少。此气不遂而郁于胃口,有瘀血而虚,中宫却因食郁而生痰。"此案羸甚不能起坐,起因于事不如意,病机为痰瘀互阻。

清代王清任《医林改错·通窍活血汤所治症目·男子劳病》载:"初病四肢酸软无力,渐渐肌肉消瘦,饮食减少,面色黄白,咳嗽吐沫,心烦急躁,午后潮热,天亮汗多。延医调治,始而滋阴,继而补阳;补之不效,则云虚不受补,无可无何。可笑著书者,不分别因弱致病,因病致弱,果系伤寒、瘟疫大病后,气血虚弱,因虚弱而病,自当补弱而病可痊。本不弱而生病,因病久致身弱,自当去病,病去而元气自复。查外无表症,内无里症,所见之症,皆是血瘀之症。"此案肢软无力肌消而心烦急躁,病机为瘀血。

综上可知,气血不足、用心劳神、肝郁胆怯、脾肺气虚以及痰饮瘀血,皆始于七情内伤而形于神倦体怠。

● 2. 郁证性疲劳的临床辨识

表 12　郁证性疲劳的临床检查方法一览表

检测方法	主要内容
排除器质性疾病	无器质性疾病,或器质性疾病无法解释疲劳原因
生物信号的疲劳评价	脑电图(EEG)、心率变异率(HRV)、事件相关电位以及生理反应测试等
疲劳状态评测量表	疲劳量表(Fatigue Scale-14,FS-14)
	疲劳严重程度量表(Fatigue Severity Scale,FSS)
	疲劳评定量表(Fatigue Assessment Instrument,FAI)
	疲劳影响量表(Fatigue Impact Scale,FIS)
	疲劳评价量表(Fatigue Assessment Scale,FAS)
	个体力量检查表(The Checklist of Individual Strength,CIS)
	疲劳自评量表(Fatigue Self-Assessment Scale,FSAS)
	生活质量量表(SF-36)
	WHO 生活质量评定量表(WHOQOL)的精力、疲劳分量表
	疲劳日志
精神神经量表	汉密尔顿抑郁量表(HAMD)
	汉密尔顿焦虑量表(HAMA)
	抑郁自评量表(SDS)
	焦虑自评量表(SAS)
	症状自评量表(SCL-90)
	躯体化障碍量表(SSS)

　　表 12 所列各种指标各有特点及优缺点,生物信号的疲劳评价须强调约束条件,难以反映疲劳的主观性质及疲劳的多维性;疲劳状态评测量表如 FS-14、FIS 量表难以有效区分慢性疲劳综合征与抑郁人群的疲劳;FSS 量表对严重疲劳的评定有一定限制;FAI 量表效度资料不足;FAS 量表主要用于评价慢性疲劳综合征;FSAS 量表可用于评定亚健康与各种疾病人群的疲劳类型、程度及干预效果。临床需要选择性或组合运用。

　　郁证性疲劳可分为单纯郁证性疲劳与病郁同存疲劳。

单纯郁证性疲劳者无器质性疾病或疲劳与器质性疾病无关。疲劳多由情志病因引起。疲劳的程度、持续时间易受负性生活事件或心境波动、自身关注度的影响。疲劳具有较明显的情境特异性,如表现为对工作提不起兴趣,在工作状态或某种环境下易感疲劳,而休假、旅行则明显好转。疲劳者多有紧张、抑郁、焦虑、胆怯惊恐、悲伤欲哭等精神心理或情志类临床表现,并多伴有不寐、头晕脑胀、嗜睡、懒言、心悸、胸闷气短、健忘、恍惚、梅核气等自主神经紊乱类躯体症状。疲劳患者多存在由于疲劳而出现的心理后果,包括疲劳时伴有昏昏欲睡、缺乏耐心、做事的欲望下降、集中注意力困难等心理症状,或反复担忧疲劳所带来的疑病过忧等不良影响。

部分郁证性疲劳患者的情志表象或可不甚明显,需要进一步分析评估其心理或人格特质,通常有气郁质体质禀赋可循,亦即"内生性情志刺激病因"的禀赋特质,诸如具有追求完美、多思多虑等性格特征,或平素事务繁杂、劳心较多等,隐性郁证的诊断要点有助于此类患者的诊断。

病郁同存疲劳者兼具器质性疾病与郁证的特点,两者可相互影响(因病致郁与因郁致病)。

3. 郁证性疲劳的治疗

这里主要讨论单纯郁证性疲劳的治疗。至于病郁同存疲劳则需要病郁同治,不复赘述。

(1) **人逢喜事,神爽力倍**:身体疲重,登第而轻。五代刘崇远《金华子杂编》载:"许棠晚年登第。常言于人曰:'往者年渐衰暮,行倦达官门下,身疲且重,上马极难。自喜一第以来,筋骨轻健,揽辔升降,犹愈于少年时。'则知一名能疗身心之疾,真人世孤进之还丹也。"

凡此类,但喜悦抒情,无需治疗。

(2) **情志相胜,不药而愈**:思夫困卧,激怒宽慰而起。清代沈源《奇症汇·心神》载朱丹溪治因思困卧案:"一女许嫁后,夫经商二年不归,因不食困卧如痴,无他病,多向里卧。朱诊之,肝脉弦出寸口,曰:此思想气结也。药难独治,得喜可解。不然令其怒,脾至思过,思则脾气结而不食,怒属肝木,木能克土,怒则气升发而冲开脾气矣。令激之大怒而哭,至三时许,令慰解之,与药一服,即索酒食。朱曰:思气虽解,必得喜则庶不再结,乃诈以夫有书,旦夕且归,后三月,夫果归而愈。"

凡此类,可用情志相胜等非药物方法进行治疗。

(3) 甘麦大枣,食疗怡情:肌削神疲,竟得甘麦霍然。清代王士雄撰、石念祖绎注《王氏医案绎注》载:"朱氏妇素畏药,虽极淡之品,服之即吐。近患晡寒夜热,寝汗咽干,咳嗽胁疼,月余后渐至减餐经少,肌削神疲。孟英诊之,左手弦而数,右部涩且弱。曰:既多悒郁,又善思虑,所谓病发心脾是也。而平昔畏药,岂可强药再戕其胃。以甘草小麦红枣藕四味,令其煮汤频饮勿辍,病者日夜服之。逾旬复诊,脉证大减。孟英曰:"此仲景治脏躁妙剂,吾以红枣易大枣,取其色赤补心,气香悦胃,加藕以舒郁怡情,合之甘麦并能益气养血,润燥缓急,恪守两月,竟得霍然。"

凡此类,枣麦百合桂圆甘怡之汤食疗怡养可也。

(4) 调节情志,兼使药饵:困卧默默,神怡心旷。《辨证录·五郁门(六则)》:"人之郁病,妇女最多,而又苦最不能解,倘有困卧终日,痴痴不语,人以为呆病之将成也,谁知是思想结于心、中气郁而不舒乎?此等之症,欲全恃药饵,本非治法,然不恃药饵,听其自愈,亦非治法也。大约思想郁症,得喜可解,其次使之大怒,则亦可解。"或可服用解郁开结汤(白芍、当归、白芥子、白术、生枣仁、甘草、神曲、陈皮、薄荷、丹皮、玄参、茯神),"十剂而结开,郁亦尽解也","此方即逍遥散之变方,最善解郁。凡郁怒而不甚者,服此方无不心旷神怡"。

凡此类,需要解郁安神药物治疗与情志调摄非药物治疗相结合。

(5) 遣方选药,暗藏养心:以下列示治法方药均出于古籍明言可治七情内伤所致郁证性疲劳者。

表13　郁证性疲劳的治疗原则及其方药举隅

治疗原则	方药举隅
益气养血类	补中益气汤(《医学心悟》),卫主生气汤(《辨证录》:人参、白术、麦冬、北五味、白芍、白芥子、炒枣仁、玄参),益心丹(《辨证录》:人参、当归、麦冬、炒枣仁、天花粉、北五味、远志、神曲、丹砂、菖蒲、菟丝子),归脾汤(《医醇賸义》《医学从众录》),八物汤(《丹溪治法心要》)

续表

治疗原则	方药举隅
养心安神类	紫石英汤(《圣济总录》:紫石英、麦门冬、生干地黄、人参、紫苏、远志、茯神、当归、甘草、防风、赤小豆),菖蒲散(《圣济总录》:菖蒲、人参、生干地黄、远志、白茯苓、山芋、桂),人参远志丸(《圣济总录》:人参、远志、黄芪、酸枣仁、桂、桔梗、丹砂),茯神丸(《圣济总录》:茯神、人参、麦门冬、龙齿、防风、云母粉、犀角、黄芪),安神定志丸(《医便》),定神汤(《辨证录》:人参、茯苓、白术、丹参、远志、生枣仁、丹砂末、柏子仁、巴戟天、黄芪、当归、山药、甘草、白芥子),龙齿安神丹(《辨证录》:人参、麦冬、黄连、柏子仁、龙齿、炒枣仁、甘草、北五味子),补骨脂汤(《医醇賸义》:补骨脂、益智、苁蓉、熟地、当归、人参、茯苓、远志、白芍、丹参、牛膝、大枣、姜),还少丹(《医醇賸义》:山萸肉、山药、远志、牛膝、五味子、茯苓、巴戟、肉苁蓉、熟地、菖蒲、茴香、杜仲、楮实子、枸杞子)
疏利肝胆(祛痰)类	逍遥散加味(《证治准绳》),温胆汤并五饮汤丸(《证治准绳》),十味温胆汤去枳实方(《临症验舌法》:陈皮、半夏、茯苓、枣仁、远志、人参、熟地、竹茹、甘草、生姜、大枣)
补益脾肺/心肺类	一志汤(《医醇賸义》:人参、茯神、白术、甘草、黄芪、益智、远志、柏仁、广皮、木香、大枣、姜),宅中汤(《医醇賸义》:天冬、紫河车、人参、茯神、黄芪、当归、白芍、丹参、柏仁、远志、莲子),附子养荣汤(《临症验舌法》:附子、远志、白芍、归身、五味、熟地、肉桂、茯苓、人参、炙芪、白术、陈皮、炙草、煨姜、大枣)
活血祛瘀类	通窍活血汤(《医林改错》)

由表 13 可知,益气养血、养心安神、疏肝利胆、补益脾肺/心肺以及化痰化瘀都是治疗郁证性疲劳的治疗大法;而且,在诸多方剂频繁运用了人参、茯神、白茯苓、白术、麦冬、北五味、地黄、当归、白芍、炒枣仁、柏子仁、丹参、远志、丹砂、菖蒲、龙齿、云母粉、黄芪、黄连、益智、大枣、炙甘草类具有养心安神作用的药物,在治疗郁证性疲劳中发挥了十分重要的作用。

凡此类,治疗用药毋忘甚或重在养心宁心安神。

(6) 现代中医治疗现状:重视从疏肝解郁、养心安神以及调肝理脾角度辨治郁证性或类似郁证性疲劳。如以柴胡疏肝散合四君子汤辨治运动性疲劳;以补肝宁神汤(山茱萸、黄芪、白芍、山药、茯神、远志、天冬、龙骨、牡蛎、知母)治疗肝气虚型广泛性焦虑症见明显神疲乏力者;以柴胡加龙骨牡蛎汤加减治疗躯体化焦虑抑郁状态见肢体倦怠、肢体疼痛及烦躁等表现者;以解郁合欢汤(合欢花、炒白芍、当归、朱茯苓、柏子仁、炙远志、琥珀粉、淡豆豉、莲子心、肉桂、丹参、石菖蒲、龙骨、牡蛎、珍珠母、酸枣仁、夜交藤、浮小麦、黄连、大枣、炙甘草)联合黛力新治疗以疲乏为主症的中度抑郁症;以无忧汤(人参、当归、竹茹、白芍、酸枣仁)加味治疗抑郁症之神疲乏力者。上述方药具有改善疲劳、缓解各类躯体症状及情绪障碍或降低 HAMD 评分的作用。由此可见,疏肝理气解郁等法的应用已受到一定重视,尤其在抑郁、焦虑等精神障碍因素所致郁证性疲劳中应用较广。有医家强调肝脾同治,或从胆气虚论治心理应激所致疲倦状态,或用补中益气丸合六味地黄丸、血府逐瘀汤等进行治疗。

4. 郁证性疲劳的现代医学证据

疲劳有生理性与病理性、周围性与中枢性、躯体(体力)与心理(精神、脑力)、短期与慢性疲劳以及视疲劳、运动性疲劳、应对疲惫等类型或称谓。其中,心理(精神)疲劳是指长时间紧张或重复单调的工作所造成的心理疲乏感和心理耗竭感,可引起活动能力及效率的减退。脑力疲劳与此类似,主要引起反应能力及学习记忆能力的下降。应对疲惫则是指面对负性生活事件所产生的消极应对方式,表现为主观的疲惫、乏力感。凡精神心理因素导致躯体或心理(精神)疲劳、应对疲惫以及抑郁、焦虑、躯体化障碍等精神障碍导致疲劳,概属郁证性疲劳的范畴。

研究显示,按照躯体症状预测抑郁的价值由大到小进行排列,依次为睡眠障碍(61%)和疲劳(60%),分别位居第一和第二。"虚弱症状"乃是综合医院躯体形式障碍临床症状出现频度的第三位。疲劳与焦虑易感性、缺乏自信、规则束缚、社会适应不良和低活力有关。香港地区门诊抑郁患者最常见的主诉分别是疲乏、疼痛和胃肠道／心血管症状。上海市精神卫生中心抑郁患者最常见的症状为胸闷(58.1%)、心慌(54.8%)和肢体乏力(45.4%)。完美主义倾向、高神经质、个性内倾以及过度担忧者更易感受到心理疲劳。疲劳又可使机体负性情绪增加而加重疲乏。

疲劳机制有能源物质耗竭学说、代谢产物堆积学说、疲劳突变理论、疲劳链(下丘脑－垂体－肾上腺轴激素水平)及脑内神经递质紊乱等多种。长时间工作或认知活动可导致中脑多巴胺能对前有色带环绕皮层投射减少,从而产生心理疲劳。

小剂量选择性 5- 羟色胺再摄取抑制剂(SSRI)或 5- 羟色胺 - 去甲肾上腺素再摄取抑制剂(SNRI)可用于治疗躯体化障碍之疲劳者。认知行为疗法结合暗示疗法也可治疗以全身疲惫为主诉的躯体化障碍患者。与头痛等其他症状相比,抑郁、焦虑、躯体化障碍患者的疲劳状态相对较难纠正,经治后疲劳或与抑郁、焦虑的缓解并不同步。

● 5. 小结

当今社会的特点是,一方面,国民物质生活水平有了很大的提高,极少营养不良,反而多见营养过剩;另一方面,社会竞争激烈,生活节奏紧张,工作压力较大,睡眠时间减少,心境容易不平。在此情况下,疲劳或虚劳真正属于虚证较少,属于郁证者较多。"因时制宜"当需因时代社会变换而制宜,凡临证遇疲劳为主诉者,当注意郁证性疲劳之可能。治疗郁证性疲劳当以疏肝解郁、养心安神为主,辅以语言宽慰以帮助患者调摄情志,切忌一味死补。

❀----主要参考文献

[1] 梁治学,胡燕,何裕民 . 从"罢极之本"诠释肝的主要功能[J]. 中华中医药杂志,2010,25(3):340-342.

[2] 赖秋媛,冯毅翀,赵自明,等 . 运动性疲劳从肝脾相关论治探讨[J]. 新中医,2013,45(3):10-12.

❀----二十一、郁证虚劳论

《黄帝内经》对于虚劳多有阐述,如"脉细、皮寒、气少、泄利前后、饮食不入,此谓五虚(《素问·玉机真脏论》)";"久视伤血,久卧伤气,久坐伤肉,久立伤骨,久行伤筋,是谓五劳所伤"(《素问·宣明五气》);"邪气盛则实,精气夺则虚"(《素问·通评虚实论》);"盛者泻之,虚者补之",以及"劳者温之……损者温之"(《素问·至真要大论》);"形不足者,温之以气;精不足者,补之以味"

（《素问·阴阳应象大论》）。

《难经》论损有五："一损损于皮毛,皮聚而毛落;二损损于血脉,血脉虚少,不能荣于五脏六腑;三损损于肌肉,肌肉消瘦,饮食不能为肌肤;四损损于筋,筋缓不能自收持;五损损于骨,骨痿不能起于床。"

东汉张仲景《金匮要略》系统论述了虚劳的病脉证治,并载桂枝加龙骨牡蛎汤、小建中汤、薯蓣丸、酸枣仁汤等8方。后世医家论述虚劳更详,分类至妇幼蓐劳、疳劳,并有特定病因病机之脱营失精,虚劳因机证治愈趋完善。

虚劳尚有虚、劳、劳伤、劳损、虚怯、虚损等名称,尚含痨瘵、劳瘵、瘵证、骨蒸、劳极、传尸、注等概念。其有以下两个含义:一是指阴血亏甚之虚劳,如清代沈金鳌《杂病源流犀烛·虚损痨瘵源流》载:"五脏之气,有一损伤,积久成痨,甚而为瘵。痨者,劳也,劳困疲惫也。瘵者,败也,羸败凋敝也。"清代姜天叙《风劳臌膈四大证治》载:"劳瘵者,既虚且损,复竭其力,而动于火以成其劳也。虚而未劳,但名不足;虚而且劳,其成瘵成蒸无不至矣。"二是指传染性虚劳疾病,如明代虞抟《医学正传》认为,"侍奉亲密之人或同气连枝之属,熏陶日久,受其恶气,多遭传染……传注酷虐……初起于一人不谨,而后传注数十百人,甚而至于灭门灭族者","虽然,未有不由气体虚弱,劳伤心肾而得之者"。本文所论虚劳不含由传染病引起者。

虚劳为病证名,与作为八纲辨证内容之一的虚证概念自是不同。虚证是指病证的属性;虚劳属于虚证范畴,然虚证未必即是虚劳病。

虚劳是对以脏腑气血阴阳不足为主要病机的慢性虚衰性病证的总称,可由先天禀赋体质薄弱以及后天饮食起居失调、劳倦过度、情志失调、大病久病、失治误治所致。其中由七情五志所致虚劳者,看似虚劳,实是郁证之变形,谓之郁证性虚劳。

1. 五志伤心抑郁成劳损

明代汪绮石《理虚元鉴·虚症有六因》认为七情所伤乃是虚劳主要的后天性原因之一:"因后天者,不外酒色、劳倦、七情、饮食所伤。或色欲伤肾而肾不强固,或劳神伤心而心神耗惫,或郁怒伤肝而肝弱不复调和,或忧愁伤肺而肺弱不复肃清,或思虑伤脾而脾弱不复健运。"其在《理虚元鉴·知节》中进一步指出："虚劳之人，其性情多有偏重之处，每不能撙节其精神。"

明代张景岳《景岳全书·杂证谟·虚损·论虚损病源》认为，虚劳乃悲忧伤肺、喜伤心肺、思伤脾、淫欲邪思伤肾、恐伤肾、怒伤肝、惊伤肝胆、色欲过度致劳损，以及劳倦罔顾致劳损、少年纵酒致劳损、疾病误治失于调理致虚损，强调情志所致虚劳以心为本。"凡劳伤虚损，五脏各有所主，而惟心脏最多，且心为君主之官，一身生气所系，最不可伤，而人多忽而不知也……第其潜消暗烁于冥冥之中，人所不觉，而不知五脏之伤，惟心为本。"

清代吴澄提出"抑郁成劳损"的精辟观点，其在《不居集·各名家治虚损法》中提出辨虚劳首先应了解导致虚劳病因之"三纲"、辨明虚劳证候之"五常"。"三纲者，房劳伤，思郁伤，药伤"。明确将"思郁伤"作为虚劳的三大病因之一。其在《不居集·郁论》中详细解释了劳心抑郁成损的观点："盖情志拂抑，无不关于心，郁者心病也。童男、室女、师尼、寡妇，所欲不得，或先富后贫，先贵后贱，名利场中荣辱所关，或衣食牵累，利害切身，因而抑郁成劳损者，不知凡几，皆心之郁以致之也。"其在《不居集·虚劳虚损虚怯痨瘵辨症》中认为虚劳乃劳心致虚之谓："劳者劳倦内伤，妄劳心力谓之劳；虚者精神不足，气血空虚谓之虚。"

2. 五劳七伤多为情志病

隋代巢元方《诸病源候论·虚劳病诸候》对于虚劳有五劳、六极、七伤之论。五劳指志劳、思劳、心劳、忧劳、疲劳；六极指气极、血极、筋极、骨极、肌极、精极；七伤指大饱伤脾、大怒逆气伤肝、强力举重及久坐湿地伤肾、形寒寒饮伤肺、忧愁思虑伤心、风雨寒暑伤形、大恐惧不节伤志。不难看出，五劳七伤绝大多数由情志因素引起。

宋代《圣济总录·虚劳门》认为五劳为五志感伤五脏、七伤皆为七情内伤、六极则为五志七情伤及机体的结果："虚劳之病，感五脏则为五劳，因七情则为七伤，劳伤之甚，身体疲极，则为六极。"

宋代陈言《三因极一病证方论·五劳证治》对于五志感伤五脏有明确阐述："五劳者，皆用意施为，过伤五脏，使五神不宁而为病，故曰五劳。以其尽力谋虑则肝劳，曲运神机则心劳，意外致思则脾劳，预事而忧则肺劳，矜持志节则肾劳。是皆不量禀赋,临事过差,遂伤五脏。"

综上所述,喜怒情志失节与饮食劳倦一样可以导致虚劳,甚至是更为重要的病因。诚如宋代杨士瀛《仁斋直指方·虚劳》所云:"蒙庄有言,精太用则竭,神太劳则惫,借是可以论病矣。夫人所以根本此性命者,气与血也。若男若女,气血均有,独不能保而有之,终日役役,神倦力疲,饥饱越常,喜怒失节,形寒饮冷,纵欲恣情,遂使五脏气血俱虚,此五劳之所从始也,六极七伤类焉。"说明五志七情伤及五脏,可导致出现气血精亏虚、筋骨肌力削弱而终成虚劳。

● 3. 脱营失精乃失志之果

脱营、失精是古代虚劳病的重要概念。《杂病源流犀烛·内伤外感源流》载:"脱营失精,失志病也。经曰:尝贵后贱,名曰脱营。尝富后贫,名曰失精。虽不中邪,病从内生,身体日减,气虚无精,病深无气,洒洒然时惊,病深者,以其外耗于卫,内夺于荣。注云:血为忧煎,气随悲灭,故外耗于卫,内夺于荣也。盖人如愤恨必伤肝,思虑必伤脾,悲哀必伤肺。若后贫后贱之人,忧愁思虑,愤恨悲哀,无一不有,故内伤脏腑,伤则各经火动,并伤元气,日渐日深,病发则饮食无味,神倦肌瘦也,治之可不察其由哉。"意谓脱营为先贵后贱,失精为先富后贫,虽无外邪所中,际遇改变致使忧愁思虑愤恨悲哀百感交集,精神日减,直至神倦肌瘦而成虚劳。

清代喻昌《医门法律·虚劳门》载:"尝富后贫,名曰脱荣。尝贵后贱,名曰失精。脱荣失精,非病关格,即病虚劳,宜以渐治其气之结,血之凝,乃至流动充满,成功计日可也。医不知此,用补用清,总不合法,身轻骨瘦,精神其能久居乎?"意谓治疗脱荣失精,不可被其貌似虚劳的表象所迷惑而一味进补,应调畅气机使气血流动。

《杂病源流犀烛》以尝贵后贱为脱营、尝富后贫为失精,而《医门法律》则相反。其实脱荣、失精其义类同,都是人生际遇落魄,闷闷不乐,郁郁寡欢,终致耗卫夺荣、气虚无精、神倦肌瘦而致虚劳。脱荣、失精与其说是虚劳,毋宁说是郁证。

青少年本值生长发育期,但也是始感七情六欲动心之期,也可因情志不遂而致虚劳。宋代陈自明《妇人大全良方·调经门》载:"世有室女、童男,积想在心,思虑过当,多致劳损",可出现包括神散、经闭、不嗜食、嗽、四肢干、鬓发焦、筋痿等症状。"此一种于劳中最难治。盖病起于五脏之中,无有已期,药力不可及也。若或自能改易心志,用药扶接,如此则可得九死一生"。

清代顾靖远《顾松园医镜·虚劳》指出,除童子室女外,鳏寡僧尼也易因情志不遂而病虚劳。其云:"虚劳之因,因于酒色者最多,其因于忧愁思虑,抑郁多怒者,复亦不少。所以童子、室女不生欢笑,及鳏寡僧尼易犯此病者,谓非针药之可治,必须消遣情怀,随遇皆安,然后疗治,庶能愈病。"

以上喻昌、陈自明、顾靖远都强调治疗此等因情志因素而致虚劳者,当改易心志、消遣情怀,不可徒持药饵;即便用药,当以调畅气机为主。有关论述淋漓尽致地将郁证性虚劳的证治特征刻画无遗。

● 4.郁证性虚劳的临床特征

(1)气血阴阳亏虚:虚劳不外乎脏腑阴虚、阳虚、气虚、血虚四端,郁证性虚劳也不例外。

《景岳全书·杂证谟·虚损》认为虚劳之阳虚阴虚皆可得之于情志因素:"盖阳虚之候,多得之愁忧思虑以伤神,或劳役不节以伤力,或色欲过度而气随精去,或素禀元阳不足而寒凉致伤等,病皆阳气受损之所由也……阴虚者多热,以水不济火而阴虚生热也。此病多得于酒色嗜欲,或愤怒邪思,流荡狂劳,以动五脏之火,而先天元阴不足者,尤多此病。"同时认为虚劳之气结气虚亦可得之于情志因素:"思则心有所存,神有所归,正气留而不行,故气结矣……盖怒盛伤肝,肝气实也;悲哀伤肝,肝气虚也。但实不终实,而虚则终虚耳,虚而罔顾,则必至劳损。"

清代吴澄《不居集·吴师朗治虚损法》在论及虚劳之气血亏虚时,也认为其可得之于情志因素:"心力俱劳之人,必气血俱伤。"

从某种意义上来说,郁证性虚劳气血阴阳亏虚为"假象",非真由脏腑元精衰竭所致。这可从古代有关治疗方药(以药测证)倒推可知(详见下文之"郁证性虚劳的治疗举隅""郁证性虚劳的情志调摄")。

(2)症状纷繁复杂:虚劳除"六极"外,还有其他临床表现。明代戴思恭《秘传证治要诀及类方·虚损门》列举相关症状计有:"五劳者,五脏之劳也。皆因不量才力,勉强运为,忧思过度,嗜饮无节,或病失调理,将积久成劳。其病头旋眼晕,身疼脚弱,心怯气短,自汗盗汗,或发寒热,或五心常热,或往来潮热,或骨蒸作热,夜多恶梦,昼少精神,耳内蝉鸣,口苦无味,饮食减少,此皆劳伤之证。"从中不难看出,与大病久病、失治误治的非郁证性虚劳不同,郁证性虚劳具有多样性、广泛性等一般郁证的特征,这些纷繁复杂的临床表现涉及躯体症状和/或精神心理类情志症状。

(3) 具有显性或隐性郁证特点:郁证性虚劳如有可查询的情志因素致病过程及其临床表现,则不难识别其为显性郁证;如果未见显性郁证特点,当注意其是否为隐性郁证。

实际上,上述涉及多脏腑、多系统广泛而多样、纷繁而复杂的症状表现,即是隐性郁证的临床特征。例如,包括戴思恭所列举之眩晕、身疼、心怯气短、自汗盗汗、寒热、耳鸣、口苦、饮食减少等症状,几乎都可以是隐性郁证的表现。诊断时需要着眼于是否有不量才力、勉强运为、忧思过度等情志因素致病过程。

清代陈士铎是意识到窥破隐性郁证至难的学者之一,其在《辨证录》著作中一再使用"人以为……,谁知是……"的句型来警示避免郁证的漏诊。如《辨证录·虚损门》论思虑劳心太过及易怒导致虚劳时谓:"人有用心太过,思虑终宵,以至精神恍惚,语言倦怠,忽忽若有所失,腰脚沉重,肢体困惫,人以为怯症之成也,谁知是劳心以至伤神乎……人有终日劳心,经营思虑,以致心火沸腾,先则夜梦不安,久则惊悸健忘,形神憔悴,血不华色,人以为心气之弱也,谁知是心血之亏乎……人有易于动怒,虽细微饮食,琐碎居处,家人父子之间,无不以盛气加之,往往两胁满闷,其气不平,遂致头疼面热,胸膈胀痛。人以为肝气之盛,谁知是肝血之损乎。"心血亏、肝血损看似一般虚证,其实都是郁证之果。

● 5. 郁证性虚劳的治疗举隅

调补脏腑阴阳气血乃是治疗虚劳的常用原则。金元以前比较重视补阳、补气,自丹溪之后开始重视补阴、补精血,郁证性虚劳也不例外。但郁证性虚劳在补益的同时当着眼于郁证的选方用药,应更加重视从心肝脾肾着手进行调理,尤其重视应用疏肝理气解郁、补益心气、温通心阳、养心安神定志、健脾养心、交通心肾等法,甚至需要化痰化瘀。

《三因极一病证方论·五劳证治》以定心汤（茯苓、桂心、甘草、白芍、干姜、远志、人参）"治心劳虚寒，惊悸，恍惚多忘，梦寐惊魇，神志不定"。

《医学入门·内伤》以内服交感丹（茯神、香附）、外用香盐散（香附、青盐）治疗"郁甚矣脱营"；对于"脱营郁结在脾者"，以温胆汤或二陈汤加人参、白术、红花，痰火甚者以痰药吐下之后，再用越鞠丸调理。

《辨证录·虚损门》以定神汤（人参、茯苓、白术、丹参、远志、生酸枣仁、丹砂末、柏子仁、巴戟天、黄芪、当归、山药、甘草、白芥子）或龙齿安神丹（人参、麦冬、黄连、柏子仁、龙齿、炒酸枣仁、甘草、五味子）治疗用心太过、思虑终宵所致的虚损，强调"治法必急救其心，而救心必以安神为主"；以卫主生气汤（人参、白术、麦冬、五味子、白芍、白芥子、炒酸枣仁、玄参）或益心丹（人参、当归、麦冬、炒酸枣仁、天花粉、五味子、远志、神曲、丹砂、菖蒲、菟丝子）治疗终日劳心、经营思虑所致的虚损；以逍遥散、加减生熟二地汤（生地黄、熟地黄、白芍、麦冬、山茱萸、五味子、栀子、甘草）治疗易于动怒肝血不足之虚损。

《不居集·郁论》以补心丸合归脾汤治疗诸虚："心气一郁，而百病相因皆郁，宜用赵敬斋补心丸，并归脾汤……归脾者，治劳伤心脾之圣药也。"

《杂病源流犀烛·内伤外感源流》以加减镇心丹（天冬、黄芪、熟地黄、酒当归身、麦冬、生地黄、山药、茯神、五味子、远志肉、人参、朱砂）、升阳顺气汤（黄芪、人参、半夏、神曲、当归、草蔻仁、陈皮、牡丹皮、升麻、柴胡、黄柏、炙草、生姜）治疗脱营失精。

清代顾锡《银海指南·虚劳兼目疾论》载："医思郁伤者，治以逍遥归脾为主。"

清代洪缉庵《虚损启微》以逍遥饮（当归、芍药、熟地黄、酸枣仁、茯神、远志、陈皮、炙甘草）"治妇人思郁过度，致伤心脾，冲任之源，血气日枯，渐至经脉不调者"。

通过对48位金元至近代医家虚劳验案的诊治规律进行分析，发现从失意久郁、劳心太过辨治者占24%。在《中藏经》《千金方》《外台秘要》等25部中医古籍治疗虚劳的单方中，理气药占16%，安神宁志药占14%，虚劳的郁证属性可见一斑。

当代中医亦有不少从郁论治（郁证性）虚劳的临床实践，如以逍遥散、丹栀逍遥散、朱砂安神丸、天王补心丹、桂枝加龙骨牡蛎汤、自拟解郁汤等加减治疗。甚至已有学者同笔者一样认识到了七情五志为虚劳重要的病因病机之一，强调辨治虚劳需重视肝主疏泄功能。虚劳与抑郁症存在一定的相关性。

6. 郁证性虚劳的情志调摄

郁证性虚劳根在七情五志，治疗不能单靠药物。古代医家十分重视情志调摄对防治郁证性虚劳的重要性，认为"用补用清，总不合法"（《医门法律·虚劳门》）；"药力不可及也。若或自能改易心志，用药扶接，如此则可得九死一生"（《妇人大全良方·调经门》）；"非针药之可治，必须消遣情怀，随遇皆安，然后疗治，庶能愈病"（《顾松园医镜·虚劳》）。

《中藏经·劳伤论》指出了虚劳养生调摄的要点："调神气，慎酒色，节起居，省思虑，薄滋味者，长生之大端也。"

《景岳全书·杂证谟·虚损·论虚损病源》认为患者的价值观为防治虚劳的关键："凡值此者，速宜舒情知命，力挽先天。要知人生在世，喜一日则得一日，忧一日则失一日。但使灵明常醒，尚何尘魔敢犯哉！及其既病，而用参、芪、归、术、益气汤之类，亦不过后天之末着耳，知者当知所先也。"

《不居集》是一部对虚劳因机证治有重要阐述的著作。《不居集·虚损禁忌》提出防治虚劳主要在于调摄情志："调息寡言，肺金自全。动静以敬，心火自定。宠辱不惊，肝木以宁。恬然无欲，肾水自足。又曰：心牵于事，火动于中，有动于心，必摇其精。心调则息自调，心静久则息自定，息机以养心，死心以养气。此调病之无上一乘也。"其提出虚损（劳）者应戒房室、戒利欲、戒恼怒、戒多言、戒肥浓、戒风寒，具体调摄方法包括却妄、远色、贵达、调息、除烦、节食、酌饮、慎劳、惩忿、守口、防感、去疑、破拘、寡交、自贵、能断，认为做到以上远胜于服药。《不居集·虚损戒》还举例说明："曾有友人虚怯羸弱不堪，参附服过数十斤，终无益处。后静坐调息不语，如是三年，精神倍加，体气健忘胜前。此寡言语之验也。"

《理虚元鉴》也是对虚劳因机证治有重要阐述的著作。《理虚元鉴·知节》认为宜根据患者的性情特点进行有针对性的情志调摄："虚劳之人，其性情多有偏重之处，每不能撙节其精神。故须各就性情所失以，宜节忿怒以养肝；在躁而不静者，宜节辛勤以养力；在琐屑而不坦夷者，宜节思虑以养心；在慈悲而不解脱者,宜节悲哀以养肺。此六种,皆五志七情之病,非药石所能疗,亦非眷属所可解,必病者生死切心,自讼自克,自悟自解,然后医者得以尽其长,眷属得以尽其力也。"《理虚元鉴·二守》进一步指出:"二守者,一服药,二摄养。二者所宜守之久而勿失也。……起于色者节欲,起于气者慎怒,起于文艺者抛书,起于劳倦者安逸,起于忧思者遣怀,起于悲哀者达观,如是方得除根。"

《医述·杂证汇参·虚劳》认为在调摄情志的基础上可配合服药以医养结合:"劳于力作者,当逸之以安闲,而甘其饮食,和其气血;劳于思虑者,当屏思却虑,药之以养心;劳于房帏者,当远房帏,滋肾水,尤当照顾脾土。"《不居集·各名家治虚损法》强调在郁证初起时即应及早疏肝养心,以防虚劳之成:"思郁伤者,是神气受困,七情之火,交煎真阴,不久告匮,岂药石之所能疗哉?惟早适其志为第一义。此病起于肾,关于心,而迫伤肝及脾,再交水火,谓之七情……在初起真阴未耗时,急宜调治。如地黄丸、逍遥散、归脾汤之类。"

综上所述,情志调摄、医养结合对防治虚劳具有如此重要的意义,若非郁证性虚劳更复何指哉!

7. 小结

现代中医倾向于将诸如再生障碍性贫血、晚期恶性肿瘤等慢性消耗性疾病归属于虚劳范畴,却严重忽视并丢弃了古代中医有关郁证性虚劳因机证治的宝贵精华。

郁证性虚劳是指七情五志所引起的虚损性病证,相当于现代医学之与精神心理因素密切相关的亚健康、慢性疲劳综合征,以及表现为虚劳特点的抑郁症、焦虑症等神经症。只有明了郁证性虚劳的因机证治,才能懂得治疗除补益外尚需解郁安神怡情,更需非药物调摄性情。

主要参考文献

[1] 徐云生. 虚劳病不同于虚证——试论虚劳病的病因病机与治疗[J]. 江苏中医药, 2006, 27(1):18-19.

[2] 包祖晓, 田青, 陈宝君, 等. 抑郁症与中医虚劳病相关性的探讨[J]. 中医药学报, 2010, 38(1):44-46.

二十二、郁证消瘦论

如同临床会遇到求瘦身者一样,也会遇到求胖者。消瘦有生理性与病理性之分,前者多为素来消瘦且基本健康,往往是体质禀赋使然,大多终身瘦而不胖,部分人到中年或怀孕生育以后自能逐渐发福;后者往往是在一段时期里体重明显下降,如果并无任何器质性疾病可以解释,要警惕郁证性消瘦的可能性。所谓郁证性消瘦,主要就是因七情不遂所引起的消瘦。

1. 郁证性消瘦的病因病机

(1) 衣带渐宽为相思,悲惋离愁令人瘦:众所周知,相思可令人瘦,有宋词为证。一位是李清照的《醉花阴》:"薄雾浓云愁永昼,瑞脑销金兽。佳节又重阳,玉枕纱厨,半夜凉初透。东篱把酒黄昏后,有暗香盈袖。莫道不销魂,帘卷西风,人比黄花瘦。"抒发的是重阳佳节思念丈夫的凄苦心情,人比黄花还瘦。另一位是柳永的《蝶恋花·伫倚危楼风细细》:"伫倚危楼风细细,望极春愁,黯黯生天际。草色烟光残照里,无言谁会凭阑意。拟把疏狂图一醉,对酒当歌,强乐还无味。衣带渐宽终不悔。为伊消得人憔悴。"表达了对恋情的执着,甘愿为思念伊人而日渐憔悴消瘦,终致衣带渐宽。古代医家认识到相思消瘦对健康的危害,明代徐春甫《古今医统大全·养生余录》载:"人害相思也,与一女人情密,勿经别离,念念不舍,失寝忘餐,便觉形容瘦悴,不偿所愿,竟为沉。"

一般相思消瘦无需治疗;相思过甚旷日持久,则不仅消瘦,还可产生种种不适甚或抱病卧床。清代陈士铎《辨证录》谓相思成病:"人有花前月下两相盟誓,或阻于势而不能合,或尽于缘而不能逢,遂思结于心中,魂驰于梦寐,渐而茶饭懒吞,语言无绪,悠悠忽忽,终日思眠,面色憔悴,精神沮丧,因而畏寒畏热,骨中似疼非疼,腹内如馁非馁,日渐瘦悴,人以为痨病之已成也,谁知是相思之恶症乎。"相思恶症先则思伤心郁伤肝,继则损及脾胃,陈士铎认为需要治疗:"夫相思之症,原不必治,遇情人而郁开矣。然而情人何易急得,医道岂竟无他治哉。大约相思之病,先伤于心,后伤于肝,久则伤于脾胃,欲治相思之症,宜统心、肝、脾、胃四经治之,治此四经,多有得生者。……大伤心之病,本不可治,如何相思之伤心犹为可救? 盖思其人而不得,必动肝火,火动生心,其实一线之延,正藉此肝木之火以生心也。用平肝解郁之品,佐之补心安神之味,益之开胃健脾之药,则肝气一舒,心火自发,不必去生脾胃之土,而相思病可逐渐而衰也。倘更加人事之挽回,何病之不可愈哉。"

相思令人瘦且病,因事悲惋离愁悒郁等七情不遂何尝不能令人瘦且病哉! 如金元朱丹溪《丹溪手镜》载:"忧膈者,胸中气结,津液不通,饮食不下,羸瘦短气。"

清代医家叶天士《临证指南医案》中有数案讨论悒郁形瘦的证治:"病起经阻,形容日瘦,嘈杂刻饥,心腹常热,此乃悲惋离愁,内损而成劳,阴脏受伤,阳脉不流,难治之症,必得怡悦情怀,经来可挽,但通经败血,断不可用。""食入不运,脘中痞胀,病由悒郁,经年不愈,视色黄而形瘦,按脉小而涩,喜凉饮,恶热,大便未经通调,九窍不和,皆胃病矣。"朱时进《一见能医》也指出:"寡妇独阴无阳,多有抑郁之症,故血益日消,气益日盛,阴阳交争,乍寒乍热,食减形瘦,诸病蜂起。"

由上可知,七情不遂可致消瘦并伴种种病证,相思不过是其中一种特殊类型罢了。

(2) 思虑伤心耗营血,脾肝肾肺皆受损:明代龚廷贤《寿世保元》载:"盖忧愁思虑则伤心,心伤则血逆竭,血逆竭则神色先散,而月水先闭也。火既受病,不能荣养其子,故不嗜食,肌肉瘦削。"说明忧愁思虑可伤心而致消瘦不食、闭经虚劳。宋代《太平圣惠方》从紫石英散的主治适应证角度说明悲恐可致心虚惊悸及羸瘦:"紫石英散(药物组成见 3. 郁证性消瘦的治疗)治疗心气虚,苦悲恐惊悸,恍惚谬忘,心中烦闷,面目或赤或黄,羸瘦。"

明代张景岳《景岳全书·杂证谟·郁证》载:"若生儒塞厄,思结枯肠,及任劳任怨,心脾受伤,以致怔忡健忘,倦怠食少,渐至消瘦,或为膈噎呕吐者,宜寿脾煎,或七福饮。"明确指出思虑郁证心脾受伤可致消瘦及一系列病证。

心主血行血,脾生血统血,思虑伤及心脾而消瘦的机理盖因营血暗耗所致。《临证指南医案》所载足资证明:"某男子胃痛已久,间发风疹,此非客气外感,由乎情怀郁勃,气血少于流畅,夫思虑郁结,心脾营血暗伤,年前主归脾一法,原有成效,今食减形瘦,当培中土,而理营辅之,异功加归芍,用南枣肉汤泛丸。"

明代薛铠《保婴撮要·虚羸》载消瘦有心火不能资生脾土者:"治验一小儿十三岁,面赤惊悸发热,形体羸瘦,不时面白,嗳气下气,时常停食,服保和丸及清热等药。余曰:面赤惊悸,心神怯也;面白嗳气,心火虚也;大便下气,脾气虚也。此皆禀心火虚,不能生脾土之危症,前药在所当禁者。不信,又服枳术丸、镇惊等药,而诸症益甚,大便频数,小腹重坠,脱肛痰涎,饮食日少,余先用六君子汤为主,佐以补心丸,月余饮食少进,痰涎少止,又用补中益气汤送四神而愈。"可见小儿亦可有郁证消瘦。

思虑伤及心脾多兼肝郁。《丁甘仁医案·内伤杂病案》载:"恙由抑郁起见,情志不适,气阻血瘀,土受土克,胃乏生化,无血以下注冲任,经闭一载,纳少形瘦……经所谓二阳之病发心脾,有不得隐曲,女子不月,其传为风消,再传为息贲,若加气促,则不治矣。姑拟逍遥合归脾、大黄䗪虫丸,复方图治。"不得隐曲之二阳心脾病多兼肝气郁结,故可治以归脾汤合逍遥散。

心肾不交也是情志内伤导致消瘦的病机之一。明代楼英《医学纲目·闭癃遗溺》引《本事方》卫真汤(人参、当归、青皮、丁香、川牛膝、生地黄、白茯苓、木香、肉豆蔻、熟地黄、山药、金钗石斛)"主治丈夫、妇人元气衰惫,荣卫怯弱,真阳不固,三焦不和,上盛下虚,夜梦鬼交,觉来盗汗,面无精光,唇口舌燥,耳内蝉鸣,腰痛背倦,心气虚乏,精神不宁,惊悸健忘,饮食无味,日渐瘦悴,外肾湿痒,夜多小便,腰重冷痛,牵引小腹,足膝缓弱,行步艰难"。从其所罗列适应证来看,"日渐瘦悴"可伴有心肾不交的病机证候及其临床表现。

思虑伤及心脾还可进一步影响其他脏腑功能导致消瘦。《辨证录》认为可有脾肾亏虚:"人有终日思虑忧愁,致面黄体瘦,感冒风邪,人以为外感之病,谁知是内伤于脾肾乎。"杨云峰《临症验舌法》认为可有脾肺受损:"劳役过度,饥饱失时,思虑太甚,郁结尤多,以致脾肺气虚,荣血不足,畏寒发热,食少无味,四肢无力,懒动怠惰,嗜卧身倦,饥瘦色枯,气短惊悸,怔忡健忘而少寐。"怀远于《古今医彻》认为可有脾肺肾肝同时受损:"瘦人多血虚,血虚则有火。苟忧愁太过,犹树之枝枯而叶萎,则无以滋养矣。治之须培益真阴,佐以开郁,后补其气可也。盖脾肺肾肝,既有阴阳气血之殊,自应分酌而治。"

(3) 悒郁伤肝脂肉消,木克脾胃肢形凋:肝气郁结固然是导致消瘦的主要病因病机。消瘦肉脱常伴食少不知味;脾主肌肉,胃主受纳,看似责在脾胃,实乃因肝郁克犯中土所致,清代医家对个中机理论述颇详。

林珮琴《类证治裁·肝气肝火肝风论治》持忧思菀结损动肝脾论:"神伤思虑则肉脱,意伤忧愁则肢废。高年忧思菀结,损动肝脾,右胁气痛,攻胸引背,不能平卧,气粗液夺,食少便难。由肝胃不和,腑不司降,耳鸣肢麻,体瘦脉弦,风动阳升,脂肉消铄,有晕仆之惧。"

《临证指南医案》持肝胆相火犯胃论:"色苍形瘦,木火体质,身心过动,皆主火化,夫吐痰冲气,乃肝胆相火犯胃过膈纳食自少,阳明已虚,需解郁和中,两调肝胃,节劳戒怒,使内风勿动为上。"又云:"悒郁动肝致病,久则延及脾胃,中伤不纳,不知味,火风变动,气横为痛为胀,疏泄失职,便秘忽泻,情志之郁,药难霍然,数年久病,而兼形瘦液枯,若再香燥劫夺,必变格拒中满。"又强调:"烦动嗔怒,都令肝气易逆,干呕味酸,木犯胃土,风木动,乃晨泄食少,形瘦脉虚,先议安胃和肝。"

《辨证录》持木克脾胃论:"人有遭遇坎坷,或功名蹭蹬,或柴米忧愁,以致郁结,胸怀两胁胀闷,饮食日减,颜色沮丧,渐渐肢瘦形凋,畏寒畏热,人以为因愁而成瘵也,谁知是肝气不宣,木克脾胃乎。"

● 2. 郁证性消瘦的临床特征

郁证性消瘦一般具有如下临床特征。

(1) **消瘦的样式**:在一段有限或并非十分漫长的时期内,体重进行性地逐渐减轻;或在较短的时期内,体重明显减轻。体重减轻需排除恶性肿瘤、慢性消耗性疾病、内分泌系统疾病等所有可以引起进行性消瘦的器质性疾病。

(2) **情志因素致病特点**:具有七情不遂或劳心太过的情志致病因素,其特点为持续性思虑或操劳太过,长期心结不解、心事重重、担心担忧、精神压抑郁闷或思想负担较大。部分患者乍看似乎并无显现在外的所谓"外感性情志病因"可觉可查,但通过精神心理分析往往可以察觉其具有"内生性情志病因",即具有郁证性心理和人格特质的禀赋,如因事多思多虑、心事纷扰难禁、爱钻牛角尖等,具有郁证的四诊特点。

情志不遂与消瘦开始发生的时间大抵具有同步性或先后关系。

（3）**临床表现特点**：一是可伴有诸如神情默默、心烦易怒、悲伤欲哭、太息不乐、躁怒不常、懊侬烦扰、沮丧抑郁、忧思不宁等精神心理类临床表现。二是可伴有繁杂多样的躯体症状，诸如郁证性神疲乏力、不寐、多寐、心悸怔忡、胸闷气短、健忘、眩晕、不定疼痛、肢体麻木、畏寒发热、纳呆、痞满、胃痛、嗳气、吞酸、呕恶、嘈杂、便秘、泄泻、阳痿、经乱闭经、乳癖以及虚劳等病证（症）。这些病证（症）如同消瘦一样，通常多是隐性郁证或广义郁证的常见临床表现，具有功能性、多样性、广泛性、复发性、怪异性而涉及多脏腑、多系统的特点。相当于现代医学的躯体形式障碍、医学难以解释的症状（medically unexplained symptoms，MUS）及自主神经功能失调之类的临床表现。

（4）**郁证性消瘦与郁证性虚劳的鉴别**：两者密切相关但并不尽然一致。郁证性虚劳日久或有某种程度的消瘦，但未必有明显的、进行性的体重减轻；但当郁证性虚劳以消瘦为突出表现时，可等同于郁证性消瘦。郁证性消瘦可兼见郁证性虚劳的临床特点，但以消瘦为主而非虚劳为主。两者在病机证候以及治疗方药上多有类似之处，除了从郁论治的共同点以外，郁证性虚劳主要在于调补脏腑气血阴阳，郁证性消瘦常需侧重调理脾胃后天之本。

对从郁论治方药有效者，多为郁证性消瘦。

3. 郁证性消瘦的治疗

治疗郁证性消瘦应掌握以下四个主要原则。

第一，从郁论治。这是由郁证性消瘦的病因病机本质所决定的。例如针对心脾气血两亏的证候，宜健脾益气、养心安神，代表方如归脾汤、寿脾散、七福饮等；针对心气不足、心神不宁的证候，宜养心安神定志，代表方如安神定志丸、酸枣仁汤、补心丸、补心丹、紫石英散（紫石英、桂心、白茯苓、人参、白术、黄芪、熟干地黄、甘草、麦门冬）、甘麦大枣汤等；针对肝气郁结及化火的证候，宜疏肝解郁泻火，代表方如逍遥散、柴胡疏肝散、柴胡抑肝汤、龙胆泻肝汤等；针对心肾不交的证候，宜交通心肾，代表方如交泰丸、黄连阿胶汤等。由于痰湿瘀血亦可为郁证的病因病机，故化痰祛湿方如温胆汤、越鞠丸、四七汤，活血化瘀方如四物汤、桃红四物汤、诸逐瘀汤等均可择机运用。郁证性消瘦多伴不寐，通过从郁论治改善其睡眠质量也是关键所在。

第二,重视调理脾胃和/或补益脾肾。郁证性消瘦常伴饮食减少,通过调理脾胃可旺其胃纳;脾为后天之本,气血生化之源,化源充足自能灌溉四肢百骸。肾为先天之本,元精元气所处,补肾益精则元气充足,元气充足则体能向上。因此在从郁论治的同时,常需辅以调理脾胃或补益肾中精气阴阳,滋养躯体,强其体质。兼有郁证性虚劳的临床特点时,应参照郁证性虚劳的治法。

第三,坚持长期治疗。治疗郁证性消瘦非短时间内可以见功,宜坚持长期治疗以缓缓图之。

第四,医养结合,调摄情志。七情内伤所致郁证,难以全凭药力纠正,应重视非药物情志疗法,通过心理咨询等方法帮助患者调摄情志以解除心理情结。这对治疗郁证性消瘦至关重要。古代医家在这方面的临床实践经验足资垂范。

例如,明代江瓘《名医类案》载王中阳治一妇,因疑其夫有外奸,失心狂惑昼夜,终是意不快,月余不进饮食,瘦损羸劣闭经。投滚痰丸后虽饮食起坐如常,虑其复作,王阴令一人于其前对傍人曰:可怜某妇人中暑暴死。患者闻听忻然有喜色,由是遂痊,经水有重通之象,再予服增损四物汤,半月痊安。这类郁证性消瘦案情在临床仍可遭遇,但今日运用此类情志相胜法却需加注意,运用不当有造成医患纠纷之虞。

不仅成年人,老幼皆可因郁而瘦、郁去而安。《临证指南医案·燥》载:“老人舌腐,肉消肌枯,心事繁冗,阳气过动,致五液皆涸而为燥,冬月无妨,夏月深处林壑,心境凝然,可以延年。”强调恬惔虚无或可滋液丰年。清代赵宏恩《江南通志》载:“薛东明治王生子,周岁,忽不乳食,肌肉消尽,医疑为疳。薛曰:此相思症也。众皆嗤笑之。薛命取平时玩弄之物,悉陈于前,有小木鱼儿,一见遂笑,疾遂已。”可见婴幼儿亦有此郁证性消瘦并可通过调摄情志而痊。

4. 郁证性消瘦的现代医学支持

郁证性消瘦可见于现代医学抑郁症、神经性厌食症等精神类疾病及精神心理因素相关的功能性消化不良(functional dyspepsia,FD)、肠易激综合征(irritable bowel syndrome,IBS)等功能性胃肠病(functional gastrointestinal disorder,FGIDs)。

食欲下降或明显消瘦是美国《精神障碍诊断和统计手册(第四版)》(DSM-

Ⅳ)抑郁症的诊断标准之一,在国际普遍采用的《疾病和有关健康问题的国际统计分类(第 10 次修订本)》(ICD-10/F32)诊断标准中亦有说明。汉密尔顿抑郁量表及抑郁自评量表中亦均有体重减轻的评分项。

抑郁症患者下丘脑 - 垂体 - 肾上腺轴(hypothalamic-pituitary-adrenal axis, HPA)功能亢进,促肾上腺皮质激素释放激素、促肾上腺皮质激素、皮质醇分泌增强,致使食欲减退。HPA 轴亢进还可抑制 5- 羟色胺合成,引起褪黑素分泌下降而致食欲下降,患者更容易出现体重减轻、睡眠紊乱等症状。瘦素主要是人体的脂肪组织所分泌的一种对体质量进行调节的激素,可调控进食及体重,并参与到精神障碍患者异常思维及行为的调节过程中,可能在抑郁症的病因、转归等方面具有较大的作用。一项研究指出,正常女性瘦素水平高于男性;女性、男性抑郁患者血浆瘦素水平分别比非抑郁女性、男性高 62% 和 28%。瘦素可作用于下丘脑阿片 - 促黑色素细胞皮质素原神经元促进生成 α- 促黑色素细胞刺激素,后者作用于黑皮素受体 4,可起到抑制食欲、减轻体重的作用。米氮平、阿米替林、多虑平等抗抑郁药的抗 α_1 受体、抗胆碱受体和抗组胺 H_1 受体效应,可缓解患者食欲下降症状并增加体重。

神经性厌食症(anorexia nervosa, AN)患者因害怕肥胖或有体像障碍而有意地、反复或长期地节食,导致体重明显低于正常体重标准的下限。发病机制可能与认知障碍、人格特质、情绪特点、社会文化、家庭影响、生物学异常等心理社会及生物学因素相关。主要治疗方法包括心理治疗、营养治疗及药物治疗。心理治疗主要有认知行为治疗、心理教育、人际关系心理治疗、自助技术、家庭治疗等;药物治疗主要包括抗抑郁药、抗精神病药以及激素治疗。应用抗抑郁药治疗 AN 的依据是,去甲肾上腺素系统功能紊乱可能是 AN 的病理生理机制之一;AN 患者常伴有焦虑、强迫、抑郁等精神科问题。5- 羟色胺再摄取抑制剂主要通过抑制 AN 患者的厌食冲动来发挥其药理作用。

精神因素对 FGIDs 的发生发展具有重要影响,可作用于大脑的应激反应系统,通过脑 - 肠轴的双向调节作用于胃肠道器官,使胃肠道运动、感觉、分泌和免疫功能发生变化,致使患者伴发体重减轻。应用米氮平等抗抑郁药物治疗后,可使部分 FGIDs 患者食欲食量增加、体重增加。

顺便提及,肥胖症同样也和精神压力相关,不良压力使肥胖症患者的 HPA

轴功能进一步失调,从而产生一系列自主神经功能紊乱的症状;部分患者通过进食更多高糖、高脂肪饮食缓解压力,咀嚼动作也可间接缓解紧张情绪,长此以往饮食过量可导肥胖加重。精神分析理论认为,肥胖症患者存在未解决的心理冲突,为了逃避痛苦,形成不良防御方式,即陷于进食—情绪低落—自我怀疑—吃更多的恶性循环。创伤后应激障碍可能通过调节交感神经系统的活性、激活 HPA 轴影响代谢和应激相关激素释放,从而影响机体代谢致使发生中心性肥胖。对此亦需重视心理治疗,必要时可予抗抑郁抗焦虑等精神药物治疗。因此,郁证除可引起消瘦外,同样也可以引起肥胖。

● 5. 小结

古代中医对郁证性消瘦的因机证治论述甚详。通过温习有关古代文献可知,消瘦有不同的称呼用语,如瘦悴、羸瘦、形瘦液枯、肌肉瘦削、体瘦、饥瘦色枯、脂肉消铄、肢瘦形凋;不少用"日瘦"或"日渐瘦悴"字眼,即强调消瘦在一段时期里有一个体重逐渐降低的过程。消瘦多伴有诸如面色憔悴、精神沮丧、颜色沮丧、心中烦闷、心气虚乏、精神不宁、恍惚等表示精神状态的症状以及不嗜食(食少、饮食无味)、气短、惊悸怔忡、健忘、少寐、倦怠身倦、嗜卧、耳鸣、肢麻、胸怀两胁胀闷、闭经等郁证性临床表现。其病因除相思外,不外乎悲愧离愁、悒郁情志不适、终日忧愁思虑心脾受伤营血暗伤、蹇厄思结枯肠、心神虚怯、不得隐曲、忧愁太过、心思不遂、神伤思虑意伤忧愁、忧思菀结、身心过动、悒郁动肝、烦动嗔怒、遭遇坎坷、功名蹭蹬、柴米忧愁、因疑狂惑、心事繁冗等,皆是情志致病因素。治疗多主张从郁论治。

❀----- 主要参考文献

[1] 杨敏,康洪钧,戴晓畅. 抑郁症的发病机制与治疗进展[J]. 四川生理科学杂志,2015,37(3):146-150.

[2] 汪春运. 简述抗抑郁药的体重增加效应[J]. 四川精神卫生,2011,24(2):125-126.

[3] 李秀亮. 进食障碍的病因及治疗[J]. 中国健康心理学杂志,2010,18(5):633-635.

[4] 吕静波. 浅谈神经性厌食的病因、临床特点及治疗方法[J]中国实用医药,2010,(35)5:218-219.

二十三、郁证脾病论

脾为后天之本,其主要生理、病理、代表性病证及治疗原则如表 14 所示。其中,有关情志致病因素之思虑伤脾所致郁证性病证的因机证治迄今尚未引起足够重视,故有必要就此展开深入探讨。

表 14　脾脏生理、病理、病证及治则

生理功能	病理变化	代表性病证	治疗原则
化生气血	气血亏虚	虚劳乏力、痿证、食减、泄泻	益气温阳,养血,健运
运化水湿	痰饮水湿内蕴	痰湿(饮)、水肿、臌胀、泄泻	化痰祛湿,蠲饮利水
升清举阳	气虚下陷	清阳不升之脱肛等证	补气升清举陷
统血	脾不摄血	血证(含妇科经乱)	益气摄血
在志为思	思虑伤脾	郁证性病证	从郁论治

所谓郁证性脾病,是指思虑伤脾所引起的郁证;若在此基础上进一步影响脾脏其他生理功能并导致出现相应病理变化的病证亦属郁证性病证,包括单纯郁证与病郁同存。

1. 从脾藏意智看郁证性脾病

"脾藏意"(《素问·宣明五气》);"其志为思,思伤脾"(《素问·五运行大论》);"脾藏意与智"(《难经·论脏腑》);"脾为谏议之官,智周出焉"(《素问·本病论》)。贺龙骧《女丹合编选注·附考》载:"思伤脾,忧思则气郁而不伸。"可见脾藏意智,谏诤论议、思虑过度则易伤脾而忧郁得病。

脾病郁证与心病郁证易于"共病",所谓"二阳之病发心脾,有不得隐曲,女子不月(《素问·阴阳别论》)"。机理如下。

心藏神在志为喜,脾藏意在志为思,心脾共同维持正常的心志活动。明代张景岳对此阐述最详。《类经》载:"思动于心则脾应。"《景岳全书·郁证》载:"思则气结,结于心而伤于脾也。"《景岳全书·虚损》载:"然思生于心,脾必应之,故思之不已,则劳伤在脾。经曰:思伤脾。又曰:思则心有所存,神有所归,正气留而不行,故气结矣。"

心主血而行血,脾生血而统血,心脾化生、运行营血是神志活动的物质基础。

心火生脾土,母病及子或子病及母,心脾病常可互相影响。"盖心为脾之母,母气不行则病及其子,所以心脾皆病于思也(《类经》)。"莫枚士《研经言·思虑致遗论》载:"心藏神,脾藏智与意,肾藏精与志。人之思虑,智意主之;智意之运用,神主之。故或曰思虑伤心,或曰思虑伤脾者,举一言之也。究之,思虑之始构也,则因心以令脾,及思虑之既竭也,则因脾以累心,是伤脾重于伤心矣。"清代医家薛雪《医经原旨》载:"盖心为脾之母,母气不行则病及其子,所以心、脾皆病于思也。"以上所论意谓思虑伤脾与思虑伤心并无本质差别,初则感于心而波及脾,久则因影响脾化生气血而又累及心血养神。

在治疗上,明代薛铠《保婴撮要·惊悸》指出:"故治脾者不可不知养心,养心者不可不知镇静而寡欲。然人孰无思也,思之正,则无妄动之欲矣。"

● 2. 从归脾汤类方功效看郁证性脾病

归脾汤是主治思虑伤脾的代表方,益气补血,健脾养心,主治心脾气血两虚证。表15所示历代归脾汤类方,包括 22 个归脾汤(《济生方》《世医得效方》《丹溪心法》《症因脉治》《广嗣全诀》《正体类要》《明医指掌》《医贯》《景岳全书》《证治准绳》《女科撮要》《外科枢要》《古今医统大全》《证治汇补》《杂症会心录》《杂病源流犀烛》《辨证录》《古今医彻》《类证治裁》《医学刍言》《医学从众录》《医学心悟》)、10 个加味归脾汤(《口齿类要》《保婴撮要》《景岳全书》《济阴纲目》《外科正宗》《类证治裁》《医宗金鉴》(载两首)《张氏医通》《叶氏女科》)及 6 个加减归脾汤(《外科正宗》《辨证录》《疡科全书》《冯氏锦囊》《类证治裁》《医宗金鉴》),合计 38 方,均明确指出主治病症由情志病因所诱发。

表 15　历代归脾汤类方主治适应证

出处	主治适应证
《济生方》	健忘怔忡
《世医得效方》	心多健忘,**吐血下血**
《广嗣全诀》	健忘怔忡,惊悸盗汗,嗜卧,**内钓** *,**心脾作痛**,**少食**,**大便不调**,**出血**
《正体类要》	发热体倦,失眠,怔忡惊悸,自汗盗汗,倦怠嗜卧,月经不调,赤白带下,虚劳,中风,厥逆,癫狂,眩晕,**心脾作痛**,**少食**,**大便不调**,**出血**

续表

出处	主治适应证
《证治汇补》	厥逆不省,少倾复醒,健忘盗汗,不寐惊悸,体倦,**心脾作痛**,**食少**
《杂症会心录》	头重眼花,脑转眩冒,**饮食不甘**
《杂病源流犀烛》	健忘失寐,言语颠倒如痴,*疟疠*,**大小便闭**,**泄泻**
《辨证录》	口干舌燥,面红目赤,易喜易笑,色白神怯,秋间发热头痛,两目喜闭,喉哑昏昧,手常搵住阴囊,**吐泻食少**,**粥饮有碍**
《古今医彻》	**中脘痛**
《症因脉治》	**休息痢**
《明医指掌》	作事忘前失后
《医贯》	**伤食**
《景岳全书》	淋浊,胁肋疼痛,声喑,血虚经乱,惊悸怔忡,不寐,遗精,**痞满**
《证治准绳》	小便出血,牙痛,痰饮
《女科撮要》	少寐发热,盗汗,血液妄行,健忘怔忡,惊悸不寐,怠惰嗜卧,**饮食不思**,**心脾伤痛**,**脾经失血**
《外科枢要》	**便血**
《类证治裁》	遗泄,经闭,阳痿,崩漏,失血,*劳瘵*,**痞满**
《医学刍言》	倦怠,**食少**,**便溏**
《医学从众录》	倦怠,肌肉瘦削,怔忡不寐,**少食**
《医学心悟》	睡卧不宁
《丹溪心法》	神舍不清,遇事多忘,怔忡
《古今医统大全》	心风,惊悸怔忡,健忘,妄言,少寐,**心脾作痛**,**吐血下血**
《口齿类要》	体倦发热,失血牙痛,口舌生疮,**饮食不思**,**便血**
《保婴撮要》	小儿血虚发热,怔忡失眠,自汗盗汗,口舌生疮,胸胁作痛,寒热惊悸无寐,*肝脾经疮疡*,**腹痛**,**妊娠吐衄**,**便血**
《医宗金鉴》	夜梦鬼交,独笑独悲,神志怯弱,惊悸恍惚,*肉瘿肉瘤*
《张氏医通》	经闭发热
《叶氏女科证治》	子悬,胀满疼痛不安
《济阴纲目》	*乳核*
《外科正宗》	流注,肉瘤
《疡科全书》	妇人忧郁内伤,初则或经水不调,久而或致闭不通,阴火上炎,*生疮*
《冯氏锦囊秘录》	劳伤发热,咳嗽,似疟非疟,倦怠,寸洪尺弱,**懒食**,**吐血**

注:内钓*:"多因肝藏素病,外受寒冷,其候粪青潮搐者,作止有时也"(《医宗金鉴》)。粗体字:脾胃类症状。斜体字:病郁同存类病证。

可见归脾汤类方主治十分广泛,涉及内外妇儿五官等多科病证,临床表现大致可有以下五类。

一是脾胃类病证及表现,诸如少食、腹痛、痞满、泄泻、便秘、痢疾。

二是神志类病证及表现,诸如厥逆、癫狂、言语颠倒、喜笑如痴、神怯目闭。

三是脾虚、虚劳类病证及表现,诸如神消精竭、倦怠消瘦、肌肉日削、气短气怯、形色憔悴。

四是脾胃以外杂症类病证及表现,诸如惊悸怔忡、不寐、早醒、健忘、倦怠、嗜卧、眩晕、疼痛、寒热、自汗盗汗等内科病症,经乱经闭、赤白带下、子眩等妇科病症,遗精、早泄、阳痿男科病症,流注、乳核、肉瘤等外科病症。

五是出血类病证及表现(包括但不限于脾胃病出血),诸如吐血、便血、小便出血、崩漏等。

因此归脾汤适应证皆因忧思伤脾(心)所致,具有广泛多样、纷繁复杂的郁证临床特点。

再从上述历代 38 个归脾汤类方的药物组成频次来看,由高至低分别为酸枣仁、炙甘草(38 次),人参(36 次)或党参(1 次),茯神(23 次)或茯苓(13 次),白术(36 次),木香(34 次),黄芪(33 次),龙眼肉(30 次),远志(28 次),当归(26 次),生姜(21 次),大枣(19 次),柴胡、山栀(6 次),白芍(5 次),麦冬、陈皮、贝母、香附(3 次),龙骨或龙齿、牡丹皮、山药、半夏、合欢根皮、乌药、朱砂(2 次),川芎、白豆蔻、五味子、肉桂、灯心、莲子、熟地黄、煅牡蛎、琥珀末、枳壳、炮姜、石菖蒲、石斛、青皮、瓜蒌根、白芷、连翘、山茱萸、牛膝(1 次)。以(方)药测证,归脾汤主要功效在于益气健脾、养心安神,实是治疗脾心病郁证的重要方剂。

● 3. 从类归脾汤方功效看郁证性脾病

历代治疗由情志因素所致脾心病的方剂还有许多,尽管方名不同,但因其功能、主治、适应证及组成药物性能与归脾汤甚为类似(表16),故名"类归脾汤方",以与"归脾汤类方"区别。

表 16　历代类归脾汤方主治适应证

方名	临床表现
1 逍遥饮	胁肋疼痛,经脉不调
1 三阴煎	胁肋疼痛
1 五福饮	咯血,气短气怯,形色憔悴,胸怀郁然,神魂惊困而卧不安,肌肉日削,**食饮无味或日减,腹觉饥不欲食,吐血**
1 五阴煎	同上
1 七福饮	胁肋疼痛,声喑,肌肉日削,经乱经闭,神消精竭,惊悸怔忡,健忘,倦怠,消瘦,**饮食日减,膈噎呕吐**
1 大补元煎	肌肉日削,**饮食日减**
1 治中汤	**痞满**
1 寿脾煎	惊悸怔忡,不寐,健忘,倦怠消瘦,**食少,膈噎呕吐**
2 醒脾汤	脾气不行,逆于肉里,壅肿,疼痛不眠,心烦不安,神气不清
3 养心汤	心风
3 定志丸	心风
3 卫生易简方	惊悸怔忡
4 炒香散	阳事不举
4 补心丹	当心汗
4 益气安神汤	经年不寐
5 合欢丸	经脉不调,不孕
6 归神汤	癫疾,或哭或笑,或裸体而走,或闭户自言,喃喃不已,见人而嘿嘿,背客而絮叨,癫而不自觉

注:1《景岳全书》:逍遥饮(当归、芍药、熟地、枣仁、茯神、远志、陈皮、炙甘草),三阴煎(当归、熟地、炙甘草、芍药、枣仁、人参),五福饮(人参、熟地、当归、白术、炙甘草、生姜),五阴煎(熟地、山药、扁豆、炙甘草、茯苓、芍药、五味子、人参、莲肉),七福饮(人参、熟地、当归、白术、炙甘草、生姜、枣仁、远志),大补元煎(人参、山药、熟地、杜仲、当归、山茱萸、枸杞、炙甘草),治中汤(人参、白术、干姜、炙甘草、青皮、陈皮),寿脾煎(白术、当归、山药、炙甘草、枣仁、远志、干姜、莲肉、人参)。2《外科正宗》:醒脾汤(白术、黄芪、人参、茯神、酸枣仁、地骨皮、远志、柴胡、甘草、桔梗、黄连、木香、香附、龙眼肉)。3《古今医统大全》:养心汤(当归身、生地、熟地、茯神、人参、麦冬、五味子、柏子仁、酸枣仁、炙甘草),定志丸(人参、茯苓、远志、石菖蒲、朱砂),卫生易简方(茯苓、人参、白术、木香、甘草、生姜、大枣)。4《类证治裁》:引自《医方集解》炒香散(麝香、远志、黄芪、人参、茯苓、茯神、桔梗、甘草、木香、朱砂、山药),补心丹(生地、人参、元参、丹参、茯神、桔梗、远志、天冬、麦冬、枣仁、柏子仁、五味子、当归、朱砂),益气安神汤(人参、茯苓、甘草、当归、生地、麦冬、黄连、枣仁、远志、胆星、淡竹叶)。5《竹林女科证治》:合欢丸(当归、熟地、茯苓、白芍、酸枣仁、远志肉、香附、甘草)。6《辨证录》:归神汤(人参、白术、巴戟天、茯神、紫河车、半夏、陈皮、甘草、丹砂、菖蒲、麦冬、柏子仁、白芥子)。

粗体字:脾胃类症状。

表16类归脾汤17方之主治适应证同样亦可分以下五类：一是痞满、膈噎呕吐、食饮无味或日减、腹觉饥不欲食；二是经年不寐、健忘、惊悸怔忡、神魂惊困而卧不安、胸怀郁然、心烦不安、神气不清、心风、癫疾或哭或笑、或裸体而走、或闭户自言喃喃不已、见人而嚅嗫背客而絮叨、癫而不自觉；三是神消精竭、倦怠消瘦、肌肉日削、气短气怯、形色憔悴；四是当心汗、胁肋疼痛、声喑、壅肿、阳事不举、经乱经闭、不孕；五是吐血咯血。类归脾汤方主治与归脾汤极为相似。

上述17方药物组成频次由高至低分别为人参、炙甘草（15次），茯苓、茯神（各6次），当归（10次），酸枣仁、远志（9次），熟地（8次），白术（7次），芍药、麦冬、朱砂、山药（4次），生地、木香、柏子仁、五味子、桔梗、陈皮、生姜（3次），黄芪、莲肉、菖蒲、干姜、黄连、香附（2次），柴胡、龙眼肉、大枣、青皮、扁豆、杜仲、山茱萸、枸杞、地骨皮、麝香、巴戟天、紫河车、半夏、元参、丹参、天冬、胆星、淡竹叶、白芥子（1次）。以（方）药测证可知，类归脾汤主要功效仍在于益气健脾、养心安神，都是治疗脾心病郁证的常用方剂。

● 4. 从疏肝解郁安神方治思虑伤脾证看郁证性脾病

另外一个重要旁证是，许多医家以疏肝解郁及安神方治疗思虑伤脾的病证。例如，清代医家张璐《张氏医通·泄泻》以逍遥散、越鞠丸、补中益气汤加味治疗忧思太过，脾气结而不能升举，陷下而成泄泻者；单南山《盘珠集胎产症治·疟疾》以逍遥散治郁怒伤脾；林珮琴《类证治裁·劳瘵论治》以酸枣仁汤治思虑伤脾所致痰血等，皆以疏肝解郁和／或养心安神类方剂治疗思虑伤脾诸症，无不指向思虑伤脾所致病证的郁证属性。

● 5. 从其他治脾方药看郁证性脾病

历代医籍明言还有以下治则方药可用于治疗忧思伤脾（心）所致郁证性病证。

（1）益气健脾类：思虑伤及心脾，可以四君子汤、归芍六君子汤、异功散、补中益气汤等方治疗。明代吴正伦《脉症治方·诸气》载"**四君子汤**……思虑过伤心脾，昼则困倦，夜反不寐，加黄芪、当归、麦门冬、酸枣仁、圆眼肉（各一钱）、仍服天王补心丹"。《类证治裁·不寐论治》载归芍六君子汤治"由思虑伤脾，脾血亏损，经年不寐"。叶天士《临证指南医案·虚劳》载"思虑郁结，心脾营损于上中，而营分委顿，是归脾、建中、养营、四君、五味、异功等汤之所宜也"。

(2) 温补脾阳类：忧思郁结，脾阳不足，可以治中汤、温胃饮、理阴煎、理中汤、建中汤等方治疗。《景岳全书·郁证》载温胃饮(人参、白术、扁豆、陈皮、干姜、炙甘草、当归)治"若忧郁伤脾而吞酸呕恶者"。清代俞震《古今医案按·血证》载"景岳治倪孝廉。素以攻苦。思虑伤脾。时有呕吐之证。过劳即发。用理阴煎(熟地、当归、炙甘草、干姜、肉桂)、温胃饮之属。随饮即愈"。王泰林《退思集类方歌注·理中汤类》载"(理中汤类)治忧思郁结，脾虚气滞，胸腹痞满，兼食积者"。

(3) 补气升陷类：元代朱丹溪《症因脉治·泄泻论》载"治思虑伤脾，脾气郁结，不能升举，陷入下焦而泄泻者，开其郁结，升举清阳之气"。《类证治裁·淋浊论治》载补中汤(黄芪、人参、甘草、白术、陈皮、当归、升麻、柴胡、生姜、大枣)治劳淋"因思虑烦忧，负重远行，劳于脾者"。《张氏医通·泄泻》用补中益气汤加味治"忧思太过，脾气结而不能升举，陷入下焦而成泄泻者"。黄凯钧《友渔斋医话》："伤劳倦忧思，则病四肢怠惰，肌肉痿黄，大便溏泄，饮食不化，或不时身热。宜用补药，党参、黄芪、白术、炙草、茯苓、扁豆、怀山药、大枣；如六君子、补中益气、参苓白术散等方均可选用。"

(4) 理气燥湿化痰类：宋代陈自明《妇人大全良方·调经门》载"若因思虑过当，致使阴阳不分，清浊相干而成白浊者，然思则伤脾故也。宜用四七汤吞白丸子，此药极能分利"。《丹溪心法·伤食》载"忧抑伤脾，不思饮食，炒黄连、酒芍药、香附，同清六丸末，用姜汁浸蒸饼丸服"。明代赵献可《邯郸遗稿·淋浊》以四七汤、锁精丸治寡妇尼姑多见之过虑伤脾所致白淫。李梴《医学入门》以温胆汤、二陈汤治忧思郁结在脾所致不食发热、烦闷渴呕、困卧如痴、经少小便点滴；以退热清气汤(柴胡、陈皮、茯苓、半夏、枳壳、香附、川芎、砂仁、木香、甘草、生姜)、温胆汤、木香化滞汤(半夏、柴胡、苍术、草豆蔻、木香、陈皮、当归尾、枳实、红花、甘草、生姜)、木香枳术丸(木香、枳实、白术、荷叶)治"思伤脾，其气结，过则痞满"。以五膈宽中散(白豆蔻、炙甘草、木香、厚朴、缩砂仁、丁香、青皮、陈皮、香附子，或加南星、半夏)治七情四气伤脾，胸膈痞满，停痰气逆成膈。

《类证治裁·噎膈反胃论治》以香砂宽中丸(茯苓、白术、陈皮、半夏、厚朴、甘草、木香、砂仁、蔻仁、香附、青皮、槟榔、生姜)治忧思伤脾,气郁生涎,噎膈反胃,等等。

6. 从心脾、肝脾、脾胃同病及其治疗看郁证性脾病

思虑伤脾之郁证性脾病可与其他脏腑互相影响,常见心脾同病、肝脾同病、脾胃同病,既有单纯郁证又有病郁同存。

(1) **心脾同病**(见本节 1~4 内容)

(2) **肝脾同病**:七情内伤可以同时损伤肝脾,或因郁怒伤肝、肝木乘脾土,或因思虑伤脾,土壅木郁,导致产生包括脾胃类症状在内的郁证性临床表现。

《症因脉治·肿胀总论》载"肝火腹胀之因,或恼怒伤肝,肝气怫郁,或浩饮酒伤,热聚于胆,木火乘脾,则膈塞不利,而腹胀之症作矣"。《症因脉治·呕吐论》载"呕吐酸水之因,恼怒忧郁,伤肝胆之气,木能生火,乘胃克脾,则饮食不能消化,停积于胃,遂成酸水浸淫之患矣"。

明代医家武之望《济阴纲目·论血》载"盖气主煦之,血主濡之,脾统血,肝藏血,故郁结伤脾,恚怒伤肝者,多患之。腹胁作痛,正属肝脾二经证也"。戴思恭《推求师意·痰饮》载"肝主虑,久虑不决则肝气不行;脾主思,久思不已则脾气结,亦为留饮"。孙志宏《简明医彀·却病延龄》载"盖怒则阳气逆上,而肝木乘脾,故为呕血,飧泄,胸胁痞痛,不食等证"。

清代医家黄元御《素问悬解·刺疟》载"肝主怒,脾主忧,脾陷肝郁,忧愁不乐,则善太息"。丹波元坚《杂病广要·膈噎》载"气膈者,恼怒太过,肝木乘脾"。程文囿《医述·肿胀》载"此外有七情之伤脾,如怒伤肝,肝克脾,脾气不舒,必胀于胃,名曰胜克"。陈士铎《辨证奇闻·瘰疬》载"一抑郁不伸,致两胁胀闷,食减,颜色沮丧,肢瘦形凋,畏寒热,此肝气不宣,下克脾胃也"。治疗肝脾同病的代表方有小柴胡加味(《口齿类要》)、加味逍遥散(《疡医大全》)、归脾汤与逍遥散交替运用(《古今名医汇粹》《证治准绳》)或联合运用(《冯氏锦囊秘录》《医宗金鉴》)等。

(3) **脾胃同病**:脾胃脏腑互为表里,以膜相连,思虑伤脾最易影响胃之功能而脾胃同病。

宋代陈言《三因极一病证方论》载"思伤脾者,气留不行,积聚在中脘,不得饮食,腹胀满,四肢怠惰,故《经》曰,思则气结"。明代医家徐春甫《古今医统大全·脾胃门》载"凡人皆因劳倦思虑恼怒、饥饱酒色湿热,浸以侵脾,则脾不能健运精微之气,而胃失所基,则亦因之而遂病矣"。《景岳全书·脾胃》载"脾胃之伤于内者,惟思忧忿怒最为伤心,心伤则母子相关,而化源隔绝者为甚,此脾胃之伤于劳倦情志者,较之饮食寒暑为更多也"。

清代罗美《古今名医汇粹·黄瘅证》载"惟七情、饥饱、房劳,过于内伤,致令脾胃之阴阳不相协和"。《辨证录·内伤门(二十三则)》载"天下无不思之人,亦少无愁之客,但过于思虑,则脾土之气不升,胃土之气不降,食乃停积于中州而不化,何能生津生液,以灌注于五脏乎"。《杂病广要·诸气病》载"七情者,喜怒忧思悲恐惊是也。虽七证自殊,无逾于气,积之既久,脾胃衰弱,血气虚耗,至于上焦不纳,中焦不化,下焦不渗,展转传变,渐成呕吐、噎膈、痰饮、诸般积聚、心腹疼痛之证"。

治疗脾胃同病的代表方有固元汤(《评琴书屋医略》)、安脾散(《世医得效方》)、济生紫苏子汤(《玉机微义》)、沉香降气汤(《医学入门》)、局方七气汤(《张氏医通》)等。

● 7. 郁证性脾病的临床特征与判断

郁证性脾病的临床特征大致可以参考以下几项。

第一项,具有情志致病因素。从外因来看,具有"外来"思虑及悲愁忧烦伤及心脾的情志致病因素;劳倦伤脾细分有二类,一类是体力消耗性劳倦,一类是心力消耗性劳倦,后者仍属思虑伤及心脾的范畴。从内因来看,部分患者并无外患只有内忧,天生具有多思多虑的禀赋。无论有无负性生活事件均"不由自主地"容易担忧,多愁善感,敏感狐疑,思虑纷繁,无止无休。在诊断上,只要具备"隐性郁证论"中"郁证诊断一览表"的任何一项,即可拟诊为郁证。

第二项,通常具有情志类临床表现。诸如默默神怯、郁郁寡欢、缺乏言笑、唉声叹气、悲伤欲泣、心烦意乱、六神无主、坐立不安、莫名惊恐,对任何事情不感兴趣、提不起精神,等等。

第二项,通常具有食减痞满类郁证性脾胃病、胸闷气短类郁证性心病以及乏力疲惫类郁证性虚劳的临床表现。诸如纳呆、嗳气、泛酸、嘈杂、脘腹痞满、呕恶、便秘、泄泻、心悸、胸痹、健忘、不寐、多寐、眩晕、虚劳、疲劳等，以上病症多为隐性郁证（披衣郁证）的临床表现。

第四项，通常具有除郁证性脾胃病、郁证性心病及郁证性虚劳以外更为广泛的郁证性躯体表现。诸如疼痛、奔豚气、耳鸣、寒热、麻木、自汗盗汗、阳痿、遗精、月经紊乱、痛经、赤白带下、子眩等，恰如表15和表16所列，病症可涉及内科、妇科、男科、五官科、儿科、外科诸科多种病证，以上病症亦多为隐性郁证（披衣郁证）的表现。

第五项，具有心脾气血两虚的证候特点而需同时治以益气健脾和养血安神者。郁证性脾病的临床表现如此纷繁复杂或致临床难以把握，但通过四诊如认为本质上属于心脾气血两虚证而需治以益气健脾、养血安神者，则基本可判为郁证性脾病；如运用归脾汤类方或类归脾汤方治疗有效或脾病从郁论治（包括从心论治、从肝论治等）有效者，亦基本可判为郁证性脾病。

● 8. "脾藏意智"是"脾为后天之本"的关键要素

通过重温《黄帝内经》脾藏意智、思伤心脾的有关论述，通过归脾汤类方、类归脾汤方以及相关方剂的功能、主治、适应证及组成药物性能分析，论证了郁证性脾病客观存在。七情不遂思虑伤脾可以影响脾脏的其他生理功能，从而产生脾胃类、神志类、脾弱虚劳类、脾胃以外杂症类及出血类病证等更为广泛的病证。

脾主化生气血为人之所本。思虑伤脾既久，不仅暗耗气血且影响气血化生，本源皆亏。气血既虚，进而累及阴阳可变生诸端病变。诚如清代冯楚瞻《冯氏锦囊秘录·七情论》所云："如多思则伤脾，而意郁倦怠，昼思过度则伤阳，夜思过度则伤阴。"《类经·情志九气》中有一段话注解了"思伤脾"与"脾为后天之本"的关系："有曰脾忧愁而不解则伤意者，脾主中气，中气受抑则生意不伸，故郁而为忧。"所谓"生意"也者，可以理解为生命的活动功能，此正为后天之本。

人生在世岂能免却思虑，但只要不伤及脾（心），自能坦途步夷。从这个意义上来说，"脾为后天之本"取决于"脾藏意智"的生理调节功能：意智慧灵通达经纬则恬惔虚无而志闲不虑；脾旺中兴气血充足则灌溉四肢百骸而强壮无疾,生命活力犹如土沃则草木欣欣向荣。故"脾为后天之本"与脾藏意智密切相关,治脾调理后天之本者,如不知固其意智,不知其可也。

二十四、郁证脾胃病论

可将脾胃病划分为非郁证性脾胃病(相当于器质性脾胃类疾病)与郁证性脾胃病(相当于精神心理因素引起的功能性脾胃类疾病)两大类。郁证性脾胃病又单纯郁证与病郁同存之分,其病因病机、脏腑病位以及治疗原则有所不同(表17)。

表17　非郁证性与郁证性脾胃病的因机证治

属性形态		病因	脏腑病位	治疗原则
非郁证性脾胃病		外邪、饮食、劳倦	脾胃	调理脾胃
郁证性脾胃病	病郁同存	以上＋情志病因	肝胃、心胃、脾(心)胃	病郁同治
	单纯郁证	情志病因	肝、心、脾(心)	从郁论治

单纯郁证脾胃病就是情志因素作为发病始动原因,通过影响到肝主疏泄、心主神明、脾藏意智的功能而发生了脾胃类的临床表现,所谓"症在脾胃,机在肝心,治需从郁"。单纯肝病郁证、单纯心病郁证、单纯脾病郁证本身即可出现脾胃类症状,其本质上乃是披着脾胃病外衣的郁证。病郁同存即非郁证性脾胃病与郁证性脾胃病同时存在,可以互为因果或影响,既有因郁致病者,又有因病致郁者。

单纯郁证性脾胃病主要有肝病郁证、脾病郁证、心病郁证三种。

● 1. 单纯肝病郁证可有脾胃病类表现

历代医家均有指出,诸如泛酸、嗳气、痞满、嘈杂、纳呆、呕恶、便秘、泄泻、脘腹痛等脾胃病类表现,除了肝气犯胃、肝脾不和等病郁同存形态以外,均可由单纯肝病郁证所引起,其间并无"肝木乘土"的病机过程。换言之,肝病郁证本身即可发生以上种种脾胃类症状。

《灵枢》指出肝病可有呕逆、飧泄:"肝足厥阴之脉……是主肝所生病者,胸满,呕逆,飧泄,狐疝,遗溺,闭癃。"《难经》指出恚怒气逆肝失疏泄可有腹满、便闭:"风木郁遏,疏泄不行,则腹满便闭,前后皆阻,四肢转筋也。"

金元李东垣《脾胃论》指出怒伤肝可有口苦呕吐大便难:"肝木妄行,胸胁痛,口苦舌干,往来寒热而呕,多怒,四肢满闭,淋溲便难,转筋,腹中急痛,此所不胜乘之也。"

隋朝杨上善《黄帝内经太素》指出怒伤肝可有呕血、不能食:"人有喜怒不能自节,故怒则阴气上,阴气上则上逆,或呕血,或不能食。"

明代医家赵献可《医贯》指出肝气肝火可有呕酸吞酸:"盖凡木郁乃少阳胆经半表半里之病,多呕酸吞酸证。"徐春甫《古今医统大全》指出肝郁可有嗳气、嗝噎、痞满:"肝郁者,两胁微膨,或时刺痛,嗳气连连有声者是也。""郁为七情不舒,遂成郁结,既郁之久,变病多端。男子得之,或变为虚怯,或变嗝噎,气满腹胀等证。"张景岳《景岳全书》指出暴怒伤肝可有痞满、腹痛:"怒郁之治:若暴怒伤肝,逆气未解,而为胀满或疼痛者,宜解肝煎,神香散,或六郁汤,或越鞠丸。"秦景明《症因脉治》指出恼怒伤肝可有五更泄泻:"或恼怒伤肝,肝气怫逆,或积热在内,肝胆不宁,肝主施泄,木旺寅卯,至五更生旺之时,则肝火发泄而泻作矣。"

清代医家陈士铎《辨证录》指出肝气亢盛可有嗳气、吞酸:"人有肠中自鸣,终日不已,嗳气吞酸,无有休歇,人以为脾气之虚也,谁知是肝气之旺乎。"叶天士《临证指南医案》指出肝木郁遏可有少腹瘕聚、嗳气、浊气下泄:"又少腹瘕聚攻逆,身热,或噫,或浊气下泄,则诸恙悉舒,恼怒病发,厥阴肝木郁遏不疏,显露一斑。"吴金寿《三家医案合刻》指出肝火上炎可致嘈杂:"心中嘈杂如饥,此肝火上炎所致。"何其伟《医学妙谛》指出:"肝阴虚发嘈(妇人半日一发,夜则更甚)。"王清源《易方简义》指出肝失条达可有痞满:"情志不舒,不得条达,则成郁症,郁则气不能伸,则成脘痞,脘中痞满,火自上升,而谓肝火,火旺生风,内风旋扰,则曰肝风。"程文囿《医述》指出肝郁可有关格:"关格虽有数种,然总由肝郁为病,以肝主疏泄故也。治用逍遥散,加山栀、车前以降逆,柴胡以升木郁,乃和解之意。"

● 2. 单纯脾病郁证可有脾胃病类表现

归脾汤类方及类归脾汤方作为治疗郁证性脾病之方,可主治郁证性脾病之脘腹疼痛、痞满、食少、便秘、泄泻、吐血便血、噎膈呕吐等症。

宋代陈言《三因极一病证方论》载:"思伤脾者,气留不行,积聚在中脘,不得饮食,腹胀满,四肢怠惰。"元代朱丹溪《症因脉治》载:"胃火呕吐之因,或恼怒伤肝,肝火时动;或忧思郁结,火起于脾。""气结腹胀之因,或因恼怒伤肝,肝气怫郁,或因思虑伤脾,脾气郁结,郁怒思虑,则气血凝结,而腹胀之症作矣。"

明代医家张景岳对郁证性脾病出现脾胃病类表现最有心得,其在《景岳全书》指出:"若无火脉火证而(口)臭如馊腐,或如酸,及胃口吞酸,饮食嗳滞等证……是必思虑不遂,及脾弱不能化食者多有之。""(思则)脾气结则为噎膈,为呕吐,而饮食不能运,食不运则血气日消,肌肉日削,精神日减,四肢不为用,而生胀满泄泻等证,此伤心脾之阳也。""若生儒蹇厄,思结枯肠,及任劳任怨,心脾受伤,以致怔忡健忘,倦怠食少,渐至消瘦,或为膈噎呕吐者,宜寿脾煎,或七福饮。"余如李梴《医学入门》指出脾劳可有痞满、少食、吐泻:"脾劳意外过思,则胀满少食,极则吐泻肉削,四肢倦怠,关节肩背强痛。"

清代医家程文囿《医述》指出思虑伤脾可有心腹痛:"气血虚寒不能营养心脾者,最多心腹痛证。然必以积劳、积损,及忧思不遂者,乃有此病。"徐大椿《医学源流论》指出思虑伤脾可致胃脘痛:"(胃脘痛)惟虚症则多不治,先胃中痛胀,久而必下渐高,其坚如石,或有寒热,饮食不进,按之尤痛,形体枯瘦,此乃思虑伤脾之症,不待痈成即死。"

● 3. 单纯心病郁证可有脾胃病类表现

《素问》指出嗳气可因心病:"心为噫"。宋代杨士瀛《仁斋直指方》亦指出哕出于心:"……心痛而哕,脐上有动气者,心家病也。"

元代医家朱丹溪《金匮钩玄》指出心火可有呕吐吞酸、暴注下迫、腹胀:"喘呕、吐酸、暴注下迫、转筋、小便混浊、腹胀大鼓之有声……皆少阳君火之火,乃真心小肠之气所为也。"龚居中《痰火点雪》指出心病可有恶心:"恶心者,无物无声,心中欲吐不吐者是,心经之病,皆在胃口上。"

明代医家龚廷贤《万病回春》指出嘈杂有因心血虚:"心血虚而嘈杂者,宜养血以清火也。"孙一奎《医旨绪余》指出心火可有呕哕吐酸:"火郁发之,火郁者,心郁也……呕哕吐酸,癜疚狂乱,皆火郁症也。"吴昆《医方考》指出心火不温脾土可有大便异常:"心者神明之脏,过于忧愁,思虑,久久则成心劳。心劳则神明伤矣,故忽忽喜忘,心主血,血濡则大便润,血燥故大便难,或时溏利者,心火不足,以生脾土也。"

清代医家何其伟《医学妙谛》将心郁可有嗳气、泛酸、恶心编成了口诀:"胸胁胀满噎不通,吐酸恶心心郁抑,种种气滞若何医,分心气饮最相宜。"黄凯钧《友渔斋医话》指出心病可成噎膈:"夫忧思不解,则心气结,心系通咽,结则郁火上凌清道,痰涎缠扰。初则咽物不利,久则噎症成矣,即张鸡峰所谓神思间病也。"郑寿全《医理真传》指出心病可有不思饮食:"凡属内伤者,皆心气先夺,神无所主,不能镇定百官,诸症于是蜂起矣。此等症,往往发热咳嗽,少气懒言,身重喜卧,不思饮食,心中若有不胜其愁苦之境者,是皆心君之阳气弱,阳气弱一分,阴自盛一分,此一定之至理也。"何梦瑶《医碥》指出心病可有中痞、不嗜食、矢气、嗳气:"一曰思则气结。心有所存,神有所归,正气留而不行,为不眠,为中痞,三焦闭塞,为不嗜食,为昏瞀,为得后(即大便)与气(嗳气,或屁。气郁下陷之屁,不若伤食之屁臭甚。)则快然而衰。"

4. 郁证性脾胃病的形态及其因机证治特征

郁证性脾胃病除了以上单纯肝病郁证、脾病郁证、心病郁证以外,还有肝胃同病、心胃同病、脾胃同病等病郁同存形态,后者乃众所周知,不复赘述。郁证性脾胃病的形态及其因机证治如表 18 所示。

表 18 郁证性脾胃病的形态及其因机证治特征

因机证治	郁证形态			
	单纯郁证		病郁同存	
发病原因	情志及气郁质禀赋内伤		左 + 外邪、饮食、劳倦	
脏腑证候	肝	肝气郁结,肝火亢盛,肝气上逆	肝胃	肝气犯胃,肝胃不和
	脾心	心脾虚怯,心脾血虚,心脾郁结	脾胃	脾心病及胃,脾胃不和
	心	劳心伤神,心火亢盛,心虚不足	心胃	心病及胃,心胃不和
临床表现	肝、心、脾郁证 + 脾胃类或脾胃外症状		左 + 脾胃病或脾胃病外症状	
治疗方法	疏肝解郁,安神定志,健脾养心		左 + 调理脾胃	

要而言之,单纯肝病郁证、心病郁证、脾心病郁证本身即可产生脾胃病类症状,但这些脾胃病类症状乃是肝、脾、心本经本脏郁证所导致的临床表现,并非真是实质性脾胃病所导致;其发病原因、脏腑病位、证候病机、临床表现及其治疗方药与非郁证性脾胃病及病郁同存脾胃病均有一定差异。非郁证性脾胃病与郁证性脾胃病可以兼夹(病郁同存)和互相转化(因郁致病,因病致郁)。

5. 郁证性脾胃病的临床表现特点与诊断

(1) 郁证性脾胃病的临床表现特点:郁证性脾胃病的临床表现主要由情志类症状和脾胃病类症状所构成。此外,根据肝病郁证、脾病郁证、心病郁证的不同侧重,常可伴有脾胃病类以外各式各样的躯体症状。表 19 所列仅是根据古代文献有关情志致病因素引起肝病郁证、脾病郁证、心病郁证的脾胃病类及脾胃病以外的病症,实际临床表现更为繁杂,不胜枚举。根据表 19 所列并结合表 18 脏腑证候病机推导可知,单纯郁证肝病、脾病、心病的临床表现通常由情志类症状与躯体类症状组成,通常属于隐性郁证与广义郁证的表现。当躯体类症状主要由脾胃病症状构成时,即为郁证性脾胃病;当躯体症状主要由诸如惊悸气短、胸闷胸痛心病症状构成时,即为郁证性心病,以此类推。

表 19 郁证性脾胃病的临床特点

临床表现类型		常见临床表现举例(来源于古代文献归类)
情志类表现		悲伤欲哭,默默,躁怒不常,烦扰不安,颜色沮丧,忧思抑郁,面赤喜笑,战栗惊惑,悲笑谵妄,临事不宁,如有神灵,胸膈懊恢不宁,忧愤自咎,太息不乐,烦闷昏瞀,卒暴僵仆,瘛疭狂乱等
脾胃类躯体表现		泛酸,嗳气,呕吐,恶心,嘈杂,纳呆,胃痛,胃痞,腹胀,腹泻,便秘,吐血,便血,噎膈等
脾胃病外躯体表现	肝郁	头痛,眩晕,耳鸣,目赤,口苦,乳房、胸胁、睾丸疼痛,胸胃灼热,奔豚气,周身不定疼痛,厥证,痿,溲尿不利,少腹急痛,寒热往来似疟,经乱闭经等
	心郁	心悸怔忡,胸闷,气短,不寐,多梦,健忘,目赤,少气疮疡,口渴溲黄,忽忽喜忘,少气懒言,目暗羞涩,口内生疮等
	脾郁	神疲乏力,嗜卧,气短气怯,心腹膨胀,疲惫倦怠,肉痹,筋痿,关节肩背强痛,咽嗌不利,白淫,痿黄等
	其他	寒热,自汗盗汗,肢瘦形凋,咳嗽喘促,手足逆冷等

（2）郁证性脾胃病的临床诊断：郁证性脾胃病的诊断可以根据以下五项作出综合判断。

第一项，脾胃病类症状多因情志致病因素所诱发、加重或消长变化。通常具有情志致病因素或为气郁质禀赋内伤所致，前者为"外源性情志病因"而多属显性郁证，后者为"内生性情志病因"而多属隐性郁证。郁证的诊断可参考"郁证诊断论"和"隐性郁证论"有关内容。

第二项，兼有脾胃病类症状及情志类临床表现。如果既有脾胃病类临床表现，又有情志类临床表现，还有脾胃病类以外的临床表现，仍可判为郁证性脾胃病（如以脾胃病类临床表现为主）；如果只有脾胃病类临床表现，或兼脾胃病类以外的临床表现而情志类临床表现不甚明显，仍然不能排除隐性郁证的可能性，需要结合其他项目作出综合判断。

第三项，需要排除器质性胃肠病（表20）。有时尽管实验室检查或有轻微异常，但如果无法或不足以合理解释脾胃病类的临床表现，可拟诊为郁证性脾胃病。如果实验室检查异常发现对于解释病情处于两可之间，则有可能属于病郁同存。

表20　排除郁证性脾胃病所需实验室检查

检查类别		检查项目
一般检查		血液学、生化学、免疫学检查，肿瘤标志物，甲状腺功能，血清促胃液素的测定，24h 食管 pH 及腔内多通道阻抗监测、胆汁反流监测，胃液、胆汁、胰腺外分泌功能检查分析，小肠吸收功能测定，食管测压，胃肠内镜检查及病理活检，内镜逆行胰胆管造影（ERCP）等影像学检查
功能性胃肠病检查	胃肠运动功能	X 线、核素显像、腔内测压、胃肠电图、脑显像
	胃肠感觉功能	RⅢ反射反向抑制技术、消化道压力测定评价内脏敏感性
	自主神经功能	出汗试验、产生心率和血压变化的试验、神经内分泌检查、眼心反射、副交感神经功能检测试验
	心理学测试	标准化心理学量表

郁证性脾胃病多见于现代医学精神心理因素相关的功能性胃肠病（functional gastrointestinal disorders，FGIDs）、精神心理障碍类疾病如抑郁症、焦虑

症、躯体障碍以及伴有精神心理障碍或由其诱发加重的器质性胃肠病(表21)。

表21　郁证性脾胃病的现代医学疾病范畴

郁证性脾胃病	现代医学常见疾病范畴举例
单纯郁证	**FGIDs**(如功能性消化不良、嗳气症、功能性烧心、肠易激综合征、功能性便秘、功能性排便障碍、功能性腹泻、功能性腹胀、功能性恶心呕吐等)
	精神心理障碍类疾病(如抑郁症、广泛性焦虑障碍、躯体形式障碍、心境恶劣、惊恐障碍、疑病症、神经性厌食、神经性贪食等)
病郁同存	**伴有精神心理障碍或其诱发加重的器质性胃肠病**(如胃食管反流病、消化性溃疡、慢性胃炎、贲门失弛缓症、预期性恶心呕吐、急性便秘等)

第四项,脾胃病类症状无法以器质性胃肠病作出合理解释的含义还指症状不合常情常理,例如症状怪异。怪症的含义一是指症状千奇百怪象如神灵所作,二是指症状之出现不符合医学常识和逻辑。临床更为多见的是后者,部分脾胃病症状本身并不怪异,但不合常理。如患者可以自主嗳气,仅有轻度浅表性胃炎却每日胃痛可持续数年,等等。怪症是郁证的临床特征之一,郁证性脾胃病时有脾胃病怪症。

第五项,从郁论治或辅助从郁论治有效。常规辨证论治久久未能获效者,要警惕郁证性脾胃病可能性,不妨可试用从郁论治(必要时包括使用抗抑郁、抗焦虑及镇静类西药),如能获效,便可确诊为郁证性脾胃病。

● 6. 郁证性脾胃病从郁论治的内涵

单纯郁证性脾胃病需要从郁论治,病郁同存则需病郁同治。从郁论治包括非药物情志治疗方法和药物治疗方法(表22)。

表22　从郁论治的概念与内涵

治疗方法		内容
非药物情志治疗方法		心理咨询、行为疗法(系统脱敏法、冲击疗法、厌恶疗法、放松疗法)、暗示疗法、音乐疗法、认知疗法、心理卫生预防调摄、催眠疗法、模仿学习疗法、家庭疗法、精神分析疗法、生物反馈疗法、情志相胜疗法、气功和针灸疗法等
中医药治疗方法	单纯郁证	从郁论治(从肝、从心、从脾)
	病郁同存	以上 + 调理脾胃

药物从郁论治代表性方药见表23。

表23 从郁论治原则与方药举例

郁证类型	常见病机	治疗原则	主要代表方
肝病	肝气郁结	疏肝解郁	逍遥散、小柴胡汤、柴胡疏肝散、气郁汤、交感丹、解肝煎、柴胡加龙骨牡蛎汤、四逆散、通郁汤
	肝郁化火	清肝泻火	解酸汤、清肝解郁汤、平肝顺气保中丸、伐木汤、泻肝柴胡散、泻青丸、龙胆泻肝汤、柴胡栀连汤、平肝饮子、柴胡抑肝汤、抑青丸、抑肝散、丹栀逍遥散、左金丸、当归龙荟丸
	肝阴/血不足	补益肝阴(血)	酸枣仁汤、一贯煎
心病	心气血不足	补养心血	四物汤、当归补血汤、养血四物汤、茯苓补心汤、天王补心丹、补心丹
	心火/阳郁结	清心解郁	莲子清心饮、火郁汤、升阳散火汤、导赤散、栀子豉汤、黄连阿胶汤
	心神失养	养心安神	一志汤、养心丸、参香散、安神丸、寿星丸、朱砂丸、柏子养心丸、安神定志丸、朱砂安神丸、甘麦大枣汤
脾心病	心脾血虚	补心益脾	归脾汤、寿脾煎、五福饮、七福饮、五阴煎、大补元煎、逍遥散、滋阴健脾汤
	脾气郁结	行气开郁	枳术丸、木香化滞汤、紫苏子汤、消痞丸
	心脾虚火	调脾抑火	调脾抑火汤
	脾阳虚弱	温中行气	温胃饮、神香散

郁证性脾胃病从郁论治还应遵循以下四个原则。①从郁论治药物疗法与非药物情志疗法相结合,应当重视辅助运用劝说开导等心理疗法。②解郁治本与郁证脏腑定位结合,根据病机证候类型分别侧重解肝郁、解心郁、解脾郁。③从郁辨证论治与辨症论治相结合。即在从郁辨证论治的基础上,结合脾胃病主症选方或加减用药。郁证性呕恶、嗳气宜加用和胃降逆药物,郁证性纳呆加用消食和胃药物,郁证性痞满加用调畅气机药物,郁证性胃痛加用止痛药物,郁证性便秘加用润肠通便药物,郁证性泄泻加用健脾止泻药物,诸如此类。④从郁论治与从痰瘀论治相结合。自古有"怪症从痰论治""怪症从瘀论治"

的说法,笔者提倡"怪症从郁论治"。"怪症从痰论治"与"怪症从瘀论治"隶属于"怪症从郁论治"的范畴。郁证气机郁滞容易产生痰湿和瘀血病理产物,痰湿和瘀血反过来又成为郁证的病因病机。事实上,怪症乃是郁证的一大临床特点(怪衣郁证),治需从郁,当包括从痰论治和从瘀论治(表24)。

表24　从痰与从瘀论治郁证的方药举例

治疗类别	主要代表方
理气化痰类	越鞠丸、导痰汤、顺气导痰汤、散滞气汤、大藿香散、流气饮子、四七汤、牵牛末皂荚膏丸、五膈宽中汤、桔梗二陈汤、正气天香汤、藿香定呕汤、半夏厚朴汤、半夏生姜汤、柴陈汤
清热豁痰类	痰火越鞠丸、清郁二陈汤、化痰清火汤、消食清郁汤、温胆汤、清痰丸、蒿芩清胆汤
活血化瘀类	《全生指迷方》七气汤、积气丹、抵当汤、加味四物汤、开郁逐瘀汤、《医林改错》诸逐瘀汤

● 7. 郁证性脾胃病的现代医学支持证据

精神心理因素与胃肠病尤其是 FGIDs 发病密切相关。2016 年《功能性胃肠病罗马Ⅳ诊断标准》给 FGIDs 提出了"肠 - 脑互动异常"的全新阐述。心理社会因素通过肠 - 脑双向调节变化可导致胃肠道生理功能紊乱,而脑肠肽(如 P 物质、血管活性肠肽、胆囊收缩素、生长抑素、神经肽 Y、降钙素基因相关肽、5- 羟色胺等)是链接调节脑 - 肠轴的重要物质,其功能失调可产生焦虑、紧张、恐惧、抑郁等情绪及胃肠道症状。稳态传入、情绪唤起和皮质调节大脑网络是 FGIDs 大脑功能紊乱的可能部位,也是改变(内脏)疼痛感知的心理调节的生物学基础。应激和其他心理社会因素也可以通过中枢调节和情绪唤起环路输出信号影响胃肠道的运动、屏障和免疫功能;胃肠的功能失调也可反过来作为内脏传入信息,通过交感神经或副交感神经传入脑内的自我调节传入系统,致使内脏感觉异常而出现胃肠症状。

运用抗抑郁、抗焦虑药物或精神心理疗法治疗精神心理因素相关的器质性胃肠病、功能性胃肠病及精神障碍类疾病有效。《功能性胃肠病罗马Ⅳ诊断标准》指出 FGIDs 的心理治疗方法包括认知治疗、行为治疗、暴露治疗、放松训

练、催眠、正念冥想、精神动力人际心理治疗。三环类抗抑郁药、选择性 5- 羟
色胺再摄取抑制剂、去甲肾上腺素再摄取抑制剂等抗抑郁药物以及其他中枢
药物如丁螺环酮和非典型抗精神病药物等抗抑郁药的增效剂,可作为一线治
疗方案无效且生活质量下降明显的中重度功能性胃肠病患者的治疗选择。抗
抑郁药对中枢神经系统和外周胃肠道均有作用,而这种作用不依赖于药物对
情绪的影响。抗抑郁药联合小剂量的抗精神病药治疗抑郁症、心境恶劣,能明
显改善患者包括胃肠不适在内的躯体化症状。神经性厌食需要运用心理教育、
认知行为疗法、家庭治疗、自助技术、自我暴露与反应预防法等心理疗法,也可
用选择性 5- 羟色胺再摄取抑制剂及三环类抗抑郁药、抗精神病药进行治疗。

● 8. 小结

首次将脾胃病划分为"非郁证性脾胃病"与"郁证性脾胃病"两大类,并将
"郁证性脾胃病"又分成单纯郁证与病郁同存两种。系统地论证了七情内伤所
致肝病郁证、脾病郁证及心病郁证均可产生脾胃病类症状;厘清了郁证性脾胃
病的因机证治;描述了郁证性脾胃病的临床表现特点;归纳了郁证性脾胃病的
临床诊断方法;总结了从郁论治的内涵与外延;提出了"症在脾胃,机在肝心,
治需从郁"以及"怪症从郁论治"的学术观点。

 主要参考文献

[1] 德罗斯曼 . 罗马Ⅳ:功能性胃肠病肠 - 脑互动异常 [M]. 方秀才,侯晓华,译 . 北京:科
　　学出版社,2016:452-455.

郁证心病论

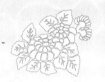

二十五、郁证心悸论

心悸是指患者自觉心中急剧跳动,不能自主的一种病证;因多伴惊慌不安,故又称惊悸,重者又称怔忡。心悸也可出现胸痛,胸痹也可出现心悸。当心悸出现胸痛、胸痹有心悸表现并胸痛相对轻微时,心悸与胸痹病证的中医临床判断界线难以截然划分。事实上,心悸、胸痹的证治方药多有相通或类似之处。由于心悸多见于各种心脏器质性疾病,故长期以来一直将其作为心系病证看待。但与此同时,我们还应该看到,心悸还可伴发于全身其他系统疾病,更多见于情志性郁证疾病。心悸可以是广义郁证和/或隐性郁证的临床表现之一。据此,可以将心悸病证分为郁证性心悸与非郁证性心悸两大类。这样的分类实是出于"精准医学"的需要。

据统计,门诊患者心悸发病率达 16%。我们需要从中将郁证性心悸识别出来并予以相应的治疗,以进一步提高临床疗效。

1. 从解郁安神定志治疗看郁证性心悸

(1) 当代中医治疗:以疏肝解郁、安神定志类方药治疗心悸的临床报道颇多,既有以逍遥散、丹栀逍遥散、安神定志丸、甘麦大枣汤、柴胡加龙骨牡蛎汤、四逆散、小柴胡汤、桂枝加龙骨牡蛎汤等方剂化裁治疗者,也有以疏肝解郁和/或安神定志类方药配合益气养血、活血化痰方药治疗者。一些医家甚至强调心悸当从疏肝解郁论治,注重调和心神、重镇安神。以方药之效测证候之本质,提示所治当属郁证性心悸或伴有郁证性心悸(或心悸伴有郁证)。

安神中药有镇静中枢、调节自主神经作用,可通过维持交感、迷走神经内分泌稳态,降低自主神经异常对心肌细胞膜离子通道影响等途径,减少心房纤颤发生,发挥抗心律失常作用。酸枣仁汤、甘麦大枣汤,以及养心安神药酸枣仁、合欢花,镇静安神药龙齿等,具有一定的抗抑郁、抗焦虑作用,其机制与调控脑内单胺神经递质有关。如同安神促寐与解郁疏泄类药物的药性有相通之处一样,安神定悸与解郁疏泄类药物的药性也有相通之处。

(2) 古代中医治疗:历代医籍均有大量以解郁安神定志方药治疗郁证性心悸的记载。

唐代孙思邈《千金翼方·心悸》载:"治产后忽苦,心中冲悸,或志意不定,恍恍惚惚,言语错谬,心虚所致方:人参 茯苓(各三两) 茯神(四两) 大枣(三十枚,擘) 生姜(八两) 芍药 当归 桂心 甘草(各二两)。"他如远志汤(《千金翼方·补益》)、大定心汤(《备急千金要方·小肠腑方》)等,均运用了茯神、远志、酸枣仁、龙骨、牡蛎、柏子仁等安神定志的药物。

宋代《太平圣惠方·治心脏风虚惊悸方》载:"治心脏风虚,惊悸心忪,常多健忘,宜服茯神丸方。"

金代李东垣《东垣试效方·烦热发热门》载:"朱砂安神丸,治心病神乱,怔忡,兀兀欲吐,胸中气乱而热,有似懊侬之状。"

明代张景岳《景岳全书·杂证谟·怔忡惊恐》载:"心神虚怯,微兼痰火而惊悸者,八物定志丸。心气郁滞,多痰而惊者,加味四七汤。痰迷心窍惊悸者,温胆汤或茯苓饮子,甚者朱砂消痰饮。风热生痰,上乘心膈而惊悸者,简要济众方。若大恐大惧,以致损伤心脾肾气而神消精却,饮食日减者,必用七福饮、理阴煎,或大营煎,或大补元煎之类酌宜治之,然必宜洗心涤虑,尽释病根,则庶可保全也。"

以上列举文献记载的心悸,大多伴有情志性症状,所用处方均含养心安神定志及调理情志类药物。

(3) 现代医学治疗:镇静安神、抗抑郁、抗焦虑药物用于治疗郁证性心悸见诸许多临床报道。例如,以盐酸氟西汀胶囊(百优解)、氟哌噻吨美利曲辛片(黛力新)治疗心脏神经症之抑郁情绪和躯体症状(包括心悸),以抗抑郁药物联合心理疗法治疗心脏神经症。此外还有以疏肝解郁和/或安神定志方药,联合抗抑郁、抗焦虑药物等中西医结合的方法治疗心脏神经症之心悸,如柴胡疏肝散合黛力新、逍遥散合帕罗西汀等,均取得了确切的疗效。

2. 从情志病因病机看郁证性心悸

(1)情志病因:情志因素与心悸病证关系较为密切,归纳如下。

① 惊恐:清代张必禄《医方辨难大成》载:"人之为惊为恐,虽所出之经不侔,即所扰之端亦别,然当其有恐有惊之候,则证之著见,固无不有当心震动之可验,或虚里扇摇之足徵也。"

清代刘默《证治百问》载:"盖惊悸者,出于仓卒,眼见异类,耳闻异声,顷刻惊惕而神惑。如此之后,心中常怀,念念不忘,恍惚而动,谓之惊悸。"

② 思虑:唐代王焘《外台秘要·五噎方三首》载:"忧噎者,天阴苦厥逆,心下悸动,手足逆冷……思噎者,心悸动喜忘,目视。"

宋代严用和《济生方·惊悸怔忡健忘门》载:"夫怔忡者……多因汲汲富贵,戚戚贫贱,又思所爱,触事不意,真血虚耗,心帝失辅,渐成怔忡。"

明代龚廷贤《万病回春》载:"若思虑即心跳者,是血虚也。"

③ 悒郁:清代陈士铎《辨证录·怔忡门》载:"人有得怔忡之症者,一遇拂情之事,或听逆耳之言,便觉心气怦怦上冲,有不能自主之势,似烦而非烦,似晕而非晕,人以为心虚之故也。然而心虚由于肝虚,肝虚则肺金必旺,以心弱不能制肺也。"

④ 嗔怒:清代叶天士《临证指南医案·痉厥》载:"某脉左动如数,右小濡弱,病起嗔怒,即寒热汗出心悸,继而神魂自觉散越,夫肝脏藏魂,因怒则诸阳皆动。"

清代林珮琴《类证制裁·眩晕论治》载:"褚氏高年头晕,冬初因怒猝发,先怔忡而眩仆,汗多如洗,夜不能寐,左寸关脉浮大无伦。"

⑤ 复合情志因素:明代虞抟《医学正传·怔忡惊悸健忘证》载:"夫怔忡惊悸之候,或因怒气伤肝,或因惊气入胆,母能令子虚,因而心血为之不足,又或遇事繁冗,思想无穷,则心君亦为之不宁,故神明不安而怔忡惊悸之证作矣。"

(2)病机证治:现代中医一般将心悸证候归纳为心虚胆怯证、心脾两虚证、心阴亏虚证、肝肾阴虚证、心阳不振证、水饮凌心证、痰浊阻滞证、心血瘀阻证、邪毒犯心证。仔细推敲其证治,其实无非两类,即郁证性心悸和非郁证性心悸。

一类为郁证性心悸,主要有心虚胆怯证、心脾两虚证、心阴亏虚证,或有心阳不振证、肝肾阴虚证,甚至有部分痰浊阻滞证和心血瘀阻证。此类心悸的证候易由情志因素引起,属于因郁致病,或多或少伴有情志性症状;治疗需要运用养心安神定志或化痰祛瘀方药,有时或需要从疏肝解郁角度进行治疗。由于心虚与惊悸互为因果,而且心之气血阴阳不足所致的心虚可以影响肝脾肾等其他脏腑,甚至演变致痰瘀产生,故可变生诸种证候。

另一类为非郁证性心悸,主要有水饮凌心证、邪毒犯心证,以及痰浊阻滞证和心血瘀阻证。此类心悸的证候主要由邪实引起,在运动劳累的状态下易于发作,不伴有情志症状;治疗当以祛邪为主。由于邪实可以导致脏腑气血阴阳紊乱、损伤正气,故非郁证性心悸亦可虚实夹杂、由实转虚而出现或伴有郁证性心悸的各种证候,此时治疗亦需要配合调整脏腑气血阴阳。倘若因病致郁,亦需配合或辅助运用疏肝解郁、安神定志的方法进行治疗。

需要指出的是,诸如经常熬夜、起居作息无常、过度劳累、以酒为浆,过饮咖啡、浓茶,以及抽烟等不良生活习惯所导致的心悸,同样属于非郁证性心悸。但此类心悸与器质性心脏病之非郁证性心悸不同,只要去除诱因(不良生活习惯),其心悸可不药而愈,一般无需治疗。但若长此以往,则可演变发展成器质性心脏病(其与器质性心脏病之非郁证性心悸的证治无异)。故此类非郁证性心悸不在本文讨论范围之内。

实际在临床上,郁证性心悸与非郁证性心悸并非总是能够楚河汉界般地截然划分,因尚存在病郁同存的形态。

这里需要正视并回答一个关键问题,即瘀血痰饮既为病理产物又为致病因素,如何与郁证相关。如同"郁证不寐论"一文所述,王清任认为瘀血本身就可以是"无故爱生气"的"肝气病",有瞀闷、急躁等情志方面的临床表现,其在《医林改错·血府逐瘀汤所治之症目》有云:"心跳心忙,用归脾安神等方不效,用此方(血府逐瘀汤)百发百中。"丹波元坚《杂病广要·内因类·虚劳》也指出瘀血心悸可以有神(情)志表现,其云:"瘀在心包,不时惊悸,面赤神昏。"

古代医家认为痰饮可以是郁证性心悸的证候之一。元代朱丹溪《丹溪心法·惊悸怔忡》明确指出："真觉心跳者是血少,四物、朱砂安神之类。假如病因惊而得,惊则神出其舍,舍空则痰生也。"明代楼英《医学纲目·肝胆部·惊悸怔忡》云:"憺憺,因痰动也。心憺憺动者,谓不怕惊而心自动也。惊恐亦曰心中憺憺恐,谓怕惊而心亦动也。"其认为"心憺憺动"及"心中憺憺恐"之伴有惊恐情志的心悸可因痰而起。李中梓《医宗必读·悸》载:"证状不齐,总不外于心伤而火动,火郁而生涎也。"其中暗示心伤肝郁而后生痰(涎)可致心悸。清代李用粹《证治汇补·胸膈门·惊悸怔忡》亦有心虚神失而停痰致悸的类似表述:"人之所主者心,心之所养者血。心血一虚,神气失守,神去则舍空,舍空则郁而停痰,痰居心位。此惊悸之所以肇端也。"

由于郁证是因情志不遂导致气机郁滞的病证,而气机郁滞是产生瘀血痰饮的病理基础,故瘀血痰饮是郁证的主要病机之一。郁证性心悸也不例外。

● 3. 从现代医学看郁证性心悸

功能性心脏病涉及功能性室性早搏等非器质性心脏病,其中心脏神经症是主要的非器质性心脏病。精神心理因素可导致有心悸症状的心脏神经症的发生或加重,其发病诱因涉及精神创伤及突然受惊吓者高达74.7%。急性焦虑患者的首要表现便是心动过速,广泛性焦虑患者的心悸、胸闷症状发生率高达72.4%。有文献报道,在145例主诉心悸的患者中将近半数存在精神障碍,其中18.6%的患者在近1个月内有惊恐发作。焦虑症患者在惊恐发作时,除表现为强烈的焦虑不安和恐惧、濒死感外,往往伴有明显的心悸感。

社会心理健康状况、人格特征与心脏神经症的发生密切相关。愤怒、悲伤、暗示等不良社会心理因素作用于神经质倾向、受暗示性强、情绪不稳定、适应能力差、抑郁质性格类型等易患个体时易导致心脏神经症的发生,且大多存在不同程度的抑郁、焦虑、恐惧以及人际关系敏感,情绪多不稳定,其中以抑郁质性格类型为多见。

上述具有心悸表现的非器质性心脏病多由外环境刺激或内环境失衡、精神心理因素等造成神经内分泌、神经递质功能紊乱,干扰自主神经系统活动规律所致。2011年欧洲心律协会(European Heart Rhythm Association,EHRA)制定的《心悸诊疗专家共识》,其中提出了"焦虑相关型心悸"的分类(anxiety-related palpitation），认为相关的机制为抑郁和焦虑等负性情绪激活下丘脑 - 垂体 - 肾上腺系统，促使交感神经功能亢进、儿茶酚胺分泌增多，进而导致心肌细胞自律性异常，诱发心律失常而见心悸。

4. 郁证性心悸因郁致病与因病致郁的形态

心悸易由情志因素所引起，多伴有情志性症状，故郁证性心悸存在"因郁（情志性病因）致病（心悸）"与"因病（心悸）致郁（情志性症状）"两种形态。

因郁致病存在两种情况。第一种情况是指因焦虑、惊恐、抑郁等心理因素、精神障碍导致心悸的发生，现代医学之心脏神经症、焦虑相关型心悸等功能性心脏病多属此类。患者多有明显的焦虑症状，或于心悸发作前伴随诸如手面部发麻、不典型胸痛或呼吸急促过度换气等非特异性症状。第二种情况是因心理、精神、情绪障碍日久而导致器质性心脏病的发生，实际上是因郁致病，而表现为病郁同存的形态。

因病致郁也存在两种情况。第一种情况是属于器质性心脏病本身可以见到的情志类临床表现，如急性主动脉夹层、心肌梗死以及持续性室性心动过速、心室颤动发作，患者在心悸的同时往往可伴有焦虑不安、恐惧甚至濒死感等情绪变化症状。严格来讲，这种情况并不属于真正意义上的因病致郁。第二种情况是患者虽具器质性心脏疾患，但其病情本身不足以引发心悸或即便有心悸也不足以产生情志性症状，却因患者疑病过忧或紧张焦虑而产生了心悸并伴随一系列明显的情志性临床表现。这种情况属于真正意义上的因病致郁，实际上是因病致郁，而表现为病郁同存的形态。俗称"双心病"。

理解以上郁证性心悸因郁致病与因病致郁的形态，有助于"精准医学"的治疗决策。对于因郁致病的第一种情况，如同现代医学采用抗抑郁、抗焦虑治疗方法一样，中医可采用疏肝理气解郁、养心安神定志类方药进行治疗。对于因病致郁的第一种情况，首要重点在于治疗器质性心脏疾病，必要时可辅以安神定志（抗抑郁、抗焦虑）治疗。无论是因郁致病还是因病致郁，只要达到了病郁同存，就必须病郁同治。正如"郁证形态论"中所指出的，看病见人，疗病医心，追求形神统一。从郁论治和病郁同治都是中医药疗法的长处所在。

● 5. 郁证性心悸的临床识别

(1) 现代医学相关检查: 首先应排除心脏器质性疾病。欧洲心律协会《心悸诊疗专家共识》指出,心悸的诊断应通过采集病史、心电图及实验室检查,以鉴别心悸的机制、获得心悸症状发作时的心电图记录、评价基础心脏病。现代医学相关检查一般包括心电图(包括动态心电图)、超声心动图、心脏 MRI、血管造影、心脏电生理、心肌酶谱、心肌钙蛋白以及运动试验等,必要时可进行电解质、甲状腺功能、特定违禁药品的血尿浓度等实验室检查。

心率变异性(heart rate variability, HRV)是无创伤评估心脏自主神经活动的指标,具有敏感、定量、直观的优点。不明原因心悸及心脏神经症患者的心率变异性较正常对照组降低,表现为交感神经兴奋性增强、迷走神经活动减弱以及心电活动昼夜节律消失。直立倾斜试验对于心脏神经症的诊断也有参考价值。

(2) 情志病的临床特点: 运用郁证四诊诊断方法及一览表判断方法,充分注意隐性郁证之存在,临床检出郁证性心悸并不十分困难。

郁证性心悸与情志变化相关。在导致郁证性心悸的七情五志中,以惊恐最为常见。患者往往只要听到周围环境的轻微声响即感惊恐心悸,甚至并无外界刺激因素存在亦自内而生惊悸,故心虚胆怯是郁证性心悸的典型证型。宋代严用和《济生方·惊悸怔忡健忘门》描述此证的临床特点为:"夫惊悸者,心虚胆怯之所致也。且心者君主之官,神明出焉,胆者中正之官,决断出焉。心气安逸,胆气不怯,决断思虑得其所矣。或因事有所大惊,或闻虚响,或见异相,登高涉险,惊忤心神,气与涎郁,遂使惊悸。惊悸不已,变生诸证,或短气悸乏,体倦自汗,四肢浮肿,饮食无味,心虚烦闷,坐卧不安,皆心虚胆怯之候也。治之法,宁其心以壮胆气,无不瘥者矣。"其中所谓"变生诸证",就是具有功能性、多样性、广泛性、复发性、怪异性的郁证临床表现特点,就是具有躯体形式障碍以及"医学难以解释的症状",易伴有失眠、健忘、胸闷、气短、眩晕、耳鸣等一系列自主神经功能紊乱的症状。这些纷繁的临床表现对识别郁证性心悸具有重要的参考价值。

若患者情志表象不甚明显,则需要进一步分析其人格禀赋并追踪家族史。

此类患者大多具有多思多虑多疑、自我暗示性强、郁郁寡欢的性格特征,往往存在疑病过忧并过度医疗的情况,具有"内生性情志刺激病因"的禀赋特质。

心率变异性也是研究情绪自主神经反应模式的方便指标,对郁证性心悸的检出具有参考价值,可借用之。抑郁、焦虑、精神损伤均可影响心率变异性,其变化与患者的主观痛苦程度密切相关。不同情绪(愤怒、悲哀、恐惧、厌恶等)、不同人格及行为方式影响下的自主神经活动模式及其时域参数不尽相同。因此,心率变异性还可用以评估情绪及自主神经功能紊乱的治疗效果。

一时情绪不佳所导致的轻度短暂的郁证性心悸,只要通过调整心态和情绪即可恢复,并不成为需要治疗的临床问题。

● 6. 小结

本文从古今中外心悸的治疗方药、引起心悸的中医情志性病因病机、现代医学功能性心脏病的病理生理学与精神心理学机制、因郁致病与因病致郁的郁证形态及临床识别等多个视角和维度,论证了郁证性心悸的客观存在及其存在样式。

郁证性心悸与非郁证性心悸的中医证治既有相同又有不同。治疗郁证性心悸当重养心安神定志、疏肝理气解郁,配合运用纾解负性情绪等非药物治疗方法可以进一步提高疗效。诚如张景岳《景岳全书·杂证谟·怔忡惊恐》所谓:"然必宜洗心涤虑,尽释病根,则庶可保全也"。对于病郁同存之心悸,当病郁同治,疗病勿忘解郁安神。

✿ ···· 主要参考文献

[1] 魏绪华.加味逍遥散治疗心脏神经官能症79例临床观察[J].四川中医,2008,26(5):58-59.

[2] 张爱菊.安神定志丸加减治疗心脏神经官能症47例的临床研究[J].北方药学,2012,9(2):50.

[3] 刘兆宜,沈琳.柴胡加龙骨牡蛎汤加减治疗肝郁气滞型心悸的临床研究[J].上海中医药大学学报,2014,28(2):26-30.

[4] 杨洪军,孟繁蕴,孔立.四逆散加减治疗心脏神经官能症40例[J].浙江中医杂志,

1998,33（4）:155.

［5］张秀珍.柴胡疏肝散合养心汤治疗心脏神经官能症56例［J］.山东中医杂志,2012,31
（2）:104-105.

［6］崔萍.柴胡疏肝散联合黛力新治疗心脏神经官能症疗效观察［J］.实用中西医结合临
床,2012,12（1）:17-19.

二十六、郁证胸痹论

胸痹病名最早见于张仲景《金匮要略·胸痹心痛短气病脉证治》,后世有心痛、真心痛、心痹、胸痛等不同的命名。笔者基于文献分析及临证实践体会,认为胸痹的病脉证治存在以下问题。

首先,心痛与胸痛如何区别。由于胸痛可分别见于肺系、肝胆系以及脾胃系（包括食管）疾病,因此,胸痛未必就是心系疾病之胸痹的特有症状。

再次,胸痹是否持续存在心（胸）痛。如果认为"胸痹轻者仅有胸闷、短气,重者则有胸痛",则意味着胸痹轻症患者可以无胸痛;如果认为"心痛通常持续数秒至数分钟",则意味着胸痹患者大部分时间都处在缓解期而并无胸痛症状,无胸痛时是否可以判为胸痹? 如可,则临床中大量存在仅有胸闷气短而无胸痛者是否可以判为胸痹? 如不可,则其判别界线何在?

再次,胸痹证候分型有寒凝、气滞、血瘀、痰浊以及心之气血阴阳虚衰,临床实际并非如此机械刻板,往往虚实夹杂（所有病证均存在此类问题,非独胸痹）。

最后,现代主流中医长期无视胸痹病证中最为常见的郁证性胸痹。郁证性胸痹是指并无心脏器质性疾病（除非病郁同存）,临床表象与心脏器质性疾病之胸痹并无本质上的差别,也可有轻微心（胸）痛,时常胸闷、短气、心悸;但郁证性胸痹的病因乃是由于七情所伤,病机乃是由于气机郁滞,具有郁证的特征性临床表现,治疗需要从郁论治为主,这些与心脏器质性疾病之胸痹证治都是有区别的。本文专就郁证性胸痹展开讨论。

● 1. 从现代医学看郁证性胸痹之存在

胸痛、胸闷除可见于心血管系统疾患外,还可见于呼吸、消化、神经肌肉等系统疾患,故与器质性心脏病并无专属的对应关系。国外调查发现,儿童胸痛伴胸闷、气短者,极少由心脏病本身引起;以胸痛为主诉的儿童/青少年有70%的超声心动图未见任何异常;随访分析显示,儿童胸痛与心脏病相关者仅占15%。国内资料表明,胸痛患者冠脉造影阳性率仅占11.7%;绝大多数青中年胸闷者并无器质性心脏病的直接证据。

相反,精神心理障碍、心脏神经症(cardiac neurosis,CN)与胸痛、胸闷症状的关系密切。在非心脏器质性疾患胸痛患者中,抑郁症、广泛性焦虑症、强迫症及未分化的躯体形式障碍者分别占21.4%、5.7%、5.7%和2.9%。不明原因胸痛患者的抑郁评分明显高于正常人。非冠心病胸痛患者中约有35.4%由心理问题所致;焦虑、惊恐发作、抑郁等心理疾患为非冠心病患者出现心脏相关症状的重要原因;精神心理障碍患者因胸闷、胸痛初诊分别位居第4位和第6位。社会心理健康状况与性格特征与心脏神经症的发生密切相关,患者多表现出胸痛、胸闷、心悸、憋气、长叹气等症状。焦虑可使机体内啡肽分泌增加,5-羟色胺(5-HT)受体水平下调,从而引起胸痛的发生;抑郁可通过体液和自主神经途径改变内脏敏感性,导致出现胸痛。

另一方面,胸痛、胸闷患者又可伴有明显的情志障碍,约有1/5的冠心病患者可发生抑郁。

从治疗来看,抗抑郁、抗焦虑、镇静安神类药物能够治疗功能性胸痛。例如,盐酸氟西汀胶囊(百优解)、氟哌噻吨美利曲辛片(黛力新)、抗抑郁药物联合心理干预,可以治疗心脏神经症的抑郁情绪,以及包括胸痛、胸闷、气短等躯体症状在内的各种不适;以抗抑郁、抗焦虑药物联合疏肝解郁和/或安神定志方药等中西医结合的方法,可以改善心脏神经症之胸痛、胸闷、气短等症状。

至于器质性心脏疾患伴有抑郁的胸痛患者,有时很难分清胸痛因何而起,但在常规治疗的基础上加用抗抑郁、抗焦虑药物,可使胸痛减缓或消失。

抗抑郁、抗焦虑药物包括选择性5-羟色胺(5-HT)再摄取抑制剂(SSRI,如氟西汀、帕罗西汀、舍曲林)、苯二氮䓬类(如地西泮、阿普唑仑)等。SSRI可选择性抑制5-HT的再摄取,苯二氮䓬类可加强γ-氨基丁酸(GABA)的功能发挥,均可在改善抑郁、焦虑的同时,缓解胸痛、胸闷。

● 2. 古代中医对郁证性胸痹病因病机的认识

中医远在现代医学之前早已深刻认识到郁证性胸痹的病脉证治特点。郁证性胸痹主要有心（胸）痛、胸闷、短气、心悸等症状。心悸作为郁证性胸痹的常见症状，已在"郁证心悸论"中单独阐述，故以下内容仅涉及心（胸）痛、胸闷、短气。

（1）郁证性胸痹之情志性病因病机：大量古代文献指出七情五志皆可引起心（胸）痛、胸闷、短气，谨择其要者简述如下。

① 心（胸）痛：《素问·刺热》即有情志因素可导致心痛的记载："心热病者，先不乐，数日乃热，热争则卒心痛。"金代张元素《医学启源》载："心虚则恐悸多惊，忧思不乐，胸腹中苦痛，言语战栗，恶寒恍惚"。明代张景岳《景岳全书·杂证谟·心腹痛》载："气血虚寒，不能营养心脾者，最多心腹痛证，然必以积劳积损及忧思不遂者，乃有此病。"明代王肯堂《证治准绳·心痛胃脘痛》载："夫心统性情，始由怵惕思虑则伤神，神伤脏乃应而心虚矣。心虚则邪干之，故手心主包络受其邪而痛也。"明代秦景明《症因脉治·胸痛论》总结道："内伤胸痛之因，七情六欲，动其心火，刑及肺金；或怫郁气逆，伤其肺道，则痰凝气结。"

清代沈金鳌《杂病源流犀烛·心病源流》载："总之七情之由作心痛，七情失调可致气血耗逆，心脉失畅，痹阻不通而发心痛……除喜之气能散外，余皆足令心气郁结而为痛也。"该书"虚损劳瘵源流"篇继续指出："曲运心机，为心之劳，其证血少，面无色，惊悸，盗汗梦遗，极则心痛。"清代顾靖远《顾松园医镜·胃脘痛（胸痛、心痛、腹痛）》载："包络之痛，皆因思虑伤神，涸血所致。"

以上诸论指出，凡不乐、惊恐、忧思不遂、怵惕思虑、七情六欲动其心火，以及怫郁气逆，皆可致心痛（心包络痛）、胸痛、心腹痛、胸腹中苦痛。正如"郁证疼痛论"所指出的，郁证可以出现各个部位的疼痛，故郁证性胸痹出现心（胸）痛殊不足怪。

② 胸闷：古人论胸闷涉及胸痞、痞满、满闷之称。明代王肯堂《证治准绳·疡医》载："忿怒胸痞，肝气滞也。"明代徐春甫《古今医统大全·心痛门》载："五脏内动，沮以七情，则其气痞结，聚于膻中。经曰：膻中者，臣使之官，喜乐出焉。与厥阴心胞络之经同一机也，每每云心痛皆是此经之病，世人鲜有言

之者……皆脏气不平,喜怒忧郁所致,属内因。"明代董宿《奇效良方·气门(附论)》载:"怒气所至为呕血,为飧泄,为煎厥,为薄厥,为阳厥,为胸满胁痛。"

清代何梦瑶《医碥·杂症·痞满》载:"痞满,但内觉满闷,而外无胀急之形也。有在胸在腹之分,皆由中气不运。而所以致不运者,则或寒而凝闭,或热而胀,或食滞痰停,或气结怒郁,或脾湿不化,或血瘀不行,皆能致之。"清代林珮琴《类证治裁·痞满论治》载:"脉弦急而滑,胸骤痞,乃肝气与食滞所成,为实。"

以上诸论指出,凡忿怒、沮以七情、气结怒郁、肝郁气滞,皆可致胸痞、膻中痞结、胸满以及胸腹满闷。

③ **短气**:唐代孙思邈《备急千金要方·积气》载:"凡寒气状吐逆心满,热气状恍惚眩冒失精,怒气状不可当,热痛上荡心,短气欲绝不得息。恚气状,积聚心满,不得食饮。"宋代陈言《三因极一病证方论·七气证治》载:"怒伤肝者,上气,不可忍,热来荡心,短气欲绝,不得息,故《经》曰怒则气击(一作上)。"明代张景岳《类经·口问十二邪之刺》载:"忧愁思虑,则气抑不伸而心系急,气道约,约则满闷于中,此叹息之不容已也。"

以上诸论指出,凡怒气伤肝或忧愁思虑伤心,皆可致短气欲绝不得息或"叹息之不容已"。

毋庸置疑,心(胸)痛、胸闷、短气既可单独出现,也可数症合并或交杂出现。

(2) 瘀血、痰饮(浊)可以是郁证性胸痹的病机:从以上古代文献所论可窥探出胸痹的病机主要包括虚实两端,虚者如气血虚寒及心脾两亏,实者如寒凝、气滞、血瘀、痰阻。其中,瘀血、痰饮(浊)可以是情志病因的初始病理产物。例如,怫郁气逆可致痰凝气结(秦景明《症因脉治·胸痛论》),七情失调可致心脉失畅而痹阻不通(沈金鳌《杂病源流犀烛·心病源流》),思虑伤神可致涸血("涸血",可理解为血虚及由血虚进一步导致瘀血之意)(《顾松园医镜·胃脘痛》)等。如同在"郁证心悸论""郁证不寐论"所论证的那样,瘀血、痰饮同样可以是属于郁证的病机。鉴于瘀血、痰饮(浊)是胸痹的重要病机,因此有必要进一步引述古人的有关观点加以论证之。

《灵枢·百病始生》载:"若内伤于忧怒,则气上逆,气上逆则六输不通,温气不行,凝血蕴裹而不散,津液涩滞著而不去。"指出忧怒气逆等情志病因既可以导致瘀血(凝血蕴裹而不散)的产生,又可以导致痰饮(浊)(津液涩滞著而不去)的产生。

明代李梴《医学入门·腹痛》载:"瘀血痛有常处,或忧思逆郁而得。"清代怀远《古今医彻·蓄血》载:"其人或劳倦,或跌扑,或闪挫,或郁怒,皆足以阻其血而停蓄成瘀。"清代林珮琴《类证治裁·痞满论治》载:"痰挟瘀血,成窠囊,作痞,脉沉涩,日久不愈,惟悲哀郁抑之人有之,宜从血郁治。"以上所论指出,忧思、郁怒、悲哀郁抑皆可致瘀血,宜从"血郁"治。清代王清任认为属于瘀血病机的胸痹表现为"忽然胸疼",并有无故爱生气、督闷、急躁等情志表现,主张用血府逐瘀汤治疗,谓"前方皆不应,用此方一付,疼立止"。

明代李梴《医学入门·杂病脉法》认为肝郁乘脾生涎成痰可致胸痞:"胸痞多有痰火,故寸滑且大。右关弦迟或伏者,肝乘脾虚生涎,气郁不舒。"清代程国彭《医学心悟·肩背臂膊痛》载:"凡背痛多属于风,胸痛多属于气,气滞则痰凝,脏腑之病也。"清代何梦瑶《医碥·杂症·胸痛》载:"五脏及胆、心包络七经,筋脉俱至胸,是诸经之邪,皆得为胸痛……乃医书多以肝病为言,此举隅之论耳,勿泥。须知胸为清阳之分,其病也,气滞为多。实亦滞,虚亦滞。气滞则痰饮亦停,宜行气除饮,此治在肺分。"程国彭、何梦瑶均认为气滞痰凝可致胸痛(其气滞多由肝郁所致)。

此外,清代唐宗海《血证论·瘀血》载:"或血积既久,亦能化为痰水。"清代王士雄《回春录·内科·痰证》载:"初则气滞以停饮,继则饮蟠而气阻,气既阻痹,血亦愆其行度,积以为瘀。"以上唐宗海、王士雄进一步指出了瘀血与痰饮之间可以互相影响和转化,前者认为瘀血可以转化为痰饮,后者认为痰饮可以转化为瘀血。

● 3. 郁证性胸痹之临床特征与识别

(1) 现代医学相关检查:郁证性胸痹需要通过相关检查,以排除器质性疾病。例如,胸痛需要排除心绞痛、急性心肌梗死、急性心包炎、主动脉夹层等心脏性疾病,以及胸壁、肋间神经、肺、食管或颈椎等部位的非心脏性疾病;胸闷、短气(包括气促)需要排除各种原因引起的心肺功能不全、胸腔积液等疾病。因此,有关排除性诊断检查项目颇多,除心电图、动态心电图、超声心动图、冠状动脉 CT 血管成像或冠状动脉造影、胸片、心肌标志物、运动试验外,还包括上消化道钡餐造影、胃镜以及气道反应性测定、支气管激发试验,等等。

心率变异性(heart rate variability,HRV)、直立倾斜试验(head-up tilt test,HUTT)有助于鉴别与自主神经功能紊乱密切相关的胸痛、胸闷。

(2) 郁证性胸痹的临床特点:郁证性胸痹多见于现代医学的心脏神经症以及抑郁症、焦虑症等,具有与器质性心脏疾病之非郁证性胸痹不同的临床特点,具体包括以下几点。

① 心(胸)痛程度较轻:心(胸)以轻微隐痛、刺痛、钝痛、闷痛为主,一般不会达到心痛如绞、心痛彻背、背痛彻心等剧烈疼痛程度,更不会达到手足青至节、唇青肢厥、大汗淋漓、脉微欲绝、旦发夕死、夕发旦死的严重程度。

② 心(胸)无典型放射痛:心(胸)痛的部位或固定或不固定,具有郁证性不定疼痛的特点;一般不具备胸骨后或心前区疼痛并放射至左肩、左上肢内侧、颈部、下颌、左肩胛部、左侧无名指和小指等典型部位的疼痛。

③ 心(胸)痛持续时间较长:可为一过性刺痛,或为持续性隐痛,甚者可经年累月。所谓"疼痛持续时间短暂、瞬间即逝者多轻;持续时间长,反复发作者多重"的观点对郁证性胸痹而言是欠妥的,郁证性胸痹可持续性心(胸)痛,但未必意味着病情严重。

④ 以胸闷、短气为多见:心(胸)痛、胸闷、短气可以同时出现,也可单独出现,更以胸闷、短气较为多见。郁证性胸痹即使有胸痛症状也未必是重症,未必意味着重于胸闷、短气。因此,所谓胸痹"轻者仅感胸闷如窒,呼吸欠畅,重者则有胸痛"的观点,对郁证性胸痹而言是不适用的。

⑤ 与情志活动密切有关:胸痹由情志不畅所引起,病情的轻重变化与情志波动有关。相关症状通常不发作于劳累当时而出现在劳累之后,稍事活动反能缓解;并无明显的类似心绞痛"经休息(和治疗)后可迅速缓解"的临床特点。

⑥ 具有郁证的临床表现:除了善太息、默默悒郁等情志症状外,通常伴有多种多样甚至怪异的郁证特征性临床表现,如上述古籍中论及的言语战栗、恶寒恍惚、怵惕思虑、惊悸、盗汗梦遗、煎厥薄厥、吐逆心满、眩冒失精、不得食饮、热来荡心等,不一而足。对于郁证性胸痹,借助"郁证诊断论"中四诊所得及

"隐性郁证论"中"郁证诊断一览表"的内容,可以作出基本判断。

⑦ **因郁致病与因病致郁**:与郁证性心悸同样,郁证性胸痹也有"因郁(情志性病因)致病(胸痹)"与"因病(胸痹)致郁(情志性症状)"两种形态,其理相同。可参见"郁证心悸论"一文,不复赘述。

⑧ **从郁论治有效**:从郁论治包括疏肝解郁理气和/或养心安神定志。从瘀论治与从痰论治也是从郁论治的体现,若经过以上法则治疗以后获效,可资证明(详见下述)。

● 4. 郁证性胸痹之中医治疗

明代王肯堂《证治准绳·诸气门·郁》载:"气郁,胸胁痛,脉沉而涩,宜香附、苍术、抚芎。"明代李中梓《医宗必读》载:"胸痛肝虚者,痛引背胁,补肝汤;肝实者,不得转侧,喜太息,柴胡疏肝散。"清代心禅僧《一得集·气郁胸痛治验二案》中载有用于治疗气郁胸痛代表性的疏肝理气药物,如当归、芍药、香附、橘红、郁金、蔻仁、柴胡、牡丹皮、鲜橘叶、佛手花、瓦楞子、牡蛎、生铁落、香附等。元代孙允贤《医方大成·心痛》认为心痛"治法宜详其所因,若内外之气相搏,则宜驱散邪气,温利痰饮;心血有所亏损,又当补益其荣卫,宁其心志,壮其胆气,如此调之,病无不愈矣"。

当代更有众多以柴胡疏肝散、丹栀逍遥散、柴胡加龙骨牡蛎汤、四逆散、天王补心丹、甘麦大枣汤、酸枣仁汤等方剂治疗郁证性胸痹的临床报道。一些医家直接提出胸痹心痛当从郁论治、从肝论治的学术观点。对器质性心脏病胸痹有病郁同存形态者,可在益气活血通络的同时,配合疏肝解郁和/或安神定志类方药进行治疗。以上疏肝理气解郁方药可通过调节下丘脑-垂体-肾上腺轴活性以及抑郁模型大鼠脑内单胺递质含量等方式,发挥调节自主神经功能和抗抑郁作用。

至于运用活血化瘀和祛痰化浊方药治疗属于郁证性胸痹者,更是不胜枚举。血府逐瘀汤是治疗瘀血胸痹的代表性方剂,不仅可以治疗器质性心脏病之非郁证性胸痹,也可用于治疗心脏神经症等郁证性胸痹以及病郁同存之胸痹。究其原理,除瘀血本是郁证病机之外,妙在该方内含四逆散,既可疏肝解郁以抗抑郁,又可理气活血。故善用血府逐瘀汤者(即使其并未自觉意识到郁证性胸痹之形态存在),非但不会轻易将四逆散随意减去,相反还会增加其他疏肝理气药物,以求增加疗效。其他活血化瘀或理气活血类方药用于治疗郁证性胸痹者,理亦同此。

综观《实用中医内科学·心痛》所列 39 首治疗方剂中,除苏合香丸、乌头赤石脂丸、行军散、当归四逆散、失笑散(或包括血府逐瘀汤在内)(占 12.82%~15.38%)或可缓解器质性心脏病之真心痛外,他如疏肝理气解郁清火类方柴胡疏肝散、逍遥散、丹栀逍遥散、当归龙荟丸 4 首,养心安神定志类方朱砂安神丸、养心汤、天王补心丹、酸枣仁汤、甘麦大枣汤、黄连阿胶汤、归脾汤、参附龙牡汤 8 首,活血化瘀类方血府逐瘀汤、丹参饮 2 首,化痰类方温胆汤、黄连温胆汤、涤痰汤、礞石滚痰汤 4 首(尚不包括瓜蒌薤白半夏汤和枳实薤白桂枝汤),至少以上 18 首方剂(占 46.15%)或多或少与解郁安神有关,可以用于治疗七情五志所致郁证性或病郁同存性胸痹心痛。其余 16 首(占 41.03%)则基本属于调理脏腑气血阴阳的方剂。虽然并未明言郁证性胸痹,但郁证性胸痹心痛之证治已跃然纸上。

● 5. 小结

古代中医远在现代医学之前,就已经认识到情志不遂可以导致发生以心(胸)痛、胸闷、短气等临床表现为特征的胸痹病证,不妨称之为郁证性胸痹。

通过系统梳理散在于汗牛充栋古籍中各家学说的有关论述,可知郁证性胸痹的病脉证治已然形成独特的体系。反观现代,或因过于受西方医学之影响,但知从中医学宝库中捡出“心痛彻背、背痛彻心”之真心痛以与心绞痛、心肌梗死等器质性心脏病诊治相对应,却将有关郁证性胸痹证治的宝贵经验及相关的学术思想束之高阁,其结果无异于是扬己之短而藏己之长。

西风再疾,难掩东风浩荡。就郁证性胸痹的治疗而言,不在中医话下。

❀----- 主要参考文献

[1] 林小端. 丹栀逍遥散治疗气滞型心肌桥胸痹 30 例临床观察[J]. 福建中医药大学学报, 2013,23(6):53-55.

［2］彭小艳.柴胡加龙骨牡蛎汤治疗胆心综合征临床观察［J］.中医药临床杂志,2011,23
（11）:966-967.

［3］刘新,刘静.天王补心丹治疗心脏神经官能症疗效观察［J］.现代中西医结合杂志,
2000,9（14）:1345.

［4］任宏伟.甘麦大枣汤合酸枣仁汤治疗心血管神经症30例［J］.辽宁中医杂志,2006,33
（1）:78-79.

［5］叶攀,敖杰男.胸痹心痛从郁论治［J］.四川中医,2006,24（6）:27-28.

［6］张鸣鸣,昌艳艳,李静,等.胸痹从肝论治［J］.辽宁中医药大学学报,2014,16（4）:151-
153.

二十七、郁证不寐论

不寐即失眠,临床表现为经常不易入寐,或寐而易醒、时寐时醒,或醒而不能再寐,甚至彻夜不寐,醒后常有神疲乏力感。老年人睡眠时间较短或质量稍差属老年生理性变化,所谓"年高人阳衰不寐"（《证治要诀·虚损门》）,"老年人阴气衰弱,则睡眠轻微易知"（《冯氏锦囊秘录·方脉不寐合参》）,未必称病。因某种原因一过性睡眠欠佳数日,亦未必称病。

流行病学调查结果表明,英国有37%、法国有30%~50%、我国有45.4%的人存在不同程度的失眠。不寐如此高发,令无数世人竞烦恼。故世界卫生组织（WHO）将每年的3月21日定为"世界睡眠日",以期引起人们高度关注。不寐与忧郁一样,都是困扰现代人的常见疾病,严重影响患者的生活质量。郁证不寐毫不奇怪,因为不寐本身就是郁证最常见的临床表现之一。

1. 情志因素导致不寐的病因病机概述

（1）主要情志病因:不寐的中医病因病机有多种学说,如阴阳失衡、营卫失常、脏腑失调、神魂失用、气血紊乱（亏虚或瘀滞）、内外邪气干扰等。但临床最为常见的却是情志因素导致的郁证性不寐,主要有以下几种。

① 思虑:西汉《淮南子·说山训》载:"念虑者,不得卧。"明代张景岳《景岳全书》:"凡人以劳倦思虑太过者,必致血液耗亡,神魂无主,所以不寐……心有事亦不寐者,以心气之被伐也。"

清代沈金鳌《杂病源流犀烛》载:"有思虑过度,因脾主思,致脾经受邪,两手脉缓,经年累月不寐者宜益气安神汤。"

② **悒郁**:清代张聿青《张聿青医案·气郁》载:"情怀郁结,肝木失疏,以致肝阳冲侮胃土,中脘有形,不时呕吐,眩晕不寐。"《张聿青医案·肝风》载:"向有肝阳,一阳来复之时,加以情怀怫郁,以致甲木不降,乙木勃升,心悸不寐,肉筋惕,肢震头摇。"

清代吴金寿《三家医案合刻》载:"经营不遂,情怀拂郁,少火化为壮火,风木挟阳上巅,眩晕不寐,是阳不入阴,非阴虚症也。"

清代沈金鳌《杂病源流犀烛》载:"有失志郁抑,痰涎沃心,怔忡不寐者宜温胆汤、加味温胆汤、加味二陈汤。"

③ **忧愁**:三国时期嵇康《养生论》载:"内怀殷忧,则达旦不瞑。"

清代郑钦安《医法圆通·不卧》载:"因忧思而致者,由过于忧思,心君浮燥不宁……故不得卧。"

④ **恼怒**:明代秦景明《症因脉治·内伤不得卧》载:"肝火不得卧之因,或恼怒伤肝,肝气怫郁,或尽力谋虑,肝血有伤,肝主藏血,阳火扰动血室,则夜卧不宁矣。"

明代翟良《医学启蒙汇编》载:"不知不寐亦有肝病也……肝经因虚邪气袭之,以魂不归舍,是以卧则不寐。遇怒则益不寐,以肝主怒也。"

清代吴澄《不居集》载:"忿怒太过,肝气上逆,内邪蕴滞,烦扰不寐。"

⑤ **惊恐**:明代张景岳《景岳全书》载:"或为惊惕,或为恐畏,或若有所系恋,或无因而偏多妄思,以致终夜不寐,及忽寐忽醒……凡思虑劳倦,惊恐忧疑,及别无所累而常多不寐者,总属其阴精血之不足,阴阳不交,而神有不安其室耳。"

清代沈金鳌《杂病源流犀烛》载:"有心胆俱怯,触事易惊,梦多不祥,虚烦不寐者宜温胆汤。"

以上情志因素分类或有相近相交之义,多种情志因素皆能导致不寐,诚如清代张璐《张氏医通·不得卧》所云:"平人不得卧,多起于劳心思虑,喜怒惊恐。"

(2) 主要病机证候:五志伤五脏,故不寐与五脏皆相关。但情志病因通过影响脏腑的生理功能而致不寐者,以心、脾、肝、胆居多。心藏神而主神明,"神"即精神、意识、思维活动的总括。《景岳全书》认为:"盖寐本乎阴,神其主也,神安则寐,神不安则不寐。"脾主思,思虑过度则伤脾。肝藏血而舍魂,主疏泄而调畅情志及全身气机。南宋许叔微《普济本事方》认为:"平人肝不受邪,故卧则魂归于肝,神静而得寐。今肝有邪,魂不得归,是以卧则魂扬若离体也。"胆附于肝,为中正决断之官。隋代巢元方《诸病源候论》载:"若心烦不得眠者,心热也;若但虚烦而不得眠者,胆冷也。"《张氏医通·不得卧》云:"曷知五志不伸,往往生痰聚饮,饮聚于胆,则胆寒肝热,故魂不归肝而不得卧。"

或曰,瘀血、痰湿亦关不寐。关于瘀血不寐,清代王清任提出"血府血瘀"有"夜不寐者",当用活血化瘀法治疗,同时指出"俗言肝气病,无故爱生气,是血府血瘀","瞀闷:即小事不能开展,即是血瘀","急躁:平素和平,有病急躁,是血瘀"。由是观之,瘀血本身就可以是郁证性不寐的病机。关于痰湿(热)不寐,《景岳全书·不寐》引徐春甫语:"痰火扰乱,心神不宁,思虑过伤,火炽痰郁,而致不眠者多矣。"《类证治裁·不寐》载:"由胆火郁热,口苦、心烦,温胆汤加丹皮、栀子、钩藤、桑叶。"唐宗海《血证论·卧寐》载:"肝经有痰,扰其魂而不得寐者,温胆汤加枣仁主之。"何梦瑶《医碥·杂症·不得卧》载:"有痰舍心经,神不归舍不寐。"由是观之,痰湿(热)本身就可以是郁证性不寐的表现。

现代中医多将不寐之病机分为心脾两虚、心肾不交、阴虚火旺、心虚胆怯、肝郁血虚、痰瘀内扰等,其实与郁证病机无不密切相关。

值得指出的是,张锡纯在《医学衷中参西录·医话》强调:"忧愁思虑者,神明常常由心发露,心血必因热而耗,是以伤心也。心伤,上之不能充量输血于脑,下之不能充量输血于肝,脑中之神失其凭借,故苦惊喜忘,肝中之魂,失其护卫,故夜不能寐,且肝中血少,必生燥热,故又多怒也。"其论表达了两层意思:一是明确提出不寐与脑也有关;二是刻画了"情志困扰(忧愁思虑)-不寐-情志困扰(脑/苦惊喜忘;肝/燥热多怒)"的因果循环关系,充分揭示了郁证性不寐的临床特征。

● 2. 现代医学关于失眠的认识

(1) 诊断:失眠是多种躯体、精神和行为疾病的常见临床表现,原因涉及心理、生理、环境及饮食、躯体疾病、精神疾病、药物应用或戒断、睡眠 - 觉醒节律失调等。失眠症的诊断主要依据美国睡眠医学学会《国际睡眠障碍分类》第二版(ICSD-2,2005 年)、第三版(ICSD-3,2014 年),美国精神病学会《精神障碍诊断和统计手册(第五版)》(DSM-Ⅴ,2013 年),WHO《国际疾病分类》(ICD-10,1992 年),以及《中国精神障碍分类方案与诊断标准》第 3 版(CCMD-3,2001 年)。

郁证性不寐主要包括 ICSD-2 之精神障碍所致失眠,可能部分包括矛盾性失眠、适应性失眠、非物质滥用或确定的躯体疾病所致失眠,以及 CCMD-3 之部分原发性失眠、继发性失眠中的因精神障碍所致者。这些失眠在临床中最为多见。

睡眠拖延症(bedtime procrastination)是指在没有外部原因阻碍的情况下,总是无法在预计的时间上床睡觉。这虽然看上去只是一个生活习惯的问题,但由于发现部分睡眠拖延者往往存在其他办事拖延的倾向,缺乏"自我调节力"。当感到情绪低落、生活缺乏动力、行动缓慢而难以集中注意力时,应警惕存在抑郁情绪。在这种情况下,睡眠拖延症又可称为"晚睡强迫症",大致亦可属于郁证性不寐的范畴。

(2) **病理生理学机制**:睡眠对认知神经的调节、血管压力的调节以及情绪压力的调节,都起到十分重要的作用;睡眠扰乱会带来包括心脏病、高血压、抑郁等一系列健康问题。但是,失眠机制极其复杂,至今尚未完全清楚。其中涉及中枢神经系统众多的神经网络和一系列神经递质和神经调节物质,以及相关的细胞内信号分子、离子通道和通道调控蛋白等。当参与构成睡眠机制的生理性结构(如视交叉上核、下丘脑、丘脑、孤束核、脑干及其网状结构、杏仁核、松果体等)、神经内分泌及神经递质调节物质[如 5- 羟色胺(5-HT)、去甲肾上腺素(NE)、多巴胺(DA)、γ- 氨基丁酸(GABA)、谷氨酸(GLU)等]存在活动异常或变化时,皆可发生睡眠障碍。

(3) **精神心理因素**:多项研究结果提示精神心理因素、社会心理健康状况、人格特征与失眠症有密切联系。王翘楚等通过流行病学调查发现,有一半以上的失眠者由不悦、精神过劳或惊吓等情志因素引起。原发性失眠患者焦虑、抑郁症状的发生率将近半数。失眠患者症状自评量表(symptom checklist-90,SCL-90)中的躯体化、强迫、人际关系敏感、抑郁、焦虑、敌对、恐惧、偏执和精神病性 9 个因子评分均较高（*P*<0.05）。

失眠多因焦虑、抑郁等精神心理因素所触发，失眠后又可导致或加重患者的易激惹、焦虑紧张、情绪低落等负性情绪紊乱。尽管抑郁症患者并非全部存在失眠，而且经过抗抑郁治疗后，仍有部分患者的失眠症状也没有随着抑郁症的缓解而同步消失，但无可否认的临床事实是，抑郁症最危险的预测因素就是失眠，长期失眠的患者发生抑郁症的风险很高。

（4）治疗：部分抗抑郁、抗精神障碍类药物能够改善睡眠，提示抑郁与失眠之间存在深刻的内在联系。有研究显示，镇静性抗抑郁药物可直接改善失眠症状，不具镇静作用的抗抑郁药物可通过缓解各类精神障碍从而使患者伴随的失眠症状得到改善。例如，舍曲林可增加重度抑郁障碍患者的深睡眠时间，帕罗西汀对于慢性失眠患者长期疗效显著，且其机制与抗抑郁焦虑有关而与直接催眠作用无关，喹硫平可改善广泛型焦虑障碍和伴攻击行为的孤独症、抑郁障碍的失眠症状，氟哌噻吨美利曲辛片能改善焦虑抑郁患者的失眠障碍，等等。

对睡眠拖延症者仅依靠说理劝其改变生活习惯很难起效，需要从一些更简单的行为开始改变；如果存在抑郁情绪，则需要抗抑郁、抗焦虑药物治疗。

3. 郁证性不寐的临床证据

（1）**患者人群的性格禀赋特征**：总体而言，郁证性不寐可以是"单纯郁证"，也可以是"病郁同存"，后者包括"因郁致病（因郁证情志而发生不寐）"和"因病致郁（因不寐而产生郁证情志）"。

为了更好地说明郁证性不寐的临床实际情况，有必要将中医的情志病因进一步分为"外感性情志刺激病因"与"内生性情志刺激病因"两种情况。

"外感性情志刺激病因"是指受生活负性事件影响而发生的应激性情志变化。患者有相应情志方面的临床表现，当内心恢复平静后，其不寐多可告愈。

"内生性情志刺激病因"是指宿主具有郁证性心理和人格特质及气郁质体质禀赋，通常与宿主心思细密、敏感狐疑、胆小怕事、忧郁紧张、易受不良生活事件影响的精神心理及性格特点有关。正如笔者在"郁证形态论"中所指出的那样："从患者方面来看，不同禀赋的个体对相同类型与强度情志刺激因素的敏感性和应激性(情志易感阈值)不尽相同,可分别表现为显性郁证或隐性郁证。"具有此类禀赋的患者对"外感性情志刺激病因"的应激性更大(易激惹),甚至即便无明显"外感性情志病因"的刺激,亦可因气郁质禀赋而内生忧思悲恐惊并伴有相应的临床表现;由于"本性难移",其不寐虽或时轻时重,但常经年累月、缠绵难愈。此外,具有"内生性情志刺激病因"者往往具有隐性郁证("披衣郁证")的临床特点。

不寐作为郁证最主要的表现之一,其本身对隐性郁证的判别有重要的价值,结合参照"隐性郁证的诊断要点"并不难作出判断。

(2) 解郁疏泄与安神促寐类药物其药性相通:千百年来的临床实践证明,解郁与安神促寐类方药具有内在相通的临床疗效。即解郁方药多有安神促寐的作用,而安神促寐方药多有解郁的功效。古代即有以逍遥散加减治疗郁证性不寐的记载(如魏之琇《续名医类案·不眠》、程文囿《程杏轩医案》等)。现代以疏肝解郁为主治疗不寐的临床报道亦数量可观,其方药涉及柴胡疏肝散、逍遥散、柴胡加龙骨牡蛎汤、疏肝解郁胶囊以及各种自拟解郁方等。另一方面,以安神促寐方药用于解除情志郁结临床治疗的情况亦比比皆是。张仲景即以具有安神作用的栀子豉汤、甘麦大枣汤等方药治疗烦躁怅快;现代更有以酸枣仁汤治疗广泛性焦虑症、甘麦大枣汤合酸枣仁汤加减治疗脑卒中后抑郁、天王补心丹合生铁落饮治疗抑郁症等临床报道。

现代药理研究也证实,解郁方药具有镇静催眠的药理作用,而安神促寐方药则具有不同程度的抗抑郁、抗焦虑等药理活性。疏肝解郁方药如逍遥散、柴胡加龙骨牡蛎汤、调肝方药、疏肝解郁胶囊及其主要成分贯叶金丝桃(圣约翰草)等可通过调节 GABA、GLU、5-HT、NE、DA、5- 羟吲哚乙酸(5-HIAA)等神经递质水平,从而改善睡眠障碍。另一方面,养心安神类方剂如酸枣仁汤、甘麦大枣汤,养心安神药酸枣仁、合欢花,以及镇静安神药龙齿等,亦有一定的抗抑郁、抗焦虑作用,其机制与调控脑内单胺神经递质的有关。

4. 小结

郁证与不寐有着难分难解的"姻缘"关系。郁证患者或许未必都有不寐,但多数有不寐;不寐患者或许未必均有郁证,但多数有郁证。因此,在多数情况下,寐佳则无郁,无郁则寐佳。就郁证性不寐而言,当郁证愈后,不寐未必立即随之而愈;当不寐愈后,郁证未必立即随之尽去;但在多数情况下,郁去则寐安,寐安则郁去。就郁证性不寐的治疗方药作用而言,疏泄解郁即所以安神促寐,安神促寐即所以舒肝怡心,药性有相通之处。

不寐是郁证最主要的临床表现之一,郁证性不寐是临床最常见的疾病之一。理解这一点,对郁证性不寐的诊疗至关重要。

主要参考文献

[1] 王翘楚,许红,苏泓.五脏皆有不寐及从肝论治法[J].上海中医药大学学报,2005,19(4):3-4.

[2] 张勇.柴胡加龙骨牡蛎汤加减治疗不寐肝郁化火证临床观察[J].北京中医药,2010,29(7):527-528.

[3] 欧碧阳,李艳,杨志敏,等.柴胡加龙骨牡蛎汤治疗失眠的机理[J].时珍国医国药,2010,21(8):1887-1888.

二十八、郁证多寐论

多寐病名始见于清代沈金鳌《杂病源流犀烛》,此外尚有多眠、嗜卧、嗜睡、好卧、多眠睡、但欲寐等别称,是指在白昼时时犯困昏昏欲睡,不能自主,精神困顿萎靡为特征的病证。轻者昏昏欲睡,重者不分场合倒头沉睡。至若体力劳作或饱食后出现短暂困倦嗜睡,或年老体衰神困目合,或妊娠期女性出现阶段性嗜睡,或因个体差异睡眠时间较一般人偏多,均非多寐病证之义。

虽然多寐在临床上较不寐少见,但据调查人群发生率也有5%~15%左右。论及多寐,一般但知多湿邪作祟,不知多寐存在多种证治,包括郁证性多寐之证治。

● 1. 郁证性多寐的中医文献依据

(1) 病因:忧悲、思虑、恒郁、恼怒等情志不遂均可致多寐。

① **忧悲:**《灵枢·天年》:"六十岁,心气始衰,苦忧悲,血气懈惰,故好卧。"

以下解读均无不可:年高体弱,心气始衰,故致多寐;倘无忧悲之苦,虽年高不致多寐;年迈易感悲忧而致多寐(相当于老年性抑郁症)。

② **思虑**:金代张从正《儒门事亲·九气感疾更相为治衍》:"《灵枢》论神意魂魄志精所主之病,然无寒暑惊劳四证,余以是推而广之。……思气所至,为不眠,为嗜卧,为昏瞀,为中痞,三焦闭塞,为咽嗌不利,为胆瘅呕苦,为筋痿,为白淫,为得后与气快然如衰,为不嗜食。"即思虑过度可导致包括不寐与多寐在内的种种郁证性临床表现。清代魏之琇《续名医类案·郁症》载:"一女与母相爱,既嫁,母丧,女因思母成疾,精神短少,倦怠嗜卧,胸膈烦闷,日常恹恹,药不应。"

③ **悒郁**:《续名医类案·郁症》载:"一人功名不遂,神思不乐,饮食渐少,日夜昏默,已半年矣,诸治不效。"昏默即有多寐之意。

④ **恼怒**:清代吴谦《医宗金鉴·产后门》:"产后失调气血弱,风寒外客内停瘀,饮食过伤兼劳怒,不足之中挟有余。寒热往来脐腹痛,懒食多眠头晕迷,骨蒸盗汗痰嗽喘,面黄肌瘦力难支。"是说恼怒也是可以引起多寐的原因之一。

(2) **病机** 《实用中医内科学》将多寐病机主要归纳为痰湿困阻、脾气虚弱、肾精亏虚、心气不足、瘀血阻滞等,分别治以温胆汤、香砂六君子汤、河车大造丸、养心汤、通窍活血汤。在此着重补充并讨论郁证相关的主要病机。

① **心气不足**:属多寐一般病机,指禀赋不足或思虑劳心过度,心气受损,令人健忘欲寐,精神萎靡,易惊,自汗等。然本证治以下几点饶有兴趣。

病因与思虑劳心等情志因素有关,而禀赋则也与气郁质体质等郁证遗传性人格特性有关。

临床表现符合郁证表现,如乏力、健忘、易惊恐心悸、自汗等。张仲景更是刻画出心气不足的郁证特点:"邪哭使魂魄不安者,血气少也;血气少者属于心,心气虚者,其人则畏,合目欲眠,梦远行而精神离散,魂魄妄行"(《金匮要略·五脏风寒积聚病脉证并治》)。

养心汤养心安神、开窍醒神,符合"从郁论治"的内涵。

如同《实用中医内科学》第二版中"阳痿"增加了"抑郁伤肝证"一样,"心气不足证"亦为第二版中"多寐"之新加证候,体现了随着社会抑郁症患者的日益增多及对疾病认识的不断深化,中医疾病谱及其"证候谱"也在逐渐发生变化。

② **心脾两虚**:藏神而主神明,思虑伤脾。《杂病源流犀烛·不寐多寐源流》:"多寐,心脾病也。一由心神昏浊,不能自主;一由心火虚衰,不能生土而健运。"清代刘一仁《医学传心录·多睡者脾胃倦而神昏》:"脾胃倦,则怠惰嗜卧。神思短,则懒怯多眠。"

③ **肝热肝虚**:肝藏血而舍魂,主疏泄而调畅情志及全身气机。清代叶天士《叶选医衡·寝食说》:"嗜卧之证,若肝气受热,或浊火乱其神明,多睡少醒,由于热也。"程文囿《医述·杂证汇参》:"肾虚则气趋于肾,故但欲寐为肾病。肝虚则血恋于肝,故嗜卧为肝病。"以上说明凡肝郁化火及肝血虚皆令人多寐。

④ **胆热**:胆主中正决断。《医学入门·脏腑》:"人数谋虑不决,故胆气虚而溢为泪……火盛水亏也,故胆热者亦流泪。热则多眠,虚则不眠,独卧神无所附,尤生惊畏,善太息,恐如人将捕,或梦细草。"宋代《圣济总录·胆门》:"胆热多睡者,胆腑清净,决断所自出,今肝胆俱实,营卫壅塞,则清净者浊而扰,故精神昏愦,常欲寝卧也。"冯楚瞻《冯氏锦囊秘录·方脉不寐合参》:"夫胆为清静之府,与肝为运,以肾为源,当其阴阳和则开合得所,动静合宜,昼得干动之功,夜得坤静之义。若有浊气,如火如痰者扰之,则不眠,无清气,若天若日者,举之则多眠。"以上说明胆热、胆无清气皆令人多寐。

⑤ **痰湿、瘀血**:如同笔者反复强调的那样,痰浊、瘀血可以是属于郁证的病机,故自然也可以是郁证性多寐的病机。明代孙文胤《丹台玉案·诸气门(附气滞 附郁)》宗丹溪六郁之说,指出痰郁可致多寐:"胸膈满,动则喘急,起卧怠惰,寸脉沉滑者,为痰郁。"古人较少论及瘀血病机的郁证性多寐,但现代中医有大量运用活血化瘀法治疗郁证性多寐的临床报道。

(3) 治疗

① **古代治疗**:《灵枢·大惑论》中黄帝问岐伯如何治疗"卒然多卧者"?岐伯曰:"必先明知其形志之苦乐,定乃取之。"说明远在《黄帝内经》时代即已清醒地认识到治疗多寐需要明察其有无情志因素,如属郁证性多寐,则首先需要调理情志。对此,古人早已付诸实践。

例如,《续名医类案·郁症》治功名不遂至日夜昏默(见**"悒郁"**):"……诸治不效。此药不能治,令灸巨阙百壮,关元二百壮,病减半。令服醇酒,一旦三度,一月全安。原注:失志不遂之病,非排遣性情不可,以灸法操其要,醉酒陶其情,此法妙极。"

关于药物治疗,清代顾靖远《顾松园医镜·虚劳》即以逍遥散疏肝理气从肝论治郁怒伤肝之嗜卧,但是古代更多的是从心论治。如宋代《太平圣惠方·治胆热多睡诸方》以茯神散治"胆热,神思不爽,昏闷如睡(醉),多睡少起";以远志丸治"胆热多睡"。《圣济总录·胆门》以半夏汤方治"胆热精神不守,昏困多睡";以酸枣仁汤方治"虚实不调,昏困多睡"。《类证治裁·多寐论治》:"心神昏浊,不能自主,脾气困顿,食已即倦,皆能致之。欲清心神,如麦冬、石菖蒲、芽茶、南烛之属。"上述方剂多含茯神、麦门冬、酸枣仁、沙参、远志、人参、菖蒲、朱砂、铁粉、赤茯苓等养心安神、化痰醒神药物,多是治疗郁证性病证的药物。

②现代治疗:现代更多见到从郁论治郁证性多寐的临床报道,主要可以归纳为以下几个方面。一是疏肝理气解郁,诸如运用逍遥散、丹栀逍遥散、小柴胡汤、柴胡疏肝散、柴胡加龙骨牡蛎汤、四逆散、龙胆泻肝汤等方剂化裁治疗,也有以疏肝解郁胶囊(贯叶金丝桃、刺五加)及金丝桃素标准液缓解抑郁症嗜睡。二是养心安神定志、开窍醒神,诸如运用养心汤、甘麦大枣汤、酸枣仁汤等方剂化裁治疗。三是活血化瘀,如以血府逐瘀汤、通窍活血汤、自拟活血化瘀方等方剂化裁治疗。四是祛痰化浊,如以温胆汤、导痰汤、自拟化痰宁心方等方剂化裁治疗。此外,亦有医家强调多寐当以健脾益气、疏肝理气、温肾助阳、活血化痰方药酌加开窍醒神等复合法则方药进行治疗。

需要指出的是,以上活血、化痰方剂所治均属郁证性多寐,如抑郁症嗜睡;或经历失恋、高考落榜、师长误解打骂、长期情绪抑郁等生活负性事件后,因情志不遂而时时欲睡;或在与人口角、大哭、受惊等情志刺激后,发作性睡病反复发作。

宋立家等就《中医方剂大辞典》治疗多寐方剂中药物使用频次进行了统计分析,使用频次8以上的药物除了人参、黄芪、当归、藿香等益气养血化湿药物外,还有就是柴胡、茯神、远志、酸枣仁等疏肝理气解郁、养心安神定志、开窍醒神之品。以方药之效测证候之本,提示所治当属郁证性多寐。

据此,笔者提出"郁证性多寐"的新概念,即多寐可以是郁证的表现之一。

2. 多寐与不寐同病及治疗方药共性现象

多寐病证与不寐病证,分则为二,合则为一。即患者既可但见多寐而无不寐,也可但见不寐而无多寐,在同一患者身上还可同时兼见多寐与不寐。夜间该寐时不寐,则白昼不该寐时多寐,故多寐常可与不寐共病。事实上,以多寐前来就诊的患者多存在夜间多梦、寐浅易醒或早醒等表现,夜间总睡眠时间及质量亦是白天嗜睡的影响因素。

因此,可以见到一个非常有趣的现象是,治疗郁证性多寐与治疗郁证性不寐的治则及其方药何其相似乃尔!之所以从郁论治方药既可以治疗多寐,又可以治疗不寐,不仅是因为多寐与不寐虽然临床表现相反,但郁证的病机则一;而且也可能是因为多寐与不寐并存。如同抑郁症等精神心理障碍引起睡眠障碍,既可以是失眠、也可以是嗜睡一样。一种神经递质可同时调节睡眠和觉醒,多种神经递质之间又可互相影响,抑制或促进睡眠。如杏仁核中5-羟色胺(5-HT)能神经元具有促进睡眠的作用,中缝背核及腹外侧视前区的5-HT能神经元则具有觉醒、减少慢波睡眠作用;不同亚型的5-HT受体对睡眠的影响也不尽相同。从发作性睡病相关机制及睡眠与神经递质间关系同样可知,嗜睡与失眠作为睡眠障碍的主要表现,虽形式不同,但其机制涉及多种神经递质协同作用的动态平衡遭破坏,从而造成睡眠-觉醒状态的失衡。

现代药理研究显示,疏肝解郁方药如加味逍遥散、柴胡疏肝散、柴胡加龙骨牡蛎汤、四逆散等通过调节下丘脑-垂体-肾上腺轴(HPA)活性及神经递质如γ-氨基丁酸、5-HT、5-羟吲哚乙酸、去甲肾上腺素、多巴胺等水平,从而调节睡眠-觉醒的稳态。这种调节作用对于不同脑区神经递质含量的影响有一定差异,如四逆散有效组分可使小鼠前额叶皮质区和下丘脑部位5-HT的浓度产生明显变化($P<0.05$),但对海马区浓度仅有轻微影响。正是通过以上复杂的作用环节,如同疏肝解郁药与养心安神药之药性有相通之处一样,治疗郁证性多寐之醒神与治疗郁证性不寐之安神药性其实也有相通之处。

3. 郁证性多寐的现代医学依据

(1) 郁证性多寐的现代医学疾病范畴:与郁证性多寐相关的睡眠障碍包

括原发性嗜睡症（DSM-Ⅳ）、非器质性睡眠 - 觉醒节律障碍（DSM-Ⅳ）、过度嗜睡障碍（DSM-Ⅴ）、原发性过度嗜睡症（ICSD-2）以及神经症（CCMD-3）、抑郁障碍（CCMD-3）主要表现含嗜睡者，还包括部分与精神心理因素密切相关的发作性睡病（DSM-Ⅳ、DSM-Ⅴ、ICSD-2、ICSD-3、《中国发作性睡病诊断与治疗指南》）。

（2）郁证性多寐的精神心理因素及其机制：精神心理及人格特征等因素与原发性嗜睡症、非器质性睡眠 - 觉醒节律障碍、神经症、发作性睡病等嗜睡的发生有密切联系。抑郁是引起睡眠增多的最常见因素，故睡眠过度可以是抑郁症早期最常见的临床症状。社交焦虑组大学生嗜睡和过度嗜睡发生率明显高于非社交焦虑组学生（$P<0.01$）。当机体受到精神心理因素影响时，可以引起大脑一系列神经内分泌及神经递质调节物质活动异常，从而导致睡眠与觉醒周期的改变，既可失眠，也可嗜睡。

生活负性事件或挫折等因素可引起患者不同的行为反应，除可增强心理承受能力外，也可表现为焦虑、愤怒、攻击、幻想、偏执等非理性行为，或通过消极的自我防御、自我安慰等方式寻求逃避，表现出包括整日昏昏欲睡在内的各种躯体症状，此时多寐就成为患者维护自尊、寻求心理平衡、使逃避行为"正当化"的"客观"理由。另一方面，过度嗜睡又是导致或加重患者焦虑、紧张等负性情绪的危险因素之一，从而形成恶性循环。

发作性睡病半数以上存在诸如情绪、压力等外部因素，且其猝倒症状常由情绪激动、惊吓、恐惧或愤怒等精神心理因素所诱发；这类患者更易出现焦虑症特征，易伴发全身乏力、口干、注意力较难集中等神经症症状；多具有对周围事物冷漠、拒绝与人接触等闭塞性性格特质，亦被称作"发作性睡病样性格"。

（3）抗抑郁治疗的效果：尽管抗抑郁药物治疗失眠多于嗜睡，但也有以帕罗西汀合并丙米嗪治疗原发性嗜睡症的临床报道。抗抑郁药物通过激活突触前的肾上腺素能神经元活动而改善发作性睡病的猝倒症状，并具有抑制快速眼动（REM）睡眠的作用。选择性 5- 羟色胺与去甲肾上腺素再摄取抑制剂类（SNRIs）和选择性去甲肾上腺素再摄取抑制剂（NARIs）具有一定的促醒作用，如氯米帕明、氟西汀、文拉法辛等已作为指南推荐用药在临床广泛应用。临床以盐酸氟西汀（百忧解）、文拉法辛、安非他酮（抗抑郁药物）联合乙酰胆碱激动剂胞磷胆碱，或以认知治疗联合对抗式想象疗法治疗发作性睡病，均取得了一定的疗效。其机制或与精神心理障碍与睡眠调节的生理基础相通,通过干预神经内分泌及神经递质调节物质而收效。

● 4. 小结

郁证性多寐患者多伴有精神默默萎靡不振,倦怠乏力,注意力难以集中,记忆力下降等表现,多由压抑、紧张、焦虑等情志因素所引起,往往具有隐性郁证的特点。郁证性多寐包括但不限于心气不足,治疗郁证性多寐通常包括养心安神定志、开窍醒神、疏肝理气解郁、健脾除湿、化痰祛浊以及活血化瘀等方法。古今中外从理论到实践均证明了临床郁证性多寐的客观存在,不可无视。

❀ ----- 主要参考文献

[1] 陈景河,高研.活血化瘀法治愈4例发作性睡病临床报告[J].中医杂志,1980,(8):31-32.

[2] 宋立家,郭花珍.治疗多寐方剂组方规律分析[J].世界睡眠医学杂志,2015,2(2):73-76.

[3] 吴惠涓,赵忠新.中国发作性睡病诊断与治疗指南[J].中华神经科杂志,2015,48(6):445-452.

❀ ----- 二十九、郁证健忘论

人生历事百万千,该抛脑后直须迁;凡事皆往心中驻,一世累垒难向前。然而,遇事即忘也实属不该,健忘即非健康之征兆。明代王绍隆传、清代潘楫增注的《医灯续焰·健忘》论"忘"与"健忘"之区别如下:"道过之言,行过之事,久不记忆曰忘;若当下即不能记,索之胸臆,了不可得者,健忘也。"健忘一词最早见于南北朝雷敩的《雷公炮炙论》,《黄帝内经》称"善忘",历代有称"多忘""喜忘"者,概指记忆力减退。

健忘有生理性和病理性之分,生理性健忘包括由禀赋资质差异及老年增龄自然衰老引起的结果,毋须治疗。基于临床实践观察并结合复习古代文献发现,在病态健忘中隐藏着郁证性健忘这一特殊类型,即由情志病因导致的心

气不足、心脾两亏、心肾不交、肝郁气滞、痰瘀阻滞等病机及其证候,具有一系列显性郁证和/或隐性郁证的临床表现。对此,自古以治心为主,当代开始重视运用或结合运用疏肝解郁及化痰化瘀的治疗方法。郁证性健忘有因郁致病与因病致郁两种形态,本文非欲探讨一般性的健忘证治,而是着重探讨郁证性健忘的病因病机、证候特点及其治疗策略。

● 1. 现代医学有关记忆减退的疾病概念

现代医学将健忘称为记忆减退,根据 WHO《国际疾病分类》(ICD-10, 1992 年)、美国精神病学会《精神障碍诊断和统计手册》,以及美国神经病学、语言障碍和卒中 - 老年性痴呆和相关疾病学会工作组标准(NINCDS-ADRDA, 2007 修订版)、轻度认知功能障碍(mild cognitive impairment, MCI)国际工作组 MCI 广义诊断标准(2004 年)、《中国痴呆与认知障碍诊治指南》(2010)等,大致有以下几种情况。

(1) 伴发于器质性疾病:记忆减退常伴发于多种疾病,如帕金森病、脑血管病变、脑外伤、缺氧、脑肿瘤、感染、甲状腺功能减退、肝豆状核变性、中毒等。

(2) 增龄相关记忆障碍:增龄相关记忆障碍(age-associated memory impairment, AAMI)对日常生活虽有一定影响却不甚,患者无智力下降或痴呆表现,属老年生理性变化。

(3) 认知功能障碍:包括 MCI 及不同类型与程度的痴呆症。MCI 是指轻度记忆或认知功能障碍,但尚未达到痴呆的诊断标准,患者基本保持正常的生活能力。痴呆是指获得性的、持续的智能减退,包括记忆功能显著损害、至少另一领域的精神活动功能损害和基本日常生活能力受损的一组疾病,晚期出现判断、定向力障碍以及行为改变、语言困难等。约有 50%~70% 的痴呆是由阿尔茨海默病(Alzheimer's disease, AD)所引起。

MCI、痴呆与 AAMI 一样,记忆功能减退均有随年龄增长而加重的倾向。AAMI 可向 MCI 转化或可能是 MCI 前期;MCI 是正常老化与痴呆间的过渡状态,既可稳定或好转,又可进展为 AD 等痴呆。

(4) 主诉健忘:主诉健忘(subjective memory complaints, SMCs)又称"记忆抱怨主诉",是指患者主诉认知损害或抱怨记忆减退,然其神经心理测验并不符合 MCI 及痴呆的临床诊断标准,但部分最终可转化为 MCI 或痴呆。SMCs 不包括各类器质性疾患所致认知障碍,但不排除神经症性心理障碍所致者。

(5) 抑郁、焦虑、神经症:应激刺激、精神心理障碍、社会心理健康状况与记忆能力减退密切相关。神经内科记忆门诊认知障碍患者至少一成具有抑郁症病史,抑郁症患者记忆力较正常人群下降明显。来源记忆和内容记忆与焦虑水平相关。强迫症、社交恐惧症、广泛性焦虑症和创伤后应激障碍患者可出现外显记忆明显受损及内隐记忆对于恐怖性信息的偏好,且其记忆表现明显差于正常对照组。神经官能症等个性特征与 SMCs 相关。

上述疾病在精神心理因素影响下,神经内分泌及神经递质调节物质出现活动异常或功能变化,从而影响记忆功能。

口服氟西汀或联合心理护理对抑郁症患者认知功能的改善有积极作用。西酞普兰和曲唑酮均有助于改善老年期抑郁症患者的认知功能。丁螺环酮具有改善广泛性焦虑症患者情绪图片认知、记忆偏倚的作用,并可改善抑郁焦虑所伴发的记忆功能障碍。

虽然抑郁症患者并非全部存在明显的记忆减退,且其记忆特征未必均能在经抗抑郁治疗后同步好转,但无可否认的是,抑郁症常伴有学习记忆等认知功能减退且与抑郁程度有关,抗抑郁治疗对改善症情具有积极意义。

● 2. 健忘与郁证性健忘

(1) 目前学界对于健忘认知的误区:剖析《实用中医内科学》健忘病证,发现中医界长期以来对健忘的分类及其属性的认识十分粗糙。

① 健忘分类存在的问题:目前中医界在论健忘时多笼而统之。其实健忘可分三类情况。

第一类是天资愚鲁。记忆力个体差异较大,明代戴思恭《推求师意·健忘》载:"予尝思之,人生气禀不同,得气之清,则心之知觉者灵;得气之浊,则心之知觉者昏。心之灵者,无有限量,虽千百世已往之事,一过目则终身记之而不忘;心之昏者,虽无所伤,而目前事亦不能记矣。刘河间谓水清明,火昏浊。故上善若水,下愚若火,此禀质使然。设禀清浊混者,则不能耐事烦扰,烦扰则失其灵而健忘。"

第二类是老年健忘,即记忆力随着增龄而渐减。其中,老年健忘又存在生理性和病理性两种情况。

第三类是病态健忘,即因病(包括郁证)健忘,为中医临床治疗的对象。

② 健忘证治存在的问题:现代临床一般将健忘证治分为心脾两亏证、心肾不交证、髓海空虚证、痰迷心窍证、气滞血瘀证,并提出健忘需与郁证、痴呆鉴别。窃以为存在欠妥之处。比如,髓海空虚证其实可以进一步分为生理性和病理性两种。发枯齿摇之年迈老人因五脏俱衰、精气亏虚不能上充于脑以致善忘,此乃衰老的自然规律,无需治疗。

更加令人难以接受的是,竟提出健忘需与郁证鉴别。其云:"郁证以情志抑郁为主证,虽有多忘,但属兼证,主要表现为神志恍惚,情绪不宁,悲忧欲哭,胸胁胀痛,善太息,或咽中如有异物梗阻等。而健忘以遇事善忘为主,无情志抑郁之证。且郁证以中青年女性多见,健忘多发于中老年人,男女均可发病。"此段陈述存在以下问题:a. 无法定义或界定"兼(证)症"概念的内涵与外延;b. 正是根据传统定义将郁证仅仅看作是典型的狭义郁证,于是产生很多无法解释的矛盾,包括病因病机、证候表现以及治疗上的矛盾(详见"无视郁证性健忘的事实");c. 一方面认为"健忘多发于中老年人",同时又欲将健忘与痴呆鉴别,并说"两者有根本区别"。其实痴呆有不同种类与阶段,SMCs、AAMI、MCI或可转化为痴呆(包括 AD),AD 早期轻症患者往往就是以健忘为主要表现,至少在早期,两者根本难以作出区别。

③ 无视郁证性健忘的事实:从病因病机来看,心脾两亏证是缘于思虑过度、劳心伤神,痰迷心窍证是缘于思虑忧戚伤脾生痰或情志不畅、肝郁化火而炼液为痰,气滞血郁证是缘于情志失调、肝失疏泄、气机不畅而致气滞血瘀,均具有情志因素致病之郁证特点;痰浊和瘀血也可以是郁证的常见病机。

从证候表现来看,心脾两亏证的神倦、气短、心悸、少寐,心肾不交证的心烦失眠、眩晕、五心烦热、盗汗、遗精,痰迷心窍证的眩晕、胸闷脘痞,气滞血瘀证的表情淡漠、情绪低落、胸胁胀闷、失眠头晕等,都可以是狭义郁证(显性郁证)的表现,也可以是广义郁证(隐性郁证)的表现。心脾两亏、心肾不交以及肝郁气滞并导致血瘀的证候本身就可以是郁证常见的证候。

从治疗来看,归脾汤、心肾两交汤、导痰汤、逍遥散及血府逐瘀汤也都是属于治疗郁证的方剂;尤其以逍遥散治疗又欲与郁证鉴别,存在逻辑矛盾。

（2）郁证性健忘的概念、定义与范畴：基于以上分析，为了满足临床诊治的需要，十分有必要提出郁证性健忘的证治问题。

郁证性健忘是指由情志不遂、气机郁滞所引起的以记忆减退、遇事善忘为主要临床表现的病证。郁证性健忘是郁证所导致的健忘，健忘是郁证的表现之一。

郁证性健忘的范畴主要是指现代医学的抑郁、焦虑、神经症等由精神心理因素所引起的记忆减退（可能包含部分由精神心理因素引起的 SMCs），乃是因郁致病（健忘）的郁证形态，属于可以治愈的疾病。郁证性健忘一般不包括未来有可能进展为 AD 的 AAMI、MCI 以及 AD 等痴呆所致的记忆减退，尽管这些疾病也可表现为病郁同存的形态而可参照郁证性健忘的证治进行治疗。

3. 郁证性健忘的病因病机

中医自古以来虽无郁证性健忘之名称，但除了 **"无视郁证性健忘的事实"** 已经述及的病因病机证治外，还有大量文献指认郁证性健忘的病因病机，聊举如下。

（1）情志病因：各种情志因素均可引起健忘。

① **忧愁：**唐代孙思邈《备急千金要方·积气》载："愁气状，平故如怒喜忘，四肢浮肿不得举止。"该书所指的愁气，包括寒、热、怒、恚、喜、忧、愁。

② **思虑：**宋代严用和《济生方·惊悸怔忡健忘门》载："夫健忘者，常常喜忘是也。盖脾主意与思，心亦主思，思虑过度，意舍不精，神宫不职，使人健忘。"

清代沈金鳌《妇科玉尺·带下》载："健忘怔忡，惊悸不寐，怠惰体困，不思饮食，时常白带不止，由思虑过伤心脾也。"

清代吴澄《不居集·五劳》载："曲运神机则心劳。心劳之状，忽忽喜忘，大便难，或时溏利，口内生疮。"

③ **悒郁：**清代陈士铎《辨证录·健忘门》载："人有气郁不舒，忽忽如有所失，目前之事竟不记忆，一如老人之善忘。此乃肝气之滞，非心肾之虚耗也。"

④ **恼怒：**《灵枢·本神》载："肾，盛怒而不止则伤志，志伤则喜忘其前言。"清代何其伟《医学妙谛·杂症·癫狂怔忡不寐健忘等章》进一步解释为："健忘虽因气血隔，盛怒伤志亦成疾。"

⑤ **过喜**：明代李梴《医学入门·内伤》载："喜动心，气散不敛，过则健忘，归脾汤。"

⑥ **复合情志因素**：宋代《圣济总录·心脏门·心健忘》载："论曰健忘之病，本于心虚，血气衰少，精神昏愦，故志动乱而多忘也。盖心者，君主之官，神明出焉。苟为怵惕思虑所伤，或愁忧过损，惊惧失志，皆致是疾。故曰愁忧思虑则伤心，心伤则喜忘。"

丹波元坚《杂病广要·诸气病》载："喜乐恐惊属心胆肾，过则为怔忡健忘失志、不足之证。"

(2) 主要病机

① **心脾亏虚**：清代陈士铎《辨证录·虚损门》指出心血亏虚可致健忘："人有终日劳心，经营思虑，以致心火沸腾，先则夜梦不安，久则惊悸健忘，形神憔悴，血不华色，人以为心气之弱也，谁知是心血之亏乎。"

宋代《太平圣惠方·治心虚补心诸方》指出心虚可致健忘："夫心虚则生寒，寒则阴气盛，阴盛则血脉虚少而多恐畏，情绪不乐，心腹暴痛。时唾清涎，心膈胀满，好忘多惊，梦寐飞扬，精神离散，其脉浮而虚者，是其候也。"

元代朱丹溪《丹溪心法·健忘》指出心脾亏虚可致健忘："健忘者，此证皆由忧思过度，损其心胞，以致神舍不清，遇事多忘。乃思虑过度，病在心脾。"

宋代陈言《三因极一病证方论·健忘证治》指出脾虚可致健忘："脾主意与思，意者记所往事，思则兼心之所为也……今脾受病，则意舍不清，心神不宁，使人健忘，尽心力思量不来者是也。"

② **心肾不交**：清代程国彭《医学心悟·健忘》载："经云，肾者，作强之官，技巧出焉。心者，君主之官，神明出焉。肾主智，肾虚则智不足，故喜忘其前言。又心藏神，神明不充，则遇事遗忘也。"

清代黄宫绣《本草求真·补剂》指出肾气不足可致健忘："盖精与志皆藏于肾，肾气充则九窍利，智慧生，耳目聪明，邪气不能为害。肾气不足则志气衰，不能上通于心，故迷惑善忘。"

从以上清代医家程国彭、黄宫绣的阐述中不难发现，健忘表现为单纯肾虚者并不多见，更多表现为心肾两虚或心肾不交；再联系上述心脾亏虚病机，提示健忘主要为心病。

③ **肝失疏泄**：清代陈士铎在《辨证录·健忘门》中指出，一些健忘患者看上去像心肾亏虚，其实是因肝郁气滞所致（见"**恼郁**"）。

清代张聿青《张聿青医案·肝风》载一案："向有肝阳，迩来神气不能自持，言语错杂，健忘善悲。"

④ **瘀血**：《素问·调经论》载："血并于下，气并于上，乱而喜忘。"张仲景所论蓄血证病机与此类似："阳明证，其人喜忘者，必有畜血（《伤寒论·辨阳明病脉证并治》）。

清代唐宗海《血证论·健忘》明确指出瘀血致忘："又凡心有瘀血，亦令健忘，内经所谓血在下如狂，血在上喜忘是也。夫人之所以不忘者，神清故也。神为何物，即心中数点血液，湛然朗润，故能照物以为明。血在上，则浊蔽而不明矣。凡失血家猝得健忘者，每有瘀血。血府逐瘀汤加郁金、菖蒲，或朱砂安神丸加桃仁、丹皮、郁金、远志。"

⑤ **痰浊**：明代徐春甫《古今医统大全·健忘门》载："过思伤脾，痰涎郁滞，虑愈深而忘愈健，宜理脾寡欲，则痰涎既豁而神斯清，何健忘之有？"

以上病机大多起于情志病因，为郁证所常见。尤其徐春甫提出治宜"寡欲（相当于今之心理辅导）"，更是一语道破了天机。

● **4. 郁证性健忘的临床特征**

郁证性健忘一般需要排除可以进展为 AD 的 AAMI 和 MCI、AD 等痴呆以及部分与精神心理因素无关的 SMCs。临床诊断除病史采集、体格检查外，还涉及神经系统影像学检查，以及简易精神状态检查（MMSE）、蒙特利尔认知评估（MoCA）、Mattis 痴呆评估量表（DRS）、阿尔茨海默病评估量表认知部分（ADAS-cog）、韦氏记忆检查量表修订版（WMS-R）等一系列神经心理评估量表。生化检查如脑脊液 β- 淀粉样多肽 1-42（Aβ_{1-42}）和 Tau 蛋白检测以及病理检查等亦有参考价值。

郁证性健忘大致具有以下临床特征。

健忘程度较轻，不具有渐进性认知功能退化的过程，不会如痴呆等器质性疾病那样对日常生活产生严重影响。部分患者抱怨其对于工作所需的记忆材料、日常生活琐碎事务等容易遗忘，需反复记忆、设置提醒；有时可出现与心境一致的记忆偏好。健忘与患者注意力难以集中密切有关。

患者虽有可能抱怨认知缺陷,反复强调健忘对生活和工作的负面影响,但此主观描述与客观实际情况并不一致。相反,AD 等痴呆患者不仅意识不到自己存在认知缺陷,而且还会试图极力掩盖认知缺陷的存在。以此可资鉴别。

大多有情志病因或禀赋特质可寻,通常伴随显性郁证或隐性郁证异彩纷呈甚至怪异的临床表现,如上述古籍中论及的愁气状、惊悸不寐、怠惰体困、不思饮食、忽忽如有所失、情绪不乐、心腹暴痛、多惊、梦寐飞扬、善悲等,不一而足。根据"郁证诊断论""隐性郁证论"有关提示,基本能够作出大致判断。

主体疾病由抑郁、焦虑、神经症等精神心理类疾病所构成,故健忘的轻重变化与情绪状态以及患者对自身的关注度有关。不存在除记忆以外的认知功能损害以及诸如进行性吞咽困难、行为改变、语言困难等神经系统损害的症状和体征。

中青年群体多见,女性似多于男性。

● 5. 郁证性健忘的治疗方药

纵观郁证性健忘的古今治疗,不难发现其治疗原则及所用方药既有一以贯之不变者,又有随时代变迁而逐渐变化的趋势。

表 25 列出古代著作中治疗郁证性健忘(明确指明与情志有关的健忘)的部分重要方剂,从中不难看出从心论治即养心安神定志类方药占压倒性多数,此外尚有化痰等治法方药。见表 25。

表 25　古代主治郁证性健忘方药举隅

出处	方剂名	药物组成
《备急千金要方》	令人不忘方	菖蒲、茯苓、茯神、人参、远志
《备急千金要方》	开心散	远志、人参、茯苓、菖蒲
《济生方》	补心丸	紫石英、熟地黄、菖蒲、茯神、当归、附子、黄芪、远志、川芎、桂心、龙齿、人参、大枣
《济生方》	心丹	朱砂、人参、远志、熟地黄、白术、石菖蒲、当归、麦冬、黄芪、茯苓、茯神、柏子仁、木鳖仁、石莲肉、益智仁
《圣济总录》	安神定志人参汤	人参、甘草、半夏、龙骨、麦冬、石膏、熟地黄、远志、甘草、大枣、小麦、阿胶末、饴糖
《圣济总录》	人参煮散方	人参、远志、桑寄生、牡丹皮、木香、沉香

续表

出处	方剂名	药物组成
《圣济总录》	乌犀角丸	乌犀角、麦冬、远志、羚羊角、郁李仁、铁粉、丹砂、人参、茯神、龙齿、冰片
《医宗必读》	宁志膏	人参、酸枣仁、辰砂、乳香、薄荷
《血证论》	温胆汤合金箔镇心丸	胆南星、朱砂、琥珀、竹黄、牛黄、珍珠、麝香、金箔、薄荷
《济生方》《丹溪心法》《医宗必读》《血证论》	归脾汤	白术、当归、白茯苓、黄芪、龙眼肉、远志、酸枣仁、木香、甘草、人参
《血证论》《医学妙谛》	天王补心丹	生地黄、人参、玄参、天冬、麦冬、丹参、当归、党参、茯苓、石菖蒲、远志、五味子、酸枣仁、柏子仁、朱砂、桔梗

表26列出《实用中医内科学》治疗健忘所选用的15首方剂,从中不难看出仍以从心论治为主,但开始有了微妙的变化。一是推出疏肝理气解郁类方剂如逍遥散和通郁汤;二是除了化痰以外,增加了活血化瘀治法,如血府逐瘀汤和抵当汤。多少反映出了当代临床诊疗的一些实际情况。

表26 《实用中医内科学》治疗健忘代表方药

出处	方剂名	药物组成
《济生方》	归脾汤	白术、当归、白茯苓、黄芪、龙眼肉、远志、酸枣仁、木香、甘草、人参
《备急千金要方》	孔圣枕中丹	龟甲、龙骨、远志、菖蒲
《辨证录》	心肾两交汤	熟地黄、山茱萸、人参、当归、麦冬、酸枣仁、白芥子、黄连、肉桂
《辨证录》	生慧汤	熟地黄、山茱萸、人参、酸枣仁、柏子仁、白芥子、石菖蒲、远志、茯神
《辨证录》	扶老丸	人参、白术、茯神、黄芪、当归、熟地黄、山茱萸、玄参、菖蒲、柏子仁、生酸枣仁、麦冬、龙齿、白芥子
《辨证录》	神交汤	人参、麦冬、巴戟天、柏子仁、山药、芡实、玄参、丹参、茯神、菟丝子
《辨证录》	通郁汤	白芍、茯神、人参、熟地、玄参、麦冬、当归、柴胡、石菖蒲、白芥子、白术
《医宗必读》	朱雀丸	沉香、茯神、人参

续表

出处	方剂名	药物组成
《医便》	龟鹿二仙膏	鹿角、龟甲、人参、枸杞子
《杂病源流犀烛》	寿星丸	人参、黄芪、白术、当归、生地黄、白芍、甘草、陈皮、茯苓、天南星、远志、朱砂、肉桂、琥珀、五味子、猪心血、姜汁
《杂病源流犀烛》	加减固本丸	人参、熟地黄、天冬、麦冬、茯苓、石菖蒲、远志、炙甘草、朱砂、蜂蜜
《妇人大全良方》	导痰汤	半夏、陈皮、茯苓、甘草、天南星、枳实
《医林改错》	血府逐瘀汤	当归、生地、赤芍、川芎、桃仁、红花、牛膝、柴胡、桔梗、枳壳、甘草
《太平惠民和剂局方》	逍遥散	柴胡、薄荷、白芍、当归、白术、茯苓、甘草
《伤寒论》	抵当汤	水蛭、虻虫、大黄、桃仁

至若浏览当代或多或少与郁证性健忘相关的临床报道,除了保留以上特点外,瞩目之处便是运用疏肝理气解郁方药进行治疗似有增多倾向,甚至有直接提出当从肝论治健忘者。此类方药涉及逍遥散、逍遥散合越鞠丸加减、柴芩温胆汤合酸枣仁汤加减以及自拟解郁汤、解郁通智汤、疏肝解郁活血凉血方等。

● 6. 小结

陈士铎在《辨证录·健忘门》中指出:“夫肝气最急,郁则不能急矣,于是肾气来滋,至肝则止;心气来降,至肝则回,以致心肾两相间隔,致有遗忘也。治法必须通其肝气之滞,而后心肾相通,何至有目前之失记乎。然而欲通肝气,必须仍补心肾,要在于补心、补肾之中,而解其肝气之郁,则郁犹易解,不至重郁。否则已结之郁虽开,而未结之郁必至重结矣。”此论关乎包括郁证性健忘在内的郁证性病证的病机认识与治疗策略,值得反复推敲,细细把玩其中三昧。如此,则郁证性健忘可解大半矣。

✱⁣ 主要参考文献

[1] 方家选,马作峰.从肝论治中老年健忘的机理分析[J].中国中医基础医学杂志,2007,13(6):403.

郁证肝病论

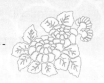

三十、郁证耳鸣论

长期以来,关于耳鸣的证治认识一直存在偏颇或误区。在有关的病因病机认识上,鲜有从情志失调辨析者,至多限于"肝火上扰";更多的则是拘泥于"肾开窍于耳"的教条,将耳鸣视作肾系病证。致使临床诊疗耳鸣,概知填精补虚,或疏风清热化痰化瘀。询问左右同道,皆云耳鸣难治,无有良方。久而久之,导致耳鸣病证近年已沦落到被内科学教材除名的地步,避之犹恐不及矣。

本文试图论证耳鸣可以是郁证的表现之一。郁证性耳鸣与一般教科书所提及的肝火上炎耳鸣同中有异。相同的是,如果肝火上炎属于肝气郁结日久化火所致,则同样属于郁证的病机之一;不同的是,郁证性耳鸣除肝火上炎以外,还存在诸如肝气郁结、忧愁思虑、心神失养等所有情志不遂导致气机郁滞的郁证病机。

1. 郁证性耳鸣的古代中医文献论述

(1) **病因病机阐述**:春秋战国时期的《楚辞·九叹·远逝》中载有"耳聊啾而懛慌",《楚辞·远游》中载有"视倏忽而无见兮,听惝恍而无闻"。其中的"耳聊啾"即指耳鸣;"懛慌"即惝恍,指迷迷糊糊,不清楚。懛慌(惝恍)同时也指精神状态,如《庄子·田子方》"文候傥然,终日不言"。陆德明释文:"傥,失志貌。"惝者怅恨,如《庄子·则阳》"客出而君惝然若有亡也"。惝恍亦指失意貌,如《楚辞·远游》"怊惝恍而乖怀"。故"耳聊啾而懛慌"是指耳鸣影响听力,并因失志失意而终日默默抑郁的精神状态。《素问·六元正纪大论》最早提出肝气郁结可致耳鸣："木郁之发……甚则耳鸣眩转。"

明清时期诸多医家发现郁怒伤肝可致耳鸣。

明代孙一奎《医旨绪余》云："凡胁痛耳鸣，眩运暴仆，目不认人，皆木郁症也。"王纶《明医杂著》认为："耳鸣多先有痰火在上，又感恼怒而得，怒则气上，少阳之火客于耳也。"张三锡《医学六要·耳》认为："左脉弦急而数，属肝火，其人必多怒，耳鸣或聋。"龚廷贤《寿世保元·耳病》亦有"因怒耳鸣，吐痰作呕，不食，寒热胁痛"的记载。

至清代，陈士铎《辨证录·五郁门》指出："人有畏寒畏热……甚则耳鸣如沸，昏眩欲仆，目不识人，人以为风邪之病，谁知是木郁之症也。"吴谦《医宗金鉴·删补名医方论》同样指出："盖肝性急善怒，其气上行则顺，下行则郁，郁则火动而诸病生矣，故发于上，则头眩耳鸣而或为目赤。"罗美辑《古今名医汇粹·病能集》云："夫肝者，风之舍也，大怒则伤肝，因怒而内动厥阴，与少阳风热，患头疼发热，或嗽咳气逆，或为耳鸣烦躁，或为寒热似疟。"日本医家汤本求真《皇汉医学·少阳病》载："俄而耳鸣、头目郁冒者，多由郁怒所致。"

除恼怒伤肝、肝气郁结、肝火上炎可致耳鸣外，举凡忧愁、思虑、劳心、惊恐均可导致耳鸣。例如，宋代《圣济总录·耳门》："肾气既虚，风邪干之，复以思虑劳心，气脉内结，不得疏通，则耳内浑焞与气相击而鸣。"明代徐春甫《古今医统大全·耳病门》："忧愁思虑则伤心，心虚血耗必致耳鸣耳聋。"龚廷贤《寿世保元·耳病》："思虑烦心而神散，精脱于下，则真阴不上泥丸，而气不聚，故耳鸣耳重听及耳内痒。"清代林珮琴《类证治裁》："高年忧思菀结，损动肝脾……耳鸣肢麻，体瘦脉弦，风动阳升，脂肉消铄，有晕仆之惧。"《王旭高临证医案·虚劳门》记载了一妇人因惊恐所致耳鸣的实例："年三十四五，从未生育，因惊恐患怔忡头昏，耳鸣火升，发热汗出，食少便坚，将及百日。"

叶天士更是睿智地发现，虽然肾开窍于耳，耳鸣看似与心肾两亏有关，但其本源往往源于郁证，其在《临证指南医案》指出："肾开窍于耳，心亦寄窍于耳，心肾两亏，肝阳亢逆，故阴精走泄，阳不内依，是以耳鸣时闭，但病在心肾，其原实由于郁，郁则肝阳独亢，令胆火上炎。"

《普济方》中的一段论述可以看作是对郁证性耳鸣病因病机的概括，其云："人之耳鸣，医者皆认为肾虚所致，是则然矣。然亦有因气而得者，用心而得者，不可一概论也。"

（2）**治法方药**：在治疗方面，古人留下了诸多以疏肝理气解郁、养心安神定志等从郁论治郁证性耳鸣的治则和方药。例如，宋代严用和《济生方·耳门》强调："七情所感治乎心。医疗之法，宁心顺气，欲其气顺心宁，则耳为之聪矣。"明代孙志宏《简明医毂》中以疏肝清耳汤"治左耳鸣聋，恚怒气郁，肝火炎灼。"王纶《明医杂著》："若因怒便聋，而或耳鸣，属肝胆经气实，用小柴胡汤加芎、归、山栀。"赵献可《医贯》："郁证似疟者，其寒热与正疟无异，但其人口苦，呕吐清水或苦水，面青胁痛耳鸣脉涩，须以逍遥散，加茱连贝母，倍柴胡。"清代程国彭《医学心悟》："足厥阴肝经，足少阳胆经，皆络于耳，暴发耳聋耳鸣者，宜用逍遥散。"

● 2. 郁证性耳鸣的现代医学机制

（1）**耳鸣的分类**：现代医学的病理生理学、心理学、流行病学调查均支持郁证性耳鸣的客观存在。

耳鸣的分类方法有多种，一般可按病理生理学作如下分类。

生理性耳鸣：主要是指听力正常者在极安静的环境下听到自身器官、脏器自然活动和血液流动时所产生的声音，或是剧烈运动或情绪激动后的搏动声、呼吸声，或是空气在鼓膜表面及耳蜗内流动时所产生的声音。

病理生理性耳鸣：可能是耳蜗或脑干的微小功能障碍，或可能是某些疾患因触发因素而出现短暂耳鸣，包括自发性耳鸣、噪声性耳鸣、药物性耳鸣、毒血症性耳鸣、变态反应性耳鸣。

病理性耳鸣：主要有肌源性耳鸣（最常见于腭肌阵挛、咽鼓管开闭、颞颌关节异常所致）、血管性耳鸣（为搏动性耳鸣，常与心脏搏动一致）、呼吸性耳鸣（为咽鼓管异常开放所致，常与呼吸同步）、传导性耳鸣（由外耳道耵聍、肿瘤、异物阻塞外耳道引起）、感音神经性耳鸣（主要来源于蜗内病变，包括感音性耳鸣、周围神经性耳鸣、中枢神经性耳鸣）、反射性耳鸣（即非听觉系统病性耳鸣，如颞颌关节疾患或咬合不良、颈椎关节疾病或颈部损伤所致的颈性耳鸣等）、全身疾病性耳鸣（包括内分泌代谢性疾病、感染性疾病、自身免疫性疾病、脑血管神经系统病变、心理疾病，以及长期接触化学毒物等导致的耳鸣）、假性耳鸣（包括类似于耳鸣声的环境声音,以及伪装性耳鸣)。

在上述种种耳鸣中,因情绪激动所导致的生理性耳鸣、与精神疾病或自主神经功能紊乱有关的中枢神经性耳鸣、心理因素导致的全身疾病性耳鸣,以及伪装性耳鸣等,均大致属于中医郁证性耳鸣的范畴。此外,由各类不同原因所导致的耳鸣患者如产生了某种程度的负性情绪或心理障碍,进而导致耳鸣久治不愈或进行性加重,亦可大致归于中医郁证性耳鸣("因病致郁")的范畴。

(2) **耳鸣与身心疾病**:耳鸣的产生与听觉中枢及边缘系统和自主神经系统密切相关。听觉系统中异常的神经活动被皮层下中枢听觉结构感知并对其进行初级处理后,向听觉皮层和大脑边缘系统输出,从而引起耳鸣的主观感知。一方面,在耳鸣感受的刺激下,会产生紧张、烦躁、失眠、恐惧等负面情绪反应以及瞳孔放大、心跳加速、肌张力增高等自主神经反应;另一方面,负性情绪体验也可反过来影响边缘系统和大脑皮质的活动,从而强化对耳鸣的主观感知,形成恶性循环。由于大脑边缘系统在激活的同时启动了记忆过程,所以当耳鸣被中枢神经系统储存为不良信号时,耳鸣可持续存在。

相当部分的耳鸣无疑属于心身疾病,其产生机制主要与患者的认知模式有关。患者常因耳鸣初发而导致精神紧张、担忧等负性心理反应,当耳鸣持续不止时,甚至会产生灾难性、恐惧性认知,可增强耳鸣的主观感知性,反过来又可进一步导致负性情绪加重,形成恶性循环。敏感性、自我暗示性较强或具有强迫症等精神障碍倾向的患者,还会"主动自我监听"耳鸣的变化、过分关注与耳鸣同时存在的环境因素和内脏感觉,于是导致耳鸣感受进一步增强,甚至可以引发耳麻、耳痛、倦怠乏力、注意力下降、睡眠障碍等其他躯体不适症状,加重忧虑及压抑,进而影响日常生活及社会工作;"伪装性耳鸣"更是如此。

据调查,耳鸣患者存在神经症的倾向;约半数的慢性耳鸣患者存在心理障碍,包括情感障碍、焦虑及躯体形式障碍等。在经常规治疗无效的耳鸣患者中,41% 有神经质倾向,36% 有忧郁倾向;对耳鸣患者的精神病学调查发现 63% 有异常,其中 33% 有忧郁倾向。一项调查结果表明,以耳鸣为第一主诉的主观性耳鸣患者全部存在明显的心理问题,其中因心理因素引起耳鸣者占 21%,因耳鸣引起心理反应者占 67.7%,无法分清其因果关系者占 11.3%。耳鸣患者的心理健康状况分析显示,持续的声音常可使患者烦躁不安、紧张、神经过敏,常伴有头痛、胃肠、心血管、呼吸等系统的躯体不适感。通过对 300 例大学生耳鸣患者的临床分析发现,耳鸣对患者的心理及学习生活影响较为明显,造成心情烦躁、焦虑者高达 82%,注意力不集中者占 44.3%,睡眠障碍者占 29.3%,学习、生活受限者占 18.3%。

● 3. 郁证性耳鸣的临床特征

(1) **具有情志致病的特征**:正如古代文献及现代流行病调查所示,抑郁、恚怒、忧愁、焦虑、惊恐等七情损伤皆可导致耳鸣(因郁致病);发生耳鸣以后,又具有"耳鸣 - 不良情绪 - 耳鸣加重"的循环趋势(因病致郁)。郁证性耳鸣的发生、发展、程度、持续时间及其缓解,与情志变化、环境变化及自身注意力改变有关,可因紧张、悲伤、烦躁、忧虑等情志改变而发生或加重,可因休息或放松心情后而减轻或消失。耳鸣多发生于"主动自我监听(自我暗示)"时或夜间环境安静之时,当注意力被外界事物分散或外界嘈杂纷扰时可不觉耳鸣或耳鸣甚轻。

然而在临床上,并非所有的郁证性耳鸣患者都能轻而易举地找到显著的情志致病因素,部分耳鸣患者发病或与气郁质性格特征及禀赋有关,具有不易察觉的隐性情志致病因素。个性特征决定了患者对耳鸣的感知和受到的干扰程度,并且可影响耳鸣的持续性。具有对自身及环境变化不能很好适应或应对不良心理特征者,对耳鸣出现的反应较其他患者更为强烈,从而可导致更为严重和持久的耳鸣及相应的伴随症状。诊察之际,需要特别注意分析患者的性格心理特征,见微知著,洞察隐性郁证形态之存在。

(2) **具有郁证的临床表现特征**:首先,郁证性耳鸣具有郁证"直接的"临床表现证据。所谓"直接的"郁证证据,是指烦躁易怒、紧张不安、心神不定、失眠、脏躁、梅核气等情志性疾病心理及精神神经系统方面的症状(包括上述古代文献中提及的烦躁、恚怒、思虑劳心等),实际上相当于"狭义郁证""显性郁证"的临床表现。

当代中医耳鼻喉科大师干祖望先生曾说:"耳鸣为耳内常有不同程度的幻响。""幻"乃幻想、幻象、幻觉之幻,幻由乎心,有凭空虚构"唯心"之意,"幻响"一语暗示了郁证性(神经性、功能性)耳鸣之存在。

其次,郁证性耳鸣具有郁证"间接的"临床表现证据。所谓"间接的"郁证证据,是指不属于"狭义郁证"和"显性郁证",而是属于"隐性郁证"(披着各种"伪装外衣")"广义郁证"的临床表现。就上述古代文献中有关郁证性耳鸣的伴随症状来看,包括眩转(头昏、眩运暴仆、昏眩欲仆、头目郁冒、有晕仆之惧)、目不认人、胁痛、口苦、面青、痰作呕、呕吐清水或苦水、不食(食少)、便坚、寒热(畏寒畏热、发热、寒热似疟)、头疼、嗽咳气逆、怔忡、汗出、耳重听、耳内痒、耳聋、肢麻、体瘦(脂肉消铄)身凉、脉弦、脉涩等多种多样,这些涉及多脏腑、多系统、广泛而多样的全身症状正是符合了具有功能性、多样性、广泛性、复发性及怪异性的郁证的临床特征。实际上这些症状基本上属于现代医学精神神经障碍类疾病的各种躯体形式障碍、"医学难以解释的症状"、自主神经功能失调。

(3) 从郁论治有效:古代医家已经充分认识到郁证性耳鸣并从郁论治。例如,从肝论治,方用逍遥散(程国彭《医学心悟》、赵献可《医贯》)、小柴胡汤(王纶《明医杂著》)、疏肝清耳汤(孙志宏《简明医毂》)等疏肝理气解郁或清泄肝火;从心论治,联合运用"宁心"(养心安神定志)、"顺气"(疏肝理气)法进行治疗(严用和《济生方·耳门》)。

现代临床研究亦证实中医解郁方药对(郁证性)耳鸣具有较好的治疗作用。有以疏肝通窍安神方(柴胡、郁金、五味子、酸枣仁、石菖蒲、丹参)、安神止鸣汤(磁石、酸枣仁、珍珠母、琥珀、生龙骨、茯神、远志、神曲、黄连、石菖蒲)为主治疗感音神经性耳鸣者,经治后贝克焦虑量表及贝克抑郁问卷积分较治疗前有显著性改善。有以逍遥散为主加减治疗耳鸣存在神经衰弱、焦虑、抑郁等诱因者,还有以醋酸曲安奈德与利多卡因混合液行耳后局部封闭,并配合解郁安神内服汤(煅磁石、半夏、茯苓、石菖蒲、夜交藤、甘草)治疗耳鸣者,均取得了较好的疗效。此外,尚有运用柴胡加龙骨牡蛎汤、小柴胡汤治愈肝郁耳鸣的个案报道。

运用抗焦虑、抗抑郁、镇静药及心理治疗也已成为西医学治疗耳鸣的重要方法。阿普唑仑可有效抑制听觉系统异常亢进,对神经性耳鸣的改善效果明显。氟桂利嗪联合奥氮平对神经性耳鸣的疗效明显优于单用氟桂利嗪,其机制与奥氮平通过对前额叶皮层的活化作用、提高患者对耳鸣的适应性有关。

通过心理干预联合抗抑郁药物治疗,能显著改善耳鸣患者伴发的焦虑抑郁情绪。对于耳鸣伴发焦虑、抑郁的患者,在常规治疗基础上(氟桂利嗪、维生素B$_1$、甲钴胺、逐瘀通脉胶囊)加用氟哌噻吨美利曲辛(黛力新)、心理疏导及注意力转移疗法后,效果更为显著(总有效率达88.9%)。认知行为疗法可有效治愈84.3%的神经性耳鸣患者。

郁证性耳鸣病程短者易治,病程长者难治。即使从郁论治一时无效,也不可轻易否定郁证性耳鸣的诊断;郁证需要坚持治疗,必要时可采用中西药物联用并结合心理疏导的综合方法进行治疗。

● 4. 小结

耳鸣确属难治性疾病,中西医皆然。分析其难以取效的原因有很多,其中,不识郁证性耳鸣而不知从郁论治是其原因之一。

郁证性耳鸣是指耳鸣属于郁证的表现之一,其病脉证治具有郁证的特征。在很多场合,由于郁证的临床特征并不明显而人多不识,故郁证性耳鸣常常可以是一种在耳鸣病证掩盖下的隐性郁证("普衣郁证")。临床若遇耳鸣屡治不愈,可从郁证角度重新审视其脉证,从郁论治,或试探性地从郁论治,以期提高临床疗效。

主要参考文献

[1] 宣伟军,黄煜猷.疏肝通窍安神法为主辨证治疗感音神经性耳鸣50例疗效观察[J].新中医,2004,36(2):25-27.
[2] 王辉.逍遥散加减治疗主观性耳鸣的临床观察[J].世界中西医结合杂志,2008,3(6):337.

三十一、郁证眩晕论

眩晕古称眩、眩冒、眩瞀、瞑眩、眴目等,是以或眩或晕或眩晕并俱为主症的病证,涵盖了西医学眩晕、头晕、头昏、平衡失调等多种情况。一般而言,眩是指主观感觉自身或外界环境旋转、摆动;晕是指自身不稳感(眩与晕之临床表现存在交叉重叠,有时难以完全区分开来);头昏是指头脑昏沉不清晰、头胀;平衡失调感是指因平衡感知或维持系统功能障碍导致产生站立或运动的不稳感,不伴有旋转感。

眩晕病因病机有多端,本文主要探讨郁证性眩晕的病脉证治。

1. 现代医学有关眩晕的认识

(1) 眩晕病因分类:前庭系统性眩晕分前庭中枢性眩晕与前庭周围性眩晕。前庭中枢性眩晕涉及前庭性偏头痛(vestibular migraine,VM)、椎 - 基底动脉供血不足(现多称椎 - 基底动脉系统短暂性脑缺血发作,与脑梗死统称为后循环缺血)、肿瘤或占位、脑干或小脑炎症、药物损伤等;前庭周围性眩晕包括良性阵发性位置性眩晕(benign paroxysmal positional vertigo,BPPV)、前庭神经元炎(vestibular neuritis,VN)、梅尼埃病(Ménière's disease,MD)等。

非前庭系统性眩晕涉及精神性及其他躯体疾患因素,通常以非眩晕性头晕为主。慢性主观性头晕(chronic subjective dizziness,CSD)是指无前庭功能障碍的慢性头晕,以头部昏沉感及主观性失衡感为主要表现。由精神心理因素所致的眩晕,有精神性眩晕、精神障碍性头晕、精神疾患相关性头晕等名称。

(2) 精神性眩晕:精神性眩晕是指焦虑、抑郁、躯体化障碍等精神心理因素或精神障碍所致的眩晕,以及部分与精神心理密切相关的慢性主观性头晕。

国外资料表明,眩晕的精神性病因以焦虑、抑郁最为常见;将近八成的慢性主观性头晕由焦虑等精神障碍所引起;头晕患者半数以上为精神因素所致,或为器质性疾患共病的精神障碍;器质性疾病所致眩晕也可引发或加重患者的焦虑等情绪症状。国内资料显示,精神性头晕占门诊头晕患者的三分之一以上;精神情绪因素与老年群体眩晕显著相关;假性眩晕合并抑郁障碍的发生率高达半数以上。

目前对于控制眩晕的解剖结构与控制情绪相关结构之间的神经环路及其递质变化已有初步认识。焦虑障碍等情绪变化主要通过单胺能、5- 羟色胺(5-HT)能以及多巴胺(DA)能神经递质发挥作用。前庭功能异常也可引起边缘系统诸多结构相关递质含量的改变而引发情绪变化。

选择性 5-HT 再摄取抑制剂(selective serotonin reuptake inhibitor,SSRI)可

以改善焦虑情绪并缓解眩晕症状。帕罗西丁联合氯硝西泮可明显提高难治性眩晕的疗效。氟哌噻吨美利曲辛(黛力新)联合乌灵胶囊治疗精神性眩晕的疗效明显优于乌灵胶囊对照组。心理疗法或"重归因－认知心理治疗模式"联合帕罗西汀可显著改善精神性眩晕患者的病情。

● 2. 郁证性眩晕的情志病因病机辨析

(1) 气火风阳因肝郁：眩晕是肝病的主要表现，多因情志因素导致肝气郁结所引发。《素问·至真要大论》云："诸风掉眩，皆属于肝。"《素问·六元正纪大论》指出"眩转"为肝郁之甚。

清代林珮琴《类证治裁·眩晕论治》认为眩晕乃情志因素致生肝气肝火使然："(眩晕)良由肝胆乃风木之脏，相火内寄，其性主动主升。或由身心过动，或由情志郁勃……"

清代叶天士《临证指南医案·肝火》指出，情志不伸所致肝气肝火肝风可以发生包括眩晕在内的诸般本证及变证。其云："盖因情志不舒则生郁，言语不投则生嗔，谋虑过度则自竭，斯罢极之本，从中变火，攻冲激烈，升之不熄为风阳，抑而不透为郁气，脘胁胀闷，眩晕猝厥，呕逆淋闭，狂躁见红等病，由是来矣。古人虽分肝风、肝气、肝火之殊，其实是同一源。"《临证指南医案·郁》又云："郁勃日久，五志气火上升，胃气逆则脘闷不饥，肝阳上僭，风火凌窍，必旋晕咽痹。"

清代吴金寿《三家医案合刻》同样指出："经营不遂，情怀拂郁，少火化为壮火，风木挟阳上巅，眩晕不寐，是阳不入阴，非阴虚症也。"

起因于情志因素的眩晕大多通过肝气肝火肝阳肝风的病机而发生，也可通过影响心脾等其他脏腑而发生。如宋代陈言《三因极一病证方论·眩晕证治》载："方书所谓头面风者，即眩晕是也。……喜怒忧思，致脏气不行，郁而生涎，涎结为饮，随气上厥，伏留阳经，亦使人眩晕呕吐，眉目疼痛，眼不得开，属内所因。"明代徐春甫《古今医统大全·诸气门》载："思气所致为不眠，为嗜卧，为昏瞀，为中痞。"

综上所述，七情五志均可导致眩晕，主要病机包括但不限于肝气郁结以及由此所演变之肝火、肝阳、肝风。

（2）无痰不眩却因郁：世人尽知朱丹溪"无痰不作眩"之论，却不知此痰原来却可因七情郁结而生。再阅《丹溪心法·头眩》原文："头眩，痰挟气虚并火，治痰为主，挟补气药及降火药。无痰则不作眩，痰因火动，又有湿痰者，有火痰者。……又或七情郁而生痰动火，随气上厥，此七情致虚而眩运也。"其明确指出"无痰不作眩"存在"七情郁结—生痰（湿痰、火痰）—眩晕"的病因病机逻辑关系，与上述陈言所谓喜怒忧思致气郁生涎结饮使人眩晕之论同出一辙。

明代张景岳虽提出"无虚不作眩"之论，但对"无痰不作眩"亦有阐述，认为七情可炼脾胃津液为痰走肝致眩。《景岳全书·杂证谟·痰饮》云："痰者，脾胃之津液，或为饮食所伤，或为七情六淫所扰，故气壅痰聚……走于肝，则眩晕不仁，胁肋胀痛。"

明代龚廷贤在《寿世保元·眩晕》中对朱丹溪"无痰则不作眩"的情志性病因病机进一步阐释道："喜怒哀乐，悲恐忧思，郁而生痰，随气上厥，七情致虚而眩晕也。"明代陆岳《红炉点雪·眩晕》亦持相同观点："如得之七情郁而生痰，痰因火动，顺气上逆，此七情因虚而致眩晕也。"

综上所述，"无痰不作眩"论存在痰为标、七情郁结为本的情况。朱丹溪、张景岳、龚廷贤、陆岳等各家对此学说原为一脉相承。部分眩晕看似痰浊作祟，实乃因于七情苦恼所致的郁证。事实上，痰浊（饮）本是郁证性病证的病机之一，郁证性眩晕也不例外。

（3）无虚不眩多因郁：世人尽知张景岳"无虚不作眩"之论，却不知此虚原来却可因五志不舒而致。再阅《景岳全书·杂证谟·眩运》原文："眩运一证，虚者居其八九，而兼火兼痰者，不过十中一二耳。"但是紧接着，张景岳在其下列举了"无虚不作眩"之"原其所由"，有四大类情况：一曰伤阳中之阳，计有劳倦过度、饥饱失时、呕吐、泄泻、大汗亡阳、眴目惊心、焦思不释、被殴被辱气夺、悲哀痛楚大叫大呼；二曰伤阴中之阳，计有吐衄便血、痈脓大溃、金石破伤、失血痛极、男子纵欲气随精去、妇女崩淋产后去血；三曰有余中之不足，计有大醉之后湿热相乘（伤阴）、大怒之后木肆其强（伤气）、痰饮留中治节不行（脾弱）；四曰营卫两虚，计有年老精衰、劳倦日积、不眠眩运。由此可见"无虚不作眩"包含了内、外、妇、伤科多种疾病，其中尤其令人瞩目的是包含了诸如眴目惊心、焦思不释、被殴被辱气夺、悲哀痛楚大叫大呼、大怒等多种情志因素所致的郁证，明确指出"无虚不作眩"存在"七情郁结—虚—眩晕"的病因病机逻辑关系。

明代秦景明在《症因脉治·内伤眩晕》中对七情五志导致气血亏虚并发生眩晕的论述，可以看作是对张景岳"无虚不作眩"的注解："气虚眩晕之因，大病久病后，汗下太过，元气耗散；或悲号引冷，以伤肺气，曲运神机，以伤心气，或恼怒伤肝，郁结伤脾，入房伤肾，饥饱伤胃，诸气受伤，则气虚眩晕之症作矣……血虚眩晕之因：阳络伤则血外溢上逆；阴络伤则血内溢下泄。凡此亡血成虚，而为眩晕者。又有焦心劳思，忧愁郁结，心脾伤而不能生血；或恼怒伤肝，肝火内动，而煎熬血室。此阴血内耗，血海干枯，而为眩晕者也。"明确指出气虚眩晕可因于悲号以伤肺、曲运神机以伤心以及恼怒伤肝和郁结伤脾；血虚眩晕可因于焦心劳思、忧愁郁结以伤心脾而不能生血，或恼怒伤肝、肝火内动而煎熬阴血。

此外，"临事不宁，眩晕嘈杂者，此心脾虚怯也"（《万病回春·眩晕》）；"（心）虚则多惊悸，惕惕然无眠，胸腹及腰背引痛，喜悲时眩"（《中藏经·论心脏虚实寒热生死逆顺脉证之法》）；"（胆）虚则伤寒，寒则恐畏，头眩不能独卧"（《中藏经·论胆虚实寒热生死逆顺脉证之法》）。诸论提示，即使从心、脾、胆等脏腑诸虚致眩晕来看，亦与惊悸、惕惕然、善悲、虚怯、恐畏等情志变化密切相关。

综上所述，"无虚不作眩"论存在虚为标、七情郁结为本的情况。部分眩晕看似虚证作祟，实乃因于七情苦恼所致的郁证。事实上，气血亏虚也是郁证性病证的病机之一，郁证性眩晕也不例外。

藉此可知，朱丹溪之"无痰不作眩"与张景岳之"无虚不作眩"看似南腔北调、风牛马不相干，但从情志病致眩来看是有共通点的。

（4）血行滞涩可因郁：情志病因导致气机郁滞除可产生痰浊外，还可产生瘀血，瘀血阻络或痰瘀互阻也可致使发生眩晕。明代李梴《医学入门·妇人门·经候》即指出情志过极可造成瘀血而致眩晕："怒极伤肝，则有眩晕、呕血、瘰疬、血风、疮疡等病。……凡此变症百出，不过血滞与枯而已。"明代孙一奎《孙文垣医案·新都治验》载程案胸膈背心胀疼、眩晕、咳吐红痰，诊为"食饱后感于怒，老痰瘀血积在上焦"，"治当清化上焦，使新痰不生，宿瘀磨去"，在理气化痰基础上加载活血化瘀药物，最终"调之如初"。

有关瘀血尤其是情志病因致血瘀生病的学说，晚至清代特别是当代才开始有较大的发展。部分眩晕看似瘀血作祟,实乃因于七情苦恼所致的郁证。事实上,瘀血也是郁证性病证的病机之一,郁证性眩晕也不例外。

 3. 郁证性眩晕的临床识别

郁证性眩晕的临床识别,需要结合病史、体格检查以及相关的辅助检查排除器质性疾患所致的眩晕。检查项目如头部 CT、CT 血管造影术、MRI、椎动脉 B 超、脑脊液常规、血生化检查、血压,以及用于良性阵发性位置性眩晕诊断的 Dix-Hallpike 试验、Side-lying 试验、旋转试验,用于梅尼埃病诊断的甘油试验、纯音测听等。相关诊断标准及量表的运用有助于郁证性眩晕的诊断和鉴别诊断,如眩晕诊治专家共识、头晕诊断流程建议、美国良性阵发性位置性眩晕临床诊疗指南、良性阵发性位置性眩晕的诊断依据和疗效评估标准、梅尼埃病诊断依据和疗效评估标准,以及眩晕障碍量表(DHI)、汉密尔顿抑郁量表(HAMD)、汉密尔顿焦虑量表(HAMA)、抑郁自评量表(SDS)、焦虑自评量表(SAS)等。

郁证性眩晕一般具有以下特点。

眩晕多为非旋转性,程度较轻,一般不会达到梅尼埃病天旋地转甚或突然跌仆的程度,主要表现为自身不稳感,有时甚至是担心平衡障碍的恐怖感,常伴头脑不清晰感;眩晕可持续数周或更长;可伴主观感觉障碍、假性共济失调等症状。

起因于情志不畅,眩晕轻重程度亦与如夫妻争吵、恋爱受挫、职场竞争、子女教育、亲人离世以及刑事纠纷等引起的情志波动有关。部分患者或许情志病因及其临床表现比较隐匿而不甚明显,需细致观察其气质禀赋或人格特征,并进行精神心理分析。

伴随症状具有多样性、广泛性、怪异性等"异彩纷呈"的特点。患者除脏躁、梅核气、奔豚气等显性郁证表现以外,尚可能有各种隐性郁证表现,如胸闷、气短、心悸、失眠、多寐、汗多、健忘、痛无定处等。这些表现大多属于自主神经功能紊乱或躯体化症状。

除因郁致病之单纯郁证性眩晕外,尚有病郁同存之眩晕,即在器质性疾病眩晕的同时,伴有郁证表现。对此,不可因为存在郁证表现而忽视对器质性疾病的诊疗,也不可因为器质性疾病的存在而忽视郁证的诊疗。

● 4. 郁证性眩晕的治疗

从病因病机可知,从肝论治、补气血、化痰瘀都可以成为郁证性眩晕的治疗方法。从表 27 可以看出,不同程度的疏肝理气、养心安神可以作为多种治疗原则的基础性方法。

从肝论治成为现代中医辨治郁证性眩晕的常用法则,包括平肝、清肝、养肝、疏肝等法,尤为重视疏肝理气解郁法。有许多报道以柴胡疏肝散、逍遥散、丹栀逍遥散、四逆散、柴胡桂枝汤、柴胡加龙骨牡蛎汤以及自拟菊钩逍遥散等柴胡类方剂治疗郁证性眩晕。此外,还有以黄连温胆汤、血府逐瘀汤、归脾汤、补肝汤加减等从痰、从瘀以及从调补气血论治郁证性眩晕的临床报道。

郁证性眩晕如此之多,可以仿照朱丹溪"无痰不作眩"、张景岳"无虚不作眩"之模式,提出"无郁不作眩"的学术观点。事实上,"无郁不作眩"还可包含"无痰不作眩"和"无虚不作眩"论中有关七情生痰致虚而眩晕的重要内涵。大量事实已可证明"无郁不作眩"论的临床指导意义。

最后,分享清代程文囿《程杏轩医案·续录》中的一段记录:"予童时见族中一妇人,头额常系一带,行动须人扶掖,云无他病,惟头目昏眩,饮食倍增,形体加胖,稍饥心内即觉难过。医治无效,只得屏药。越数年疾自愈,形体退瘦,饮食起居如常。其致病之由,及所服方药,均不同考。后堂弟媳,年二旬余,因遭回禄,忧郁成疾,见证与族妇仿佛。予知其疾由郁而起,初投逍遥达郁,继加丹栀清火,更进地黄阿胶滋水生木,白芍菊花平肝熄风,磁石牡蛎镇逆潜阳等法,俱不应。他医以为无痰不作眩,药用豁痰;又以为无虚不作眩,药用补虚,亦皆无验。遂不服药,四旬外病自瘳。予生平所见眩晕之疾,未有甚于此二证者,且病中诸治不应,后皆不药自痊,事亦奇矣。细求其故,盖病关情志,是以草木无灵。由此观之,凡七情内伤致病,皆可类推。"以上内容对郁证性眩晕的诊疗与预后判断颇具启发性。郁证性眩晕是客观存在的,即使诊断为郁证性眩晕而从郁论治,未必即能轻易获效,但即使一时无效,也不能轻易否定郁证性眩晕之诊断;情志致病的郁证性眩晕往往需要相当长时间的调摄过程,非徒药物可以见功;一旦情志调摄复元,可不药自痊。

表 27 郁证性眩晕治疗方药举隅

出处	方剂名	药物组成	主治
《辅行诀脏腑用药法要》	小补肝汤	桂枝,干姜,五味子,大枣	心中恐疑,头目眩晕
	大补肝汤	桂心,干姜,五味子,旋覆花,代赭石(一方作牡丹皮),大枣	肝气虚,恐惧不安,头目苦眩
《张氏医通》《症因脉治》《证治汇补》	(加减)逍遥散,或沉香降气汤,四,六磨汤	略	妇女性执多偏,气易干动之眩晕;气血亏虚,肝气有伤者;气血不足,肝肾相火兼郁肝之头眩
《盘珠集胎产症治》	抑青丸	柴胡,当归,炙甘草,钩藤,炒白术	大怒气逆伤肝之眩晕
《醉花窗医案》《古今医案按》	香砂四七汤或四七汤	木香,砂仁,半夏,茯苓,厚朴,苏叶,姜	常抱抱郁眩晕
《古今医案按》	无方名	代赭石,龙胆草,芦荟,黄连,蜀漆,牡丹皮,赤芍,牡蛎,龙骨,五味,猪胆汁,当归,人参,姜,枣	暴怒厥逆眩晕
《症因脉治》	酸枣仁汤	酸枣仁,甘草,知母,茯神,川芎	心气不足,气血亏虚之眩晕
《万病回春》	滋阴健脾汤	当归,川芎,白芍,生地黄,人参,白术,白茯苓,陈皮,半夏,白茯神,麦门冬,远志,甘草,生姜,大枣	心脾虚怯,临事不宁之眩晕嘈杂
《杂病广要》	定志小丸	菖蒲,远志,茯苓,人参	心气不足,忧愁悲伤不乐,喜忘狂眩
	妙香散	茯苓,茯神,薯蓣,远志,黄芪,人参,桔梗,甘草,辰砂,麝香,木香	心气不足,志意不安,惊怖悲忧惨戚,虚烦少睡,喜忘不常头目昏眩
《济生方》	玉液汤	半夏,生姜,沉香	七情伤感,气郁生涎之眩晕

续表

出处	方剂名	药物组成	主治
《医学入门》	七气汤	半夏,厚朴,桂心,白茯苓,白芍,紫苏,橘皮,人参,姜,枣	七情脏气不平,涎迷心窍之眩晕
	朴虚饮	人参,麦门冬,山药,茯苓,茯神,半夏,黄芪,前胡,熟地黄,枳壳,远志,甘草,姜,秫米	同上
《张氏医通》	二陈汤加味	半夏,陈皮,茯苓,甘草,木香,丁香,白术,砂仁	七情郁而生痰,令头眩
《杂病源流犀烛》	清晕化痰汤	陈皮,半夏,茯苓,甘草,川芎,白芷,羌活,枳实,南星,防风,细辛,黄芩	七情过伤,痰饮眩晕
	茯苓半夏汤	赤茯苓,半夏,陈皮,苍术,厚朴	同上
《医学入门》	无方名	大黄,干漆之类	暴怒凝瘀积瘀致眩晕
《孙文垣医案》	无方名	理气化痰药加牡丹皮,丹参,赤芍药,桃仁,滑石,五灵脂,当归尾	食饱感怒,老痰瘀血积在胸膈,背心胀疼,眩晕,咳吐红痰

● 5. 小结

就西医学与中医学相比,西医学只是在最近几十年才注意到精神性眩晕,而中医学早在千年以前就已经深刻认识到了郁证性眩晕的病脉证治并积累了丰富的临证实践经验。

就现代中医与古代中医相比,现代中医有迎合现代西医学器质性疾病诊疗的倾向,凡病不分青红皂白而曲意分型辨证施治,却恰恰丢失了中医见长的诸如郁证性眩晕诊疗之精华所在。现代中医在理解把握诸如"无痰不作眩""无虚不作眩"等古代医家学术思想时,往往采取望文生义或断章取义的机械教条主义的态度,这种态度将会或已经影响到了对传统中医的完美继承与发扬创新。

越是在现代医学盛行的今日,越是应该反省中医本位虚无主义及其形而上,这恰恰是中医突围的一条生存之路。

❋ 主要参考文献

[1] 赵钢,崔丽英,韩军良.眩晕诊治专家共识[J].中华神经科杂志,2010,43(5):369-374.

[2] 苏润萍,刘丹,沈朝阳,等.黛力新联合乌灵胶囊治疗精神性眩晕的疗效观察[J].中国实用神经疾病杂志,2014,17(23):132-133.

❋ 三十二、郁证目疾论

古代中医将眼病统称为障,根据发病部位不同分为内障(相当于在瞳孔、玻璃体、脉络膜、视网膜、视神经及包裹在视神经周围组织及血管的眼病)与外障(相当于在眼睑、内外眦、结膜、球筋膜、巩膜和角膜的眼病)。内障有暴盲(相当于视网膜中央动静脉阻塞、急性球后视神经炎、急性视神经乳头炎、视网膜脱离、功能性视力障碍、良性特发性眼睑痉挛等)、绿风内障(急性闭角型青光眼)、青风内障(原发性慢性开角型青光眼)等;外障有白涩症(慢性结膜炎、干眼症、视疲劳)、胞轮振跳(良性特发性眼睑痉挛)、目劄(眼睑频频眨动而不能自控,常见于维生素 A 缺乏引起的结角膜上皮干燥、角膜上皮点状脱失)等,其眼部症状包括目干目涩、目糊目昏目暗、视物不明、目痛目胀、目赤、目泪、目盲、目张不得瞑、眼胞振跳、目眩以及不耐久视等。

在上述目疾中,暴盲、白涩症、胞轮振跳、目劄等有可能为郁证所引起;绿风内障、青风内障及白涩症等有可能病郁同存,均属于郁证性目疾范畴。所谓郁证性目疾,是指由情志因素所引起或加重、需要从郁论治或辅助从郁论治方能取效的目系病证。

1. 郁证性目疾的因机证治

《灵枢·大惑论》载:"五脏六腑之精气,皆上注于目而为之精"。眼科五轮学说将眼分为肉轮(上下胞睑)、血轮(内外两眦及眦部血络)、气轮(白睛)、风轮(黑睛)、水轮(瞳神),分别内应于脾、心、肺、肝、肾,通过经络相连接并受五脏六腑精微之滋养。因脾藏意、心藏神、肺藏魄、肝藏魂、肾藏志,化生喜怒悲忧恐,故七情不遂致五脏功能失常,亦可产生目系病证。诚如清代吴谦《眼科心法要诀·内因为病歌》所载:"内障之病,皆因七情所伤,过喜伤心,过怒伤肝,过忧伤肺,过思伤脾,过悲伤心,过恐伤肾,过惊伤胆。脏腑内损,精气不上注于目。"

(1)惊怒暴悖伤肝:肝开窍于目,肝脉连目系,肝气通于目,肝气和则目能辨五色。情志不舒则肝郁气滞,或化火上炎,或肝阳上亢,可致目涩、目胀、目痛、目赤、目劄,甚则目张不得瞑及暴盲。

隋代巢元方《诸病源候论·虚劳病诸候》指出大怒气逆伤肝可致肝血不足,遂生目暗昏花、视物不明:"七伤者……二曰大怒气逆伤肝,肝伤,少血目暗。"明代傅仁宇《审视瑶函·运气原证》则出示了其治疗方药:"肝主怒,怒伤肝,肝伤故令人眼目昏花,视物不明。怒伤元阴,血虚必矣,故用芎、归、白芍、熟地以养荣。怒伤元阳,气虚必矣,故用人参、白术、甘草以益卫,青皮平肝,柴胡泻肝。"同时还指出,倏忽盲而不见,其故有三:曰阴孤,曰阳寡,曰神离,皆可得之于忿怒暴悖、色欲悲伤或思竭哭泣太频及思虑太过用心忧伤至甚,宜服加味逍遥饮(当归身、白术、白茯神、甘草、白芍药、柴胡、炒栀子、丹皮)疏肝解郁。

明代邓苑《一草亭目科全书·内障治法》载因悸目张不得瞑可用郁李酒醉而愈之:"一乳妇因悸而病,既愈,目张不得瞑,医曰:煮郁李酒饮之,使醉即愈。

所以然者,目丝内连肝胆,恐则气结,胆冲不下,随酒入胆,结去胆下,目能明矣。以一醉饮主。郁李仁(泡去皮,三钱)酒一瓶煮熟,饮之果验。"

清代顾世澄《疡医大全》指出恚怒伤肝可致眼痛目闭:"若恚怒气逆则伤肝气。若燥气盛则病,其病候面青筋急多怒,眼痛目闭,不欲见人,或两目连札,脐左动气;若肝实则直视大叫,呵欠项急,顿闷目赤多怒,头眩痛引两胁小腹之下。"张聿青《张聿青医案·气郁》出示了以疏肝为主治疗肝郁目涩的案例:"陈(右)肝气抑郁不舒,左胁下又复作痛,牵引胸膈,口鼻烙热,目涩头胀。肝气不舒,肝火内灼,肝阳上旋。平肝熄肝,兼开气郁。郁金、金铃子、制香附、炒枳壳、丹皮、木香、延胡索、干橘叶、冬桑叶、池菊。"

至于病郁同存眼疾更是多见。《审视瑶函·运气原证》论青风内障为劳倦加昏重、头旋脑痛或眼内痛涩:"此症专言视瞳神内有气色昏朦,如青山笼淡烟也。……阴虚血少之人,及竭劳心思,忧郁忿恚,用意太过者,每有此患"用羚羊角汤治疗;又论绿风内障:"此症专言瞳神气色浊而不清,其色如黄云之笼翠岫,似蓝靛之合藤黄,乃青风炎重之症久则变为黄风。虽曰头风所致,亦由痰湿所攻,火郁忧思忿急之故。"用半夏羚羊角散治疗。

(2) 悲愁思虑伤心:《灵枢·口问》载:"悲哀愁忧则心动,心动则五脏六腑皆摇,摇则宗脉感,宗脉感则液道开,液道开,故泣涕出焉。液者,所以灌精濡空窍者也,故上液之道开则泣,泣不止则液竭,液竭则精不灌,精不灌则目无所见矣,故命曰夺精。"指出七情感于心而化为泣泪,泣不止甚则可致视物不明甚或失明。

北宋王怀隐等在《太平圣惠方》中指出七情内伤致肝心壅热可引起睛目涩痛:"夫脏腑之精华,上注于目,精气化为液泪。若悲哀内动,液道开而注下,其液枯竭则目涩痛。"用菊花散方治疗。

《疡医大全》认为劳心伤神目昏可用清心补血汤治疗:"劳心思虑,损伤精神,头眩目昏,心虚气短,惊悸烦热,宜清心补血汤(人参、当归、茯神、白芍、枣仁、麦冬、川芎、生地、陈皮、山栀、炙草、五味子)。"

(3) 忧思怒虑伤脾:思虑伤脾,聚湿为痰,上扰眼系,可致两目昏涩障翳。宋代陈言《三因极一病证方论》载"病者喜怒不节,忧思兼并,致脏气不平,郁而生涎,随气上厥,逢脑之虚,侵淫眼系,荫注于目,轻则昏涩,重则障翳,眵泪努肉,白膜漫睛,皆内所因",用《备急千金要方》神曲丸治疗。

明代王肯堂《证治准绳·杂病·七窍门》认为七情伤及脾胃影响气血生化可致目昏:"七情内伤,脾胃先病。……怒甚伤肝、伤脾胃,则气不聚,伤肝则神水散,……初但昏如雾露中行,渐空中有黑花,又渐睹物成二体,久则光不收,遂为废疾。"宜以千金磁朱丸及石斛夜光丸治疗。薛铠《保婴撮要》载脾虚肝旺,目失润养引起目劄可用补中益气汤之类进行治疗。

(4) 思虑恐怯伤肾:肾精充足则视物精明;思虑劳瞻损伤肝肾,目失濡养,则视物昏朦、干涩不爽。吴谦《眼科心法要诀·干涩昏花歌》载:"干涩昏花者,谓目觉干涩不爽,视物昏花也。此乃肝肾俱伤之候。或因嗜酒恣欲,或劳瞻竭视,或思虑太过,皆成此证。"可用四物五子丸滋阴养水,略带抑火。

石斛夜光丸(天门冬、人参、茯苓、麦门冬、熟地黄、生地黄、菟丝子、菊花、决明子、杏仁、山药、枸杞子、牛膝、五味子、蒺藜、石斛、肉苁蓉、川芎、炙甘草、枳壳、青葙子、防风、黄连、犀角、羚羊角)为治疗目疾的重要方剂,主要功能即为补益肝肾,出自元代倪维德所撰眼科专著《原机启微》"气为怒伤散而不聚之病"下,功能填精补血,益肾养肝,又能滋阴清热,祛风明目,融补、清、散为一方,有祛邪扶正之功,多用于肝肾两亏、阴虚火旺之内障目暗视物昏花。后世医家在此基础上加减应用,使本方治疗范围进一步拓展,凡青盲、大圆翳、小圆翳、横剑翳内障、枣花翳内障、雷头风内障、乌风内障、蝇头蟹睛外障、血翳包睛外障、膜入水轮外障等眼疾,皆可应用。

(5) 忧患色欲伤肺:唐朝孙思邈《眼科秘诀》载肝肺受损可致昏蔽、流泪等变异万状的目疾眼症:"且男妇目病,多伤于肝肺二经,此皆忧患、恼怒、色欲、七情之所感也。内伤于脏腑,外发于眼目。肝属木,肺属金。动则伤肺,金来克木,怒则伤肝,肝气上冲,脑汁下坠,黑睛生翳膜,遮掩瞳人,不睹阳光,致令昏蔽、流泪,变异万状。"用冲和汤治疗。明代楼英《医学纲目》亦载:"心悲气并,则心系急,心系急则肺举,肺举则液上溢。夫心系与肺,不能常举,乍上乍下,故咳而泣出矣。"

综上所述,郁证性目疾主要是指单纯郁证性质的目疾,其临床表现有目干目涩、目糊目昏目暗、视物不明、目痛目胀、目赤、目泪、暴盲、目张不得瞑、目劄以及不耐久视等;其病位涉及肝、心、脾、肾、肺;其病机主要在于肝用(肝郁、肝气、肝火、肝阳、肝风)有余而肝体(肝阴、肝血)不足,心用有余(心火)而心体(心血、心阴)不足,余如心脾亏虚、脾胃亏虚、肝肾亏虚、肝肺亏虚以及痰湿瘀血等;其病因盖由七情内伤所致。至于病郁同存性质的目疾更为多见。

● 2. 郁证性目疾的临床特征

(1) **排除器质性眼病**:需要通过检查排除器质性眼病(表28)。如确由精神心理因素引起或加重,并无法明确西医诊断者,应考虑到郁证性目疾的可能性。

表28 眼科常见症状及疾病

常见症状	常见疾病
眼充血	结膜炎、角膜炎、虹膜炎、眼外伤、**青光眼**、**干眼症**、**抑郁症**、**焦虑症**、**功能性视力障碍等精神障碍类疾病**
流泪或泪溢	倒睫、结膜异物、外伤、结膜炎、角膜炎、虹睫炎、先天性青光眼、泪道阻塞、泪小点外翻、下睑外翻、泪囊炎、**干眼症**、**抑郁症**、**焦虑症**、**功能性视力障碍等精神障碍类疾病**
眼干	沙眼、慢性结膜炎、眼化学烧伤后结膜瘢痕、**干眼症**、**视疲劳**、**良性特发性眼睑痉挛**、**抑郁症**、**焦虑症**、**功能性视力障碍等精神障碍类疾病**
眼痒	过敏性结膜炎、慢性结膜炎、睑缘炎、局部药物过敏或接触性皮炎、**干眼症**
异物感	结膜炎、角膜炎、异物、**干眼症**、**良性特发性眼睑痉挛**
眼痛	虹膜睫状体炎、带状疱疹、眼外伤、眼内炎、球后视神经炎、屈光不正、**视疲劳**、**青光眼急性发作**
视力下降	角膜炎、虹睫炎、视神经炎、眼外伤、玻璃体积血、玻璃体浑浊、视网膜出血、视网膜脱离、视网膜血管阻塞、药物中毒、白内障、葡萄膜炎、老年性黄斑变性、**青光眼**、**抑郁症**、**焦虑症**、**功能性视力障碍等精神障碍类疾病**
视物变形	散光、黄斑病变、视网膜脱离、**抑郁症**、**焦虑症**、**功能性视力障碍等精神障碍类疾病**
一过性盲	视网膜中央动脉痉挛、颅内压增高、**抑郁症**、**焦虑症**、**功能性视力障碍等精神障碍类疾病**
视野缺失	视网膜脱离、视神经病变、视网膜出血、颅内病变、**青光眼**、**抑郁症**、**焦虑症**、**功能性视力障碍等精神障碍类疾病**
眼睑抽搐	睑缘炎、倒睫、异物、三叉神经痛、**良性特发性眼睑痉挛**、**干眼症**、**抑郁症**、**焦虑症**、**功能性视力障碍等精神障碍类疾病**
瞬目增多	维生素A缺乏引起的结角膜上皮干燥、角膜上皮点状脱失、**良性特发性眼睑痉挛**、**抑郁症**、**焦虑症**、**功能性视力障碍等精神障碍类疾病**

注:粗体字表示与精神心理因素有关的眼病。

郁证性目疾往往有恚怒、忧愁、抑郁、焦虑等外源性情志致病因素可循，或具有多思善虑、伤感寡欢、胆怯内向、易受暗示等内源性郁证性禀赋(性格人格体质)。郁证性目疾通常伴有急躁易怒、悲伤欲哭、喜怒不节、沮丧抑郁、烦躁忧思等情志类表现，也可伴有繁杂的躯体症状，诸如不寐、心悸怔忡、胸闷气短、疲乏无力、眩晕、健忘等，这些躯体症状或被称为"医学难以解释的症状"，多见于隐性郁证中。

(2) 从郁论治取效：古代从郁论治方药已举隅如上，现代中医此类临床报道更多。

癔症性眼病属于郁证性目疾。有以甘麦大枣汤加味、明目逍遥汤治疗癔症性黑蒙症者，有以丹栀逍遥散加味治疗癔症性失明者，有以舒肝解郁、温通经脉方治疗癔症性暴盲者，有以疏肝理气、养血安神方联合针灸或心理干预治疗癔症性眼病者，有以逍遥散和丹栀逍遥散加减联合针刺治疗癔症性弱视者，等等。

眼睑痉挛轻者为眼轮匝肌阵发性不自主的频繁小抽搐，重者抽搐明显影响睁眼视物，有报道以归脾汤加减或配合针刺治疗以后疗效显著，余如健脾益肝、养血熄风方，健脾养血熄风汤，当归活血饮与牵正散加减及舒经汤亦均有一定疗效，化痰息风类方药如半夏白术天麻汤加味对于风痰阻络型眼睑痉挛也有一定疗效。

情志不遂、肝郁化火之面红目赤可予柴胡疏肝散加减。泪涌、目痒伴视物不清可予散风清肝利方。目胀干涩可予天麻钩藤饮加味。肝肾不足、肝郁化火之目胀伴充血可予四物汤合清空膏加减。目痒涩兼作可予四物汤加僵蚕、蝉蜕、蒺藜等。目胀可予香附散加菊花。目痛可予清泻肝火之夏枯草或当归养荣汤加减。

以上报道虽然并未一一明言所治皆为郁证性目疾，但所治均非器质性眼病，且所用方药基本均属于从郁论治的范畴，故其所治目疾基本可以判断为属于郁证性目疾。

眼病病郁同存而辅以从郁论治的临床报道也很多，如青光眼、中心性浆液性脉络膜视网膜病变、干眼症等。解除患者思想负担，身心同治是取得疗效的关键所在。

3. 郁证性目疾的西医支持

郁证性目疾可见于部分眼科疾病,如良性特发性眼睑痉挛(benign essential blepharospasm,BEB)、视疲劳(asthenopia)以及抑郁症(major depressive disorder, MDD)、焦虑症(anxiety disorder,AD)、功能性视力障碍(functional vision disorder, FVD)等精神障碍类疾病。抑郁症、焦虑症、功能性视力障碍等精神障碍类疾病可见目干涩、瞬目增多、视力下降乃至失明等目疾。

BEB 是以不自主闭眼为特征的局灶型肌张力障碍,成年女性多发,通常由压力、疲劳、强烈的光照或个人因素等引起。早期主要表现为眼内异物感、眼干或眼疲劳、瞬目增多、眼睑下垂,常于注视人或物时出现阵发性睁眼困难,晚期导致持续闭眼甚至功能盲,严重影响患者的社会形象、日常工作和生活。发病机制可能与脑部基底节损害、黑质 - 纹状体 γ- 氨基丁酸能神经元功能低下,导致胆碱能神经的过度活跃有关,或与环境因素促发和遗传易感导致的脑皮质抑制性降低有关。第 4 号染色体多巴胺 D5 受体(DRD5)基因多态性可能与眼睑痉挛的发病有关,其壳核多巴胺 D2 受体活性下降。

BEB 患者有 67.9% 存在焦虑和 / 或抑郁症状;有 73% 在发病前有情绪诱因。因此,口服抗精神病药物(吩噻嗪、丁酰苯、利血平)、镇静剂(苯巴比妥)、情感障碍药物(碳酸锂、四苯喹嗪)、抗焦虑药物(甲丙氨酯)或抗惊厥药物(氯硝西泮)等是其治疗方法之一,可缓解精神症状并改善痉挛症状,但副作用较大。选择性 5- 羟色胺再吸收抑制剂氟西汀对局部肉毒素注射治疗 BEB 有协同治疗作用,并无明显不良反应。

精神和心理状态与视疲劳的发生密切相关。2014 年中华医学会眼科学分会眼视光学组在视疲劳诊疗专家共识中指出:精神压力大、神经衰弱或有神经官能症的人更容易出现视疲劳,其原因可能与副交感神经与视皮质的高度兴奋有关。

精神类疾病会对视力造成影响。调查发现,抑郁症状与视力丧失呈线性相关。盲与视力损伤老年人的 MDD 患病率较高。MDD 患者中出现眼花目涩症状可占 69.73%。MDD 患者在接受抗抑郁治疗后眨眼率接近正常。此外,瞳孔放大、眼睑跳动和眼球突出亦被纳入汉密尔顿焦虑量表(Hamilton Anxiety

Scale, HAMA)评分标准之中。

FVD（又称非器质性视力丧失、癔症性视力丧失、心因性视力丧失、医学上无法解释的视力丧失和视觉转换障碍）的症状常累及视觉和/或眼球运动，表现为单眼或双眼的视力丧失、视野缺损、复视、幻视、眼睑痉挛和眼睑下垂等，但检查无器质性的眼部疾病存在。按照病因可分为诈病、孟乔森综合征和心理精神疾患三大类。诈病患者主诉的症状多为虚构不实，目的是获取利益，临床常见于交通事故及纠纷后主诉视力下降。孟乔森综合征患者常常自行制造出异常的症状和体征，如结膜充血、血泪、瞳孔散大等。心理精神疾患致非器质性视力下降为临床常见，美国《精神障碍诊断和统计手册（第五版）》将此归类为躯体转化障碍，如学童考试前的视力下降、精神压力过大出现的双眼视物模糊等。FVD 患者常伴有焦虑、抑郁等精神问题，抗抑郁药物度洛西汀有助于使患者恢复正常视觉功能。

精神心理因素也可诱发或加重干眼症、中心性浆液性视网膜脉络膜疾病、青光眼等器质性眼科疾病。其机制可能为在应激时，下丘脑 - 垂体 - 肾上腺轴被激活，交感神经活性升高，血浆儿茶酚胺及皮质醇浓度升高，释放出大量的肾上腺素和去甲肾上腺素，进而诱发眼部生理功能障碍和组织结构的病理改变。

● 4. 小结

《审视瑶函·目为至宝论》载："经云：欲无其患，先制其微。盖言疾之初起，即当疗治也。制之法，岂独药哉！内则清心寡欲，外则惜视缄光。盖心清则火息，欲寡则水生，惜视则目不劳，缄光则膏常润，脏腑之疾不起，眼目之患即不生，何目疾之有哉！"指出清心寡欲并惜视缄光可以预防一些目疾的发生与发展。清代顾锡《银海指南·七情总论》也指出精神澹定和平则目疾不起："但目之为病，由于六淫者易治，由于七情者难治。……诚能存养此心，使志意和平，精神澹定，悲怒不起，惊忧不扰，则天君泰然，百体从令，自然勿药有喜，何必乞灵于草根树皮哉。"以上均谆谆告诫恬惔虚无不为情志因素所困所扰，即可以防治目疾，非草药所能独为，所言非郁证性目疾而何哉？因此，郁证性目疾可以从郁论治。

主要参考文献

[1] 王增庆. 明目逍遥汤加减治疗癔病性黑蒙症[J]. 中国中医眼科杂志,1992,(3):35.

[2] 魏文洋. 香附散治疗原因不明目胀 49 例[J]. 湖北中医杂志,1992,(4):46.

[3] 陆芳. 柴胡疏肝散配合心理干预对青光眼抑郁症的影响[J]. 湖北中医杂志,2011,33 (11):30-31.

[4] 欧阳丽,王艳荣. 疏肝健脾法治疗中心性浆液性脉络膜视网膜病变疗效观察[J]. 湖北 中医杂志,2014,36(8):18-19.

[5] 陈丹. 疏肝润目汤治疗干眼症 65 例临床观察[J]. 中国中医急症,2014,23(12):2311- 2312.

三十三、郁证厥证论

厥证的内涵十分丰富,很多疾病在某个阶段均可出现厥证,且其治疗方法也各不相同。对应于现代医学疾病来看,更有许多完全不同的疾病可以发生晕厥,而其病理生理机制以及治疗方法亦各不相同。厥证所涵盖的疾病谱是如此之广,以至于在临床上如果继续仅仅依靠现有的粗糙的分类辨治方法,则难以做到精准医疗。因此,有必要通过深入的梳理,进一步将厥证的证治分门别类。本文只是从种种厥证中剥离出郁证性厥证(简称郁厥),并试图刻画出郁厥的病脉证治特点。

● 1. 厥证的概念与种类

厥证是指突然昏倒、不省人事的病证,或伴有四肢逆冷。其分类主要有以下几种。

(1) 寒厥:寒厥的病机为阳虚阴盛。《素问·厥论》载:"阳气衰于下,则为寒厥。"清代陈澂《药症忌宜》载:"阴厥即寒厥。其证四肢厥逆,身冷面青,蜷卧,手指爪青黯,腹痛,大便溏,或完谷不化,小便自利,不渴,不省人事。"

西医学之冻僵晕厥严格来说属于昏迷而非晕厥。

(2) 热厥:热厥是由邪热过盛、阳郁于里不能外达所致。《素问·厥论》载:

"阴气衰于下,则为热厥。"《药症忌宜》载:"阳厥即热厥。其证四肢厥逆,身热面赤,唇燥大渴,口干舌苦,目闭或不闭,小便赤涩短少,大便燥结,不省人事。"

热厥相当于西医学高热神昏、热射病。

(3) 暑厥:暑厥是由暑热之邪郁里不达所致。隋代巢元方《诸病源候论·中恶病源候》载:"夏月炎热,人冒涉途路,热毒入内,与五脏相并,客邪炽盛,或郁瘀不宣,致阴气卒绝,阳气暴壅,经络不通,故奄然闷绝。"清代吴谦《医宗金鉴·暑厥》载:"暑厥之证,昏昧不省人事,因其人元气素虚,暑热冲心,或挟痰上冲,以致精神昏愦。"

暑厥即西医学的中暑,也是热射病的一种。

(4) 痛厥:痛厥乃笔者提出之观点。《灵枢·经脉》虽已有痛厥之名,"(肺手太阳之脉)是主肺所生病者,咳,上气喘喝,烦心胸满,臑臂内前廉痛厥,掌中热",但本文痛厥概念是指痛证疼痛到十分严重的程度时,患者出现面色苍白、冷汗淋漓、手足逆冷甚至因痛而昏厥。《素问·举痛论》篇早就指出过痛厥的病机:"寒气客于五脏,厥逆上泄,阴气竭,阳气未入,故卒然痛死不知人,气复反则生矣。"蛔厥即属此类,然而痛厥包括但不限于蛔厥。

痛厥相当于西医学疼痛性休克,临床表现除疼痛外,与寒厥有类似之处。

以上寒厥、热厥、痛厥初以四肢逆冷为特征,最后可以但未必一定出现昏厥。

(5) 酒厥:酒厥即饮酒引起的昏厥。明代张景岳《景岳全书·厥逆》载:"酒病极多,莫知所出,其为酒厥,则全似中风。轻者犹自知人,重者卒尔运倒,忽然昏愦,或躁烦,或不语,或痰涎如涌,或气喘发热,或咳嗽,或吐血。"

酒厥相当于西医学急性酒精中毒或酒精诱发的直立性晕厥。

(6) 色厥:色厥即房事引起的昏厥。《景岳全书·厥逆》载:"色厥之证有二,一曰暴脱,一曰动血也。凡色厥之暴脱者,必以其人本虚,偶因奇遇,而悉力勉为者有之。或因相慕日久,而纵竭情欲者亦有之。故于事后则气随精去,而暴脱不返。……又色厥之动血者,以其气并走于上,亦血厥之属也。但与大怒血逆者不同,而治法亦有所异。盖此因欲火上炎,故血随气上……其证忽尔暴吐或鼻衄不能禁止,或厥逆,或汗出,或气喘,或咳嗽,此皆以阴火上冲而然。"

色厥相当于西医学血管迷走性晕厥中的一种,成因往往与急性心脑血管事件有关。

(7) 食厥:食厥即暴饮暴食所致昏厥。明代龚廷贤《万病回春·中风》载:"食厥者,过于饮食,胃气自伤,不能运化,故昏冒也。"

食厥大致与西医学急性胃扩张或情境性晕厥中餐后性晕厥相对应。

以上酒厥、色厥、食厥原因单一,均为在特定情况下发生的晕厥。

(8) 气厥:《景岳全书·厥逆》载:"气厥之证有二,以气虚、气实皆能厥也。气虚卒倒者,必其形气索然,色清白,身微冷,脉微弱,此气脱证也。……气实而厥者,其形气愤然勃然,脉沉弦而滑,胸膈喘满,此气逆证也。"

气虚之厥大致与西医学失水、失血性晕厥及低血糖性晕厥对应;气实之厥可见于西医学心因性晕厥以及因情绪刺激所致的血管迷走性晕厥。

(9) 血厥:《景岳全书·厥逆》载:"血厥之证有二,以血脱、血逆皆能厥也。血脱者,如大崩大吐,或产血尽脱,则气亦随之而脱,故致卒仆暴死。……血逆者,即经所云血之与气并走于上之谓,又曰:大怒则形气绝而血菀于上之类也。"

血脱之厥大致与西医学严重贫血性晕厥、出血性休克相对应;血逆之厥又称薄厥,大致与西医学情绪刺激导致的血管迷走性晕厥以及由脑血管痉挛、后循环缺血等器质性疾病所引发的神经源性晕厥相对应。

(10) 痰厥:《丹溪心法·厥》载:"痰厥者,乃寒痰迷闷,四肢逆冷。"清代陈士铎《辨证录·厥证门》载:"人有大怒之后,又加拂抑,事不如意,忽大叫而厥,吐痰如涌,目不识人,此肝气之逆,得痰而厥也。"

因情志刺激所致的痰厥主要见于西医学心因性晕厥及情绪刺激所致的血管迷走性晕厥。

(11) 煎厥:煎厥具有病机的性质,是指因阳气抑郁不伸、"气煎迫"而厥逆者。《素问·脉解》篇载:"少气善怒者,阳气不治,阳气不治,则阳气不得出,肝气当治而未得,故善怒,善怒者,名曰煎厥。"气厥(气实)、血厥(血逆薄厥)及痰厥(痰涎随肝气上逆)均具有煎厥气逆的病机性质。另外,煎厥也有虚损精绝所致昏厥之意,如《素问·生气通天论》云:"阳气者,烦劳则张,精绝,辟积于夏,使人煎厥。"

(12) 中恶:中恶即尸厥。隋代巢元方《诸病源候论·中恶病诸候》载:"中恶者,是人精神衰弱,为鬼神之气,卒中之也。夫人阴阳顺理,荣卫调平,神守则强,邪不干正。若将摄失宜,精神衰弱,便中鬼毒之气。"明代王大伦《婴童类粹》载:"中恶者……其症面青唇紫,痰涎壅盛,四肢厥冷,目睛不转,身体僵仆,昏愦失音;或梦寐中为鬼所魇,昏昏默默,谵言妄语,推叫不醒。"由此观之,中恶昏愦实际并无明显血厥、痰厥的病机特征可见,主要与患者精神衰弱之禀赋气质有关。

中恶类似于西医学癔症性晕厥。

以上气厥、血厥、痰厥、中恶乃是临床常见的厥证类型;煎厥主要是气血痰厥实证的病机概括。

(13)"郁厥": 郁厥乃笔者强调之另一观点,并非指存在另外一种新的厥证,而是指主要由情志因素导致气机逆乱所产生的郁证性厥证(简称郁厥),主要包括上述由情志病因引起的气厥气实之证、血厥血逆之证(但不包括脑血管意外等器质性疾病)、痰厥(但不包括器质性疾病)以及中恶等厥证类型。已有人注意到郁厥的存在。

阐述郁厥之病脉证治,需要了解情志致病因素及其衍生病理产物在这些厥证发生、发展、转归中的作用,需要了解这些厥证的临床表现特征及其理法方药特点。

● 2. 郁厥的病因、病机与治疗

厥证的病因除外感六淫(如寒厥、热厥、暑厥)、剧烈疼痛(如蛔厥等痛厥)、酒色过度(如酒厥、色厥)、饮食不节(如食厥)、亡血失精(如气厥、血厥之虚证)外,还有内伤七情。内伤七情可以导致气机逆乱并因气机逆乱而继发产生血逆(血瘀)、痰壅,从而引发气厥、血厥、痰厥之实证。中恶乃由患者精神衰弱导致气逆而厥,同样属于情志致病、属于郁厥。

(1) 郁厥的情志病因

① **郁怒:**《素问·生气通天论》早就指出:"大怒则形气绝,而血菀于上,使人薄厥。"明代徐春甫《古今医统大全》对此解释道:"大怒伤肝,血不荣于筋而气激矣。气激上逆,呕血食泄目暗,使人薄厥。"薄厥类同煎厥。

《景岳全书·天年论》指出血气方刚而又心胸狭窄易怒者易犯厥证:"有困

于气者,每恃血气之强,只喜人不负我,非骄矜则好胜,人心不平,争端遂起,事无大小,怨恨醉心,岂虞忿怒最损肝脾,而隔食气盅,疼痛泄泻,厥逆暴脱等疾,犯者即危。"

清代陈士铎《辨证录·厥证门》载:"人有怒,辄饮酒以为常,不醉不休,一日发厥,不知人事,稍苏犹呼酒号叫,数次复昏晕,人以为饮酒太醉故也,谁知是肝经之火动乎。"其描述貌似酒厥,实为借酒撒疯之气厥,或半为酒厥半为气厥。叶天士《临证指南医案》载:"今因动怒,少腹气冲,过胃上膈,咽喉肿痹,四肢逆冷,遂令昏迷,此皆肝木拂逆,甚则为厥。"其所指为奔豚气致厥。

② **惊恐**:叶天士认为惊恐嗔郁、心悸不寐、脘痛或可转成脏躁、气厥类郁证。《临证指南医案》载:"经血期至,骤加惊恐,即病寒热,心悸不寐,此惊则动肝,恐则伤肾,最虑久延脏燥,即有肝厥之患。"《临证指南医案》载:"气逆填胸阻咽,脘痹而痛,病由肝脏厥气,乘胃入膈,致阳明经脉失和,周身掣痛,夜甚昼缓者,戌亥至阴,为肝旺时候也,此症多从惊恐嗔郁所致,失治变为昏厥。"《临证指南医案》载:"产后骤加惊恐,阳上瞀冒为厥。"程文囿《医述·类中》将惊恐致厥直称"中恐":"骤因恐惧而志暴脱,神无所根据而昏冒卒倒者,名曰中恐。"

③ **忧思**:董宿、李用粹和程文囿均指认忧思致厥("中气"或"中忧")。《奇效良方》载:"经曰,暴喜伤阳,暴怒伤阴,忧思不乐,遂多厥逆,此之谓也欤。"《证治汇补》载:"经云,暴怒伤阴,暴喜伤阳,忧愁不已,气多厥逆,卒尔倒仆,手足冰冷,口无涎沫,但出冷气,气不相续,其脉沉弦或伏,为中气症。"《医述》载:"因忧思过度而神冒卒倒者,名曰中忧。经云,忧思不乐,遂成厥逆。"

④ **抑郁**:程文囿《程杏轩医案·辑录》载:"厥证妇人常有之,其为情志郁勃,致病显然。……经云,血之与气,并走于上,乃为大厥。其由肝郁为病可知。"清代张璐《张氏医通》载:"汪石山治一人,卒厥暴死,不知人。先因微寒,数发热,面色萎黄,六脉沉弦而细,知为中气久郁所致。"清代许恩普《许氏医案》载一妇"因年已不惑无法生育,致使夫纳侧室,终气郁不舒致厥"。

⑤ **精神衰弱**:《诸病源候论·中恶病诸候》指出精神衰弱者卒中鬼神之气为中恶,亦即厥证之谓。所谓精神衰弱,可以理解为患者本身内在具有的禀赋气质薄弱,以致遇到在常人看来本不足为怪的事由时而发作厥证,或为些小事由即引发情志变化而发厥仆。由于作为外因的事由或情志性事由不明显或难

以解释,故称其有如"中鬼毒之气"。这与笔者"隐性郁证是指由并不显现的七情变化,或患者具有隐匿的郁证倾向的气质禀赋或人格特征所导致的临床不易察觉的郁证"的观点不谋而合,亦与笔者"内生性情志刺激病因"的观点相同。

清代周学海《读医随笔》中的一段论述可谓集以上诸论之大成:"其发也,或目光一眩而厥仆,或身上胸内一处急痛,如刺如裂,瞬息攻心,而即厥仆。或怒而发,或忧而发,或惊而发,或食恶味而发,或闻秽气而发,或入庙、入墓、问病、见尸、见孝服而发,或自悲哭而发,或见血而发,或遇大风骤寒而发。"是论言简意丰:一是说或怒或惊或忧等多种显性情志因素可致厥仆;二是素禀精神衰弱者,可因入庙入墓、问病见尸、见孝见血而发,可因恶味秽气、大风骤寒而发,甚至可因不由自主地悲哭而发;三是可见卒中鬼神之气之中恶即是厥证。

(2) 郁厥的病机及治法

① 气厥为郁厥之基础病机:郁厥即因以上各种情志活动伤及脏腑,精神衰弱伤心,抑郁恼怒伤肝,忧思伤及心脾,惊恐伤动肝肾。病之始起,因外感性或内生性情志刺激病因触发气机逆乱,升降乖戾,气血运行失度。其中,单纯气逆者为气厥、为中恶。气厥主要缘于"外感性情志病因",中恶主要缘于"内生性情志病因";血随气逆者为血厥;痰随气逆者为痰厥。中恶、血厥、痰厥无不有气逆气厥,故气逆之厥乃是郁厥诸厥之基础病机。

在治疗方面,《程杏轩医案·辑录》中有一段论述值得思考:"夺厥、煎厥、痿厥为虚,薄厥、尸厥、食厥为实,实可消而虚可补。病由情怀不释,肝失条达,血气日偏,阴阳不相顺接,因而致厥。与全虚全实者有间,理偏就和,宜用其平。偏补偏消,乌能治情志中病。"厥有虚实,治有补泻。然则单纯气厥既非全虚又非全实者,但宜平药疏之条达,这是程文囿的独到见解,对厥仆中恶的治疗非常有参考价值。反观当代中医,只知百病非虚即实、非实即虚或虚实夹杂,竟不知非虚非实之存在!

② 随气血逆血瘀是郁厥之血厥病机:明代李梴《医学入门·厥》载:"内因喜怒伤气伤志,气逆而不下行,则血积于心胸,《内经》谓之薄厥,言阴阳相薄,气血奔并而成。"血随气逆不循常道,离经叛道之血必成瘀血;瘀血既成,速塞心窍而成血厥。

清代吴金寿《三家医案合刻》刻画了血厥的临床表现:"诸动属阳,烦劳则损气。肝司藏血,拂郁则血菀于上,午后则气并于血。升降混淆为厥,脉来浮数,退而细涩,面黄唇白,热势稍轻,神昏如故,胸膈隐痛,谅非停滞,谅有瘀聚所致。目舌缩,为肾水竭绝之征,蝡不止,乃肝虚风动之象,病名暴厥。赵养葵所谓薄厥煎厥之类,开心窍不应,勉以蒲黄散去瘀舒郁,续进滋养,天一之水,以翼风宁火熄。"

在治疗方面,李用粹《证治汇补》提出:"夫苍天之气清静,则志意治,气血顺利。因恚怒动气,载血上行,积于心胸,谓之薄厥,言阴阳相薄,气血奔迫,宜消瘀降气。"程文囿《医述》同样认为:"有大怒载血瘀于心胸而暴死者,名曰血厥,宜逐瘀行血。"

③ 随气痰壅是郁厥之痰厥病机:明代龚廷贤《寿世保元·痰饮》载:"或食后,因之气恼劳碌惊恐风邪,致饮食之精华,不能传化,而生痰饮矣。……痰气既盛,客必胜主,或夺于脾之大络,壅气则倏然仆地,此痰厥也。"其论提示气恼惊恐可致痰饮壅盛而发为厥仆。清代王堉《醉花窗医案》载:"痰之为病,甚则发厥,无故昏倒,一或误治,便不能起,最为危险。推原其故,大抵多由气郁,以致痰壅胃口,因而不省人事。"丹波元坚《杂病广要·身体类·厥》载:"暴气厥而形实者,七情所致,痰饮内郁而厥,或半日或一二时必间。"以上诸论解释了情志病因导致痰随气逆而发为厥仆的病机演变过程。

在治疗方面,陈士铎《辨证录·厥证门》提出以解怒平肝祛痰为法:"有大怒之后,又加拂抑,事不如意,忽大叫而厥,吐痰如涌,目不识人,此肝气之逆,得痰而厥也。……治法宜去其痰而厥乃定也。然而去痰必须平肝,而平肝在于解怒。方用平解汤,一剂厥轻,再剂厥定,三剂全愈。此方解肝气之拂逆,实有神功。"李用粹《证治汇补·厥症》则主张以吐法祛痰治厥:"气实多怒之人,忽大吐发厥者,乃痰闭于上,火起于下,先行探吐,后用导痰。"

(3) 郁厥的治疗方法:郁厥治疗的重要性和必要性依次为厥仆前、厥仆后、厥仆中。

① 厥仆中的治疗:卒然厥仆看似危急重症,其实郁厥厥仆时的治疗无甚大的必要,无需惊慌失措而乱投药饵。其厥仆多能在短时间内自行苏醒,往往药未备好,病家已自苏醒。病情轻者勿加骚扰,但静候其醒;病情重者可首选

针刺醒神开窍,取穴人中、内关、百会、十宣、十井等,邪实闭盛者可十宣放血。至于在厥仆时灌服苏合香丸或童便火焠熏鼻之类,殊不以为然。病家即便醒来,亦是游神自行回归,并非药饵之功。

② **厥仆前后的五大治疗原则**:治疗郁厥最为重要的环节在于厥仆发生前的预防,其次是厥仆后的调理。对此,叶天士在《临证指南医案》卷七、卷八、卷九中有多处论述。临证应根据患者因惊恐、嗔郁、瞀冒可能出现脏躁、奔豚气等显性郁证或寒热、心悸、不寐、胸闷脘痞、疼痛等隐性郁证的蛛丝马迹,抓紧从郁论治,以免演变成郁厥。此乃治未病之意。

郁厥前的预防和郁厥后的调理主要有以下五大治疗原则。

疏肝理气解郁:常用方剂如逍遥散加味、越鞠丸、五磨饮子、八味逍遥散、乌药顺气散、八味顺气散、六郁汤。

养心安神定志:常用方剂如茯神汤、朱砂安神丸、人参养荣汤、养心汤、人参汤、柏子汤、羚羊角汤、生铁落饮、定神丸。

活血化瘀:常用方剂如通瘀煎及诸逐瘀汤。

涤痰祛浊:探吐及白金丸、导痰汤、启迷丹等化痰开窍方。

调补脏腑阴阳气血:常用方剂如四物汤、人参养荣汤之类。

③ **当代临床治疗概况**:现代中医治疗郁厥多以开窍醒神、顺气解郁、养心安神为主。比较多用的方剂有五磨饮子、四逆散、甘麦大枣汤加味、乌药顺气汤、逍遥散以及遵循以上法则的各种顺气开郁类自拟方。

针刺开窍醒神也常用于治疗郁证性厥证。如以丹参注射液注射于神门、内关,以大横为主穴治疗癔症性晕厥;以人中、大敦、百会疏肝解郁泄热治疗悲恐过度晕厥,以强刺激人中、合谷、太冲三穴治疗由不良心理暗示所致晕厥等。

对于郁厥厥仆后的调理,多以四逆散加味、逍遥散、丹栀逍遥散加味、甘麦大枣汤加味等方疏肝理气解郁、养心安神,并适当调补脏腑气血阴阳。

● **3. 晕厥的现代医学认识**

许多原因均可引起晕厥,如神经介导性晕厥、直立性低血压晕厥、心律失常性晕厥、血管性晕厥、器质性心脏病或心肺疾患所致的晕厥、脑血管性晕厥,等等。郁厥大抵相当于心因性晕厥及反射性晕厥中因情志刺激所导致的血管迷走性晕厥。

(1) **心因性晕厥**：心因性晕厥虽有意识丧失，但并非真正意义上的晕厥。患者通常不伴有血压和心率的改变，是一种无脑部低灌注的功能性短暂意识丧失，亦称"假性晕厥"或"医学上不能解释的晕厥"，包括癔症性晕厥、焦虑性晕厥、恐惧性晕厥、哭泣性晕厥、流行性晕厥、转换性晕厥、心理冲突躯体化、Munchausen 综合征（孟乔森综合征，以伪装或制造自身的疾病来赢得同情照顾或控制他人的一种身心疾病）等。

欧洲心脏病学会《欧洲晕厥诊治指南介绍》指出，焦虑、癔症、惊恐、极度沮丧和躯体化疾病均可引起晕厥。美国精神病学会《精神障碍诊断与统计手册(第四版)》(DSM-Ⅳ)将晕厥看作躯体化障碍、广泛焦虑症和惊恐障碍的临床表现，指出严重抑郁症患者常见晕厥或其他躯体症状。

心因性晕厥在各种晕厥中占据重要的位置，许多原因不明的晕厥与恐慌、抑郁等精神障碍有关。有报道指出，在不明原因反复晕厥的患者中，有81%可诊断为精神疾病，其中抑郁约占46%，恐慌约占15%，广泛性焦虑障碍约占8%，躯体化疾病约占12%。另有报道发现，在414例晕厥患者中，有20%至少符合一条躯体化障碍、广泛性焦虑、惊恐障碍、严重抑郁症、酒精和药物滥用等精神疾病的诊断标准。集体性癔症患者中有53.7%出现发作性晕厥，为高频症状。

导致晕厥的精神障碍原因多种多样，如碰到困难、受到批评、学习紧张、过度恐慌焦虑、知悉配偶婚外情、亲人过世等。学生、儿童也有因多种精神因素引起晕厥者。

因精神遭受刺激引发的癔症性晕厥很可能是一种自身保护性反应，强烈的情绪反应可造成自主神经功能失调与精神异常，患者在晕厥昏睡后神经系统处于抑制状态，不悦意识逐渐消失，神经系统重新调整，意识即可恢复清醒。

抗焦虑、抗抑郁、镇静安眠及心理疏导可以治疗心因性晕厥。有研究结果显示，给予癔症性晕厥患者心理疏导及健康教育后，所有患者的全部症状均在24小时之内消失。

(2) **血管迷走性晕厥**：与心理精神障碍诱发晕厥有关的还有血管迷走性晕厥。突发的紧张、恐惧、焦虑等情志刺激通过迷走神经反射，可引起短暂的血管床扩张,血液在末梢蓄积,使心排血量减少、血压下降、脑供血不足而导致晕厥。

研究发现,与经症状自评量表SCL-90评定为健康者比较,血管迷走性晕厥患者在躯体化、抑郁、焦虑、恐怖、人际关系、精神病性有显著差异($P<0.01$),提示血管迷走性晕厥患者存在多方面的心理障碍。血管迷走性晕厥的发作与情绪紧张或恐惧、惊吓有关。有研究将89例伴有轻中度抑郁、焦虑症状的血管迷走性晕厥患者分为3组,服用舒肝解郁胶囊及氟哌噻吨美利曲辛片(黛力新)组的患者,其晕厥复发率明显低于对照组($P<0.05$),并且舒肝解郁胶囊组明显优于氟哌噻吨美利曲辛片组($P<0.05$)。帕罗西汀、美托洛尔也有相似疗效。

● 4. 郁厥的临床特征

(1) **现代医学相关检查**:郁厥的诊断应排除由心脑血管或代谢性等器质性疾病导致的晕厥,通过询问病史、体格检查以及相关的实验室检查可资鉴别。常用的检查手段包括心电图(24小时动态心电图)、超声心动图、24小时动态血压、心血管造影、血液学、脑电图、头颅CT或MRI等。

非器质性疾病引起的晕厥也并非全都属于郁厥,还需进一步排除与情志因素无关的神经反射性晕厥,如体位性晕厥、颈动脉窦性晕厥、情境性晕厥(如咳嗽性晕厥、排尿性晕厥、排便性晕厥、吞咽性晕厥等)等,可通过卧位起立试验、直立倾斜试验、主动运动试验、颈动脉窦过敏试验、闭口呼气试验等进行鉴别。

当怀疑为假性晕厥时可进行心理评估,包括了解病史、家庭背景资料、既往史、个人史,以及采用行为观察法、心理量表及临床评定量表等。

(2) **郁厥的厥仆发作特点**:郁厥的厥仆多为突然发作,卒尔倒仆,状如中风,故古人喜用"中"字形容其发病迅速而突然的特点,如前述的中恶(巢元方《诸病源候论》)、中气(李用粹《证治汇补》、张璐《张氏医通》)、中忤(程文囿《医述》)、中恐(程文囿《医述》)。

患者在仆倒发作时,呼之不应、问之不答、推之不动,或伴屏气或过度换气、面部表情紧张,或伴全身僵直,或伴四肢挣扎乱动、双目紧闭,但无口吐涎沫、二便失禁。郁厥的发作时间通常比一般晕厥长,发作历时数十分钟至数小时不等,发作可一天内多达 7~8 次。患者在发作前及发作时可有明显的焦虑情绪,或伴有头晕、恶心、视物模糊、面色苍白、上腹不适、肢软无力、坐立不安等非特异性的躯体症状,发作后多有遗忘、情绪不稳的表现。

(3) 精神衰弱与中恶的临床意义: 巢元方在《诸病源候论·中恶病诸候》中提出的精神衰弱致中恶的观点具有十分重要的学术价值。所谓"精神衰弱",除了与"外感性情志病因"有关外,更与"内生性情志病因"即素禀天赋,或气质体质,或心理素质,或人格性格特征有关。此类人群其本神不守,易受邪干而发厥仆。所谓"鬼神之气"(鬼毒之气),大多是指与宗教迷信文化密切相关的精神障碍,有时可能出于难以理解甚或匪夷所思的原因,对一些事物产生超敏反应(应激性)而引起厥仆。中恶包括或类似于现代心理学之"亚文化性癔症性附体状态",此类精神衰弱的患者往往具有精神障碍类疾病的既往史及相关家族史,即中医所称之禀赋。

弗洛伊德曾因他人谈到沼尸时发生晕厥,还因学生荣格在学术上出现了背叛自己的可能性时发生晕厥。前者即类似中恶,后者即因于郁怒的气厥之类。可见中恶与其他郁厥并非截然可分,可以发生在同一个人身上;中恶为郁厥类型之一。

(4) 郁厥的郁证特点: 郁厥由外感性和内生性情志病因引起,多伴有狭义、显性郁证及广义、隐性郁证的临床表现。狭义、显性郁证如脏躁(《临证指南医案》)、自悲哭(《读医随笔》)、梅核气(《临证指南医案》谓"气逆填胸阻咽")、奔豚气(《临证指南医案》谓"少腹气冲、气逆填胸");广义、隐性郁证如心悸、胸痹(气逆填胸)、不寐、周身掣痛(包括《读医随笔》之"身上胸内一处急痛")等,不胜枚举。这些涉及多脏腑多系统的临床表现,即是现代医学所谓的躯体化症状或"医学难以解释的症状"。有些精神障碍的患者在晕厥发作前的前驱症状及躯体主诉更多。正因为如此,叶天士认为根据患者情志及病情变化可以预测郁厥的发生与转归。

女子以肝为先天,故女性多郁厥(《临证指南医案》《类证治裁·厥症》《程杏轩医案·辑录》《许氏医案》)。

总而言之,厥证可以是郁证的表现之一,故可将郁证性厥证直名为"郁厥"。

考林珮琴在《类证治裁·厥症论治》中曾有用"郁厥"之名:"郁厥亦血厥

症,平居无疾,忽默默无知,目闭口噤,恶闻人声,移时方寤,由热升风动,郁冒而厥,妇人多有之。"可见林氏"郁厥"主要是指狭义性质的妇人郁冒血厥,而本文所指郁厥包括但不止于林氏的"郁厥"概念。

● 5. 小结

情志致病甚至可以引起厥仆大症。郁厥主要由七情五志导致突然性一时性气机升降乖戾,气逆闭塞清窍,或血随气逆、痰随气逆而上蔽神明而引起,主要包括气厥实证、部分血厥与痰厥实证,相当于西医学之心因性晕厥及部分由心理精神障碍诱发之血管迷走性晕厥。中恶亦属郁厥,主要由"内生性情志病因"即由气质禀赋因素所致。郁厥具有显性郁证和/或隐性郁证的临床表现,治疗通常不离疏肝理气解郁、养心安神定志、活血化瘀、涤痰祛浊、调补脏腑阴阳气血五大原则。

🌸 ⸺ 主要参考文献

[1] 司春婴,王贺,罗明华,等.疏肝解郁胶囊与氟哌噻吨美利曲辛片治疗血管迷走性晕厥伴轻中度抑郁-焦虑临床对照研究[J].世界科学技术-中医药现代化,2015,17(6):1230-1234.

🌸 ⸺ 三十四、郁证中风论

中风包括缺血性脑卒中和出血性脑卒中,缺血性脑卒中主要有短暂性脑缺血发作、血栓形成性及栓塞性脑梗死;出血性脑卒中主要有高血压性脑出血。中医认为中风是脏腑气血逆乱、直冲犯脑,导致脑脉痹阻或血溢脑脉,出现卒然昏仆、半身不遂、口舌歪斜、言语謇涩或不语、偏身麻木等神志及躯体症状的病证。诚如叶天士所云:"有中风卒然昏愦不省人事者,此非外来之邪,乃本气自病也。夫人生于阳而根于阴,凡阳虚则气衰耗,故病在元神,神志为之昏乱;阴亏则形体坏,病在精血,故肢体为之废弛(《叶选医衡·中风证治论》)。"病机涉及风火痰气瘀虚诸端。中风为器质性疾病,但忧思恼怒等七情内伤是其主要诱发因素之一,属"因郁致病"范畴。

1. 郁证性中风因机证治

(1) 中风类中气,情志为病因:"中气"是古病名,是指为情志病因卒中而病。清代李用粹《证治汇补》载:"暴怒伤阴,暴喜伤阳,忧愁不已,气多厥逆,卒尔倒仆,手足冰冷,口无涎沫,但出冷气,气不相续,其脉沉弦或伏,为中气症。"说明中气为喜怒忧愁导致气逆厥仆并手足冰冷之证。

若为忧思所致,亦称"中忧"。清代程文囿《医述》载:"因忧思过度而神冒卒倒者,名曰中忧。经云:忧思不乐,遂成厥逆。"

若看似并无明显外来情志因素刺激、实为患者素禀精神衰弱所致,则称"中恶"。隋代巢元方《诸病源候论·中恶病诸候》载:"中恶者,是人精神衰弱,为鬼神之气,卒中之也。夫人阴阳顺理,荣卫调平,神守则强,邪不干正。若将摄失宜,精神衰弱,便中鬼毒之气。"

中气、中忧、中恶是指突然为情志病因所中而厥仆的病证,属于"郁厥"——即厥证缘于情志因素所致者——范畴。中风与中气(包括中忧、中恶)的病因病机存在共同之处,均可为情志病因尤其是忿怒所诱发,同样存在"郁厥"之气厥气实证、血厥血逆证、痰厥等病机类型。故古代医家认为中风与中气均为七情五志所伤,属同一源流之疾,清代冯楚瞻《冯氏锦囊秘录·方脉中风合参》指出:"盖中风中气,一源流也。皆由忿怒所致,人之喜怒思悲恐五志,惟怒为甚,所以为病之参也。"不同之处在于,中风昏仆可持续昏迷不醒直至死亡,醒后可有半身不遂、口舌歪斜、言语謇涩等后遗症;中气虽一时昏仆,但移时可苏醒如常,无后遗症。

(2) 七情伤于内,因郁易中风:明代医家张景岳认为中风多因七情内伤所致,与外风无关,不如竟以"非风"命名,其在《景岳全书·非风》曰:"凡此病者,多以素不能慎,或七情内伤,或酒色过度,先伤五脏之真阴,此致病之本也。"赵献可《医贯·中风论》亦持同论:"此非外来风邪,乃本气自病也。凡人年逾四旬,气衰之际,或忧喜忿怒伤其气者,多有此证。"清代黄元御《四圣心源·中风根原》亦云:"一当七情内伤,八风外袭,则病中风。"

体现在治疗上,不可骤用祛风而宜顺畅气机。明代张洁《仁术便览·中风》

载:"又有年高气弱,以将息失宜,或七情相干,而卒似风状者,非外来风邪,乃本气为病也。若以风药治,反害非轻。"提出以乌药顺气散(麻黄、陈皮、乌药、僵蚕、川芎、枳壳、甘草、桔梗、白芷、干姜)"治男子妇人一切风气攻注,四肢骨节疼痛,肢体顽麻,手足瘫痪,言语謇涩者,宜先服此药疏通气道";出八味顺气散(白术、茯苓、青皮、陈皮、白芷、乌药、人参、甘草),"凡中风之人先服此药,顺气后进风药"。

清代陈士铎指出中风应重视疏肝解郁息怒,其在《辨证录·中风门(二十五则)》道:"人以为风中于腑也,谁知是郁怒未解,肝气未舒所致。本无风症治风,而反为风药所损,损气伤血,以成似中风之病也。治法必须仍解其郁怒,而佐之补气补血之剂,益阴益精之味,庶几可救耳。方用舒怒益阴汤。"

清代张锡纯提出镇肝息风的治法,《医学衷中参西录·医方·治内外中风方》云:"盖其愤激填胸,焦思积虑者已久,是以有斯证也。为其脑中觉热,俾用绿豆实于囊中作枕,为外治之法,又治以镇肝熄风汤。"

以上医家治疗中风均主张宜疏肝解郁以顺畅气机,养血补阴以滋养肝体,潜阳息风以抑削肝用。提出这些治疗原则均是基于七情相干气机逆乱而致中风的病因病机认识。

(3) 心火盛于上,肾水衰于下:河间主火立说,认为中风乃心火炎于上而肾水亏于下。金代刘完素《素问玄机原病式·六气为病》载:"所以中风瘫痪者,非谓肝木之风实甚而卒中之也,亦非外中于风尔,由乎将息失宜而心火暴甚,肾水虚衰,不能制之,则阴虚阳实而热气怫郁,心神昏冒,筋骨不用,而卒倒无所知也。多因喜怒思悲恐五志有所过极而卒中者,皆为热甚故也。"

明代医家王肯堂《证治准绳·中风》紧随丹溪之论:"(中风瘫痪)良由五志过极,心火炽盛,肾水虚衰,不能制之,则阴虚阳实而热气怫郁,心神昏愦,筋骨无用而卒倒无知也。治当以固元气为主。"孙志宏《简明医彀·中风》亦云:"刘河间谓将息失宜,君相五志,七火妄动,肾水亏虚,不能制之。热气拂郁,心神昏愦而卒倒也,宜防风通圣散之类。"可见心火暴甚亦是五志化火所致。

清代医家高鼓峰《医宗己任编·四明心法》:"类中风者,其风自内出。七情纵恣,六淫外侵,真阴不守,久之水衰火盛。风从火出,离其故宫,飞扬飘逐,卒然仆倒。"喻昌《医门法律·中风论》解释其中机理认为中风"中府必归胃府,中藏必归心藏也"。"心藏中风"者，"以七情内伤神明，真阴不守，而心火炎上"。均支持七情内伤致心火暴甚。

此派在治疗上主张培补肝肾之阴以抑心火。明代赵献可《医贯·中风论》载："又有心火暴甚，肾水虚衰，又兼之五志过极，以致心神昏闷，卒倒无知，其手足牵掣，口眼斜，乃水不能荣筋急而纵也。俗云风者，乃风淫末疾之假象，风自火出也。须以河间地黄饮子，峻补其阴，继以人参麦门冬五味之类，滋其化源，此根阳根阴之至论也。"

清代怀远《古今医彻·中风论》载："余每临斯症，细求其故，未有不从心肾不交而得。盖心不下交于肾，则用归脾汤养育心神为主，而以八味丸为佐；肾不上交于心，则用地黄饮子补益真阴为主，而以独参汤为佐。又必令病患却七情，绝帏幕，轻者可复，重者可延，继以岁月，鲜不安痊。"并主张在培益真阴同时宜佐以开郁："苟忧愁太过，犹树之枝枯而叶萎，则无以滋养矣，治之须培益真阴，佐以开郁，后补其气可也。"追随河间主火立说者，持五志过极导致心火暴甚、坎离水火不能接济之论，在病因上同样认为中风多是七情不遂所致。

(4) 气郁生痰瘀，因机分标本：痰瘀是中风病机的重要环节，究其源流，亦与七情不遂有关。

明代王纶指出中风偏枯痰饮死血为七情内伤气机郁滞而触发，其在《明医杂著·风症》载："所以古人论中风偏枯、麻木、酸痛、不举诸症，以血虚、死血、痰饮为言，是论其致病之根源。至其得病，则必有所感触，或因风，或因寒，或因湿，或因酒，或因七情，或劳力、劳心、房劳汗出，因感风寒湿气，遂成此病。此血病、痰病为本，而外邪为标。"

运用化痰方药治疗中风，一为开窍醒神，一为舒筋活络治疗偏枯。明代医家十分重视运用化痰方药治疗中风。如龚廷贤《寿世保元·中风》"清热导痰汤(黄连、黄芩、瓜蒌仁、枳实、桔梗、白术、白茯苓、陈皮、半夏、南星、人参、甘草、生姜、枣、竹沥、姜汁)，一论中风昏冒，不知人事，口眼歪斜，半身不遂，咽喉作声，痰气上壅，无问外感风寒内伤喜怒，或六脉沉伏，或指下浮盛，并宜服之。"楼英《医学纲目·肝主风》"牛黄丸(牛黄、白附子、天竺黄、天麻、犀角屑、铅霜)治因惊中风，五痫天吊，客忤潮涎灌壅。"戴思恭《秘传证治要诀及类方·中风》"若中后体虚有痰，不可峻补，热燥者，宜四君子汤和星香饮或六君子汤和之。中而口眼斜者,先烧皂角烟熏之,以逐去外邪;次烧乳香熏之,以顺其血脉。若前证多怒,宜小续命汤(麻黄、桂心、防风、防己、杏仁、黄芩、人参、甘草、大枣、川芎、白芍、大附子、生姜)加羚羊角。"

痰为七情内伤气机郁滞之果,故化痰时勿忘理气调气。明代王绍隆传、清代潘楫增注《医灯续焰·中风》强调:"名曰中风,七情之所为也。宜和剂四七汤、易简星香汤、苏合香丸之类。"明代孙志宏《简明医彀·中风》:"有老年惟因七情劳役,气血亏伤,神明失守,奄忽而作,不省人事,喉无痰壅,但鼾之状,虽数日不醒,进药得宜,可至痊愈。……先进清痰顺气之药,少兼疏风,接服大秦艽汤之类,应变而施可安。"

清代冯楚瞻对此有深刻理解,其在《冯氏锦囊秘录·方脉中风合参》载:"(中风之症)内伤者,气上逆而为火,火亢极而生风,风行水动,水涌为痰,故气也火也痰也,其实一源流也。……若内因七情者,法当调气,不当治风。""治法之大概,以气药治风犹可,以风药治气则不可;以血药治风、以气药治痰均可,以风药治血、以痰药治气,均断不可也。"强调中风可治以理气化痰、养血活血;但化痰不可替代顺气,风药不可用以调治气血。

中风病机还涉及瘀血。金元朱丹溪《丹溪心法·中风》载:"中风大率主血虚有痰,治痰为先,次养血行血。或属虚,挟火(一作痰)与湿,又须分气虚血虚。半身不遂,大率多痰,在左属死血瘀(一作少)血,在右属痰有热,并气虚。左以四物汤加桃仁、红花、竹沥、姜汁,上以二陈汤四君子等汤加竹沥、姜汁。"

清代医家林珮琴《类证治裁·中风论治》:"血瘀,用桃仁、牛膝。气滞,用木香、枳壳、青、陈。"王清任《医林改错·瘫痿论》立补阳还五汤治疗中风属于"气虚血瘀"者,"此方治半身不遂,口眼歪斜,语言謇涩,口角流涎,大便干燥,小便频数,遗尿不禁。"

中风毋忘七情相干气机不畅而生痰瘀,故化痰需调气以治,祛瘀亦宜理气补气以行,使气行则血行。

● 2. 情志调摄对于预防郁证性中风有重要意义

东汉张仲景《金匮要略·脏腑经络先后病脉证》提出了预防的一般原则:"若人能养慎,不令邪风干忤经络,适中经络,未流传脏腑,即医治之;四肢才觉重滞、导引、吐纳、针灸、膏摩，勿令九窍闭塞；更能无犯王法，禽兽灾伤；房室勿令竭乏，服食节其冷热苦酸辛甘，不遗形体有衰，病则无由入其腠理。"这个预防包含了一级预防与二级预防，即未病先防和已病防变。

历代医家因认识到因郁可致中风，故提出情志调摄有助于预防中风。唐朝孙思邈《千金翼方·中风》载："人不能用心谨慎，遂得风病，半身不遂，言语不正，庶事皆废，此为猥退病，得者不出十年。……不得用未病之前，当须绝于思虑，省于言语，为于无为，乃可求愈，若还同俗类，名利是务，财色为心者，幸勿苦事医药，徒劳为疗耳。宜于此善以意推广。"指出平素当注意精神心理调摄，修身养性，不可劳神嗜欲，以防中风发生。

清代沈金鳌在《杂病源流犀烛·中风源流》载："若风病即愈，而根株未能悬拔，隔一二年必再发，发则必加重，或至丧命，故平时宜预防之，第一防劳累暴怒郁结，调气血，养精神，又常服药以维持之，庶乎可安。"强调防郁致病得中风。

加强精神心理调摄可以预防中风发生或再中，证明中风的确存在郁证性中风因郁致病的情况。

● 3. 中风后抑郁为因病致郁

中风既有因郁致病，也有因病致郁。因郁致病是指七情相干招致中风，因病致郁是指中风后也可引起抑郁（可以是中风后遗症或"中风后抑郁"）。

部分患者中风后可出现紧张、恐惧、忧虑、悲观、失望甚至产生厌世等不良情绪。脑卒中后抑郁症发作多发生在脑血管意外后的前2年。国外调查了485名中风患者，其中35%患中风后抑郁症。明代周之千《周慎斋遗书·中风》中似已意识到中风后存在情志问题："中风后多烦躁，是气虚不生血，心无血养故耳。"因此，在中风后遗症的治疗中，运用药物疗法及非药物疗法调摄情志显得十分重要，是促使其身心康复的重要内容。

当代中医从郁论治中风后抑郁的报道不胜枚举。治疗方药包括诸如逍遥散、柴胡疏肝散、柴胡加龙骨牡蛎汤、解郁汤（柴胡、黄芩、酸枣仁、半夏、生龙骨、生牡蛎、茯苓、大黄、桃仁、赤芍、丹皮、党参、甘草）、大柴胡汤、安神解郁汤（柴胡、黄芩、制半夏、人参、桂枝、白芍、陈皮、枳实、竹茹、茯苓、石菖蒲、炒远志、川芎、赤芍、生姜、大枣、炙甘草）、甘麦大枣汤、解郁合欢汤（合欢花、合欢皮、郁金、香附、百合、茯神、当归、绿梅花、龙齿、生麦芽)、调神解郁汤(柴胡、枳壳、白芍、郁金、远志、炒枣仁、石菖蒲、黄芪、丹参、甘草)、养血解郁醒脑汤(柴胡、香附、川芎、白术、白芍、郁金、枳壳、远志、厚朴花、茯苓、法半夏、土鳖虫、青皮、陈皮、酸枣仁、甘草),以及黄连温胆汤、温胆汤、化痰通络饮、补阳还五汤、涤痰逐瘀颗粒等。以上治法方药既有疏肝解郁、养心安神之狭义从郁论治者,也有化痰化瘀等广义从郁论治者。

● 4. 郁证中风的现代医学支持

缺血性卒中特指伴有明显症状的中枢神经系统(central nervous system,CNS)梗死,其病理生理学机制主要有动脉硬化血栓形成性梗死、心源性栓塞、腔隙性梗死以及原因不明型。广义的卒中还包括脑出血和蛛网膜下腔出血。部分 CNS 梗死、脑出血、蛛网膜下腔出血等脑血管疾病,包括高血压、脑动静脉畸形、脑动脉瘤等基础疾病,可在精神心理因素诱导下可引发脑出血和脑梗死。

研究发现,精神心理因素(如心理压力、抑郁)、高血压、糖尿病、心脏疾病、载脂蛋白 B 与载脂蛋白 A1 比值、年龄、吸烟、饮食、腰臀比、体育运动、大量饮酒是缺血性脑卒中的危险因素或诱因。特质性愤怒与突发中风的风险增加有关。高水平的压力、敌意和抑郁状态与中老年人突发中风或短暂性缺血发作的风险显著增加有关。单独运用人际心理治疗、药物治疗及联合治疗后,中风患者在抑郁程度、生活质量和社会支持方面均可受益。

急性脑梗死患病率占脑血管疾病 75%~80%,其中约有 40% 的患者合并有抑郁症状,最终加重病情而影响其生活质量;心理干预能有效改善之。对 223 例脑中风恢复期患者进行心理评估,存在心理障碍者过半。情志顺势心理干预能明显减轻缺血性脑卒中患者抑郁程度,提高生活质量。

高血压及脑动脉瘤作为脑出血的危险因素,突然的情绪激动、紧张可引起血压骤升而致脑血管破裂出血,控制情绪激动、保持乐观心情对预防高血压性脑出血意义重大。

卒中后抑郁(post-stroke depression,PSD)是指卒中后表现为一系列抑郁症状和相应躯体症状的综合征。国际精神疾病分类第 10 版(ICD-10)将 PSD 归为"器质性精神障碍",而《中国精神障碍分类与诊断标准》(CCMD-3)将其归为"脑血管病所致精神障碍。美国心脏协会(American Heart Association,AHA)联合美国卒中协会(American Stroke Association,ASA)共识声明认为,PSD可能是生物和心理社会因素共同导致的结果。多元回归分析显示,生物、心理、社会因素对首发脑卒中后抑郁的产生均有影响。PSD影响患者的躯体功能及认知功能,抗抑郁治疗及短暂的心理社会干预可能有效。

● 5. 小结

关于中风的病因病机,河间主火立说,丹溪主痰立说,东垣主气立说。"河间谓五志过极,言其因也;东垣谓本气自病,言其本也;丹溪谓湿热生痰,言其标也"(怀远《古今医彻·中风论》),"一病之中,每多兼三者而有之"(清代喻昌《医门法律·中风论》),"(中风之症)内伤者,气上逆而为火,火亢极而生风,风行水动,水涌为痰,故气也火也痰也。其实一源流也"(清代冯楚瞻《冯氏锦囊秘录·方脉中风合参》)。中风五志化火、风阳激越、痰瘀蒙窍阻络也罢,闭证脱证也罢,多有七情相干导致气虚、气郁、气滞、气逆等气机失调之因机,并继发风火痰瘀,出现元神昏乱和/或肢体废弛。中风既有因郁致病又有因病致郁,了解这一点,不仅有助于治疗决策,也有助于将"治未病"理念落实到中风的三级预防中去。

 主要参考文献

[1] 李红亮.大柴胡汤治疗中风后抑郁探析[J].环球中医药,2018,11(5):757-759.

[2] 张美军.安神解郁汤治疗中风后抑郁疗效观察[J].广西中医药,2017,40(5):14-15.

[3] 田丰林,张莉亚.解郁合欢汤加减治疗中风后抑郁疗效观察[J].实用中医药杂志,2016,32(1):12.

[4] 郑晶晶,马新,刘洋,等.森田心理疗法联合调神解郁汤加减对中风后抑郁患者的疗效[J].国际精神病学杂志,2018,45(3):519-521,537.

[5] 卢海阔.养血解郁醒脑汤治疗中风后抑郁症[J].中医学报,2018,33(11):2214-2217.

[6] 李丹.黄连温胆汤配合百忧解治疗脑卒中后抑郁的临床分析[J].中国医药指南,2018,16(1):180-181.

[7] 陈忠,田虎,田思胜.化痰通络饮治疗中风后抑郁的疗效观察[J].精神医学杂志,2018,31(3):212-214.